脉经

【白话精解】

王竹星 主编

天津出版传媒集团

天津科学技术出版社

本书具有让你"时间花得少,阅读效果好"的方法

▶ 建议配合二维码一起使用本书 ◀

我们为本书特配了智能阅读助手,他可以为你提供本书配套的读者权益,帮助你提高阅读效率,提升阅读体验。

针对本书,你可能会获得以下读者权益:

线上读书群

为你推荐本书专属读书交流群,入群可以与同读本书的读者,交流本书阅读过程中遇到的问题,分享阅读经验。

微信扫码
添加智能阅读助手

另外,还为你精心配置了一些辅助你更好地阅读本书的读书工具与服务,比如,阅读打卡、读书卡片等。

阅读助手,助你高效阅读本书,让读书事半功倍!

图书在版编目(CIP)数据

脉经白话精解/王竹星主编. -- 天津:天津科学

技术出版社,2010.5(2020.6月重印)

ISBN 978-7-5308-5362-7

Ⅰ.①脉… Ⅱ.①王… Ⅲ.①脉经—研究 Ⅳ.①R241.11

中国版本图书馆CIP数据核字(2010)第048521号

脉经白话精解

MAIJING BAIHUA JINGJIE

责任编辑:孟祥刚 张 跃

责任印制:王 莹

出　　版:**天津出版传媒集团**
天津科学技术出版社

地　　址:天津市西康路35号

邮　　编:300051

电　　话:(022)23332402

网　　址:www.tjkjcbs.com.cn

发　　行:新华书店经销

印　　刷:三河市宏顺兴印刷有限公司

开本 710×1000 1/16 印张 18 字数 320 000

2020年6月第1版第4次印刷

定价:69.80元

前　言

《脉经》，我国古代著名的中医脉学著作，由西晋太医令王叔和编撰，是我国现存最早的脉学专著，也是我国现存第一部流传于世的脉学经典著作，对后世脉学的发展产生了深远的影响，全书共 10 卷。《隋书·经籍志》最早著录，刊行之后，自晋朝至唐朝历经三百余年流传不绝。《脉经》对古代医学文献散载的三十余种脉名进行整理，归纳为 24 种脉象名称，从而奠定了脉名种类的基础，成为历代脉书中脉名及其分类的基本准则，对后世医家对脉象的鉴别有很大的启示作用。

王叔和，魏晋之际的著名医学家、医书编纂家，曾任西晋太医令，其幼年时代贫困交加，残酷的生活现实，使他从小就养成了勤奋好学、谦虚沉静的性格。王叔和自小读了不少古代医学典籍，并渐渐学会了诊脉治病的医术。在他 32 岁那年，被选为魏国少府的太医令。王叔和利用当太医令这个有利条件，阅读了大量的药学著作，为他攀登医学高峰奠定了坚实的基础。王叔和经过几十年的精心研究、刻苦钻研，在吸收扁鹊、华佗、张仲景等古代著名医学家的脉诊理论学说的基础上，结合自己长期的医学实践，终于编撰出我国第一部完整而系统的脉学专著——《脉经》。

《脉经》的问世，奠定了后世脉学理论基础，在我国医学发展史上，有着不可估量的价值，在国内外影响极大。如唐代太医署就把它作为必修课程，日本古代医学教育仿唐制，当然也毫不例外。该书著成后，传入我国西南地区，对藏医学的相关学科有着重大的影响。随着中医脉学在我国西藏

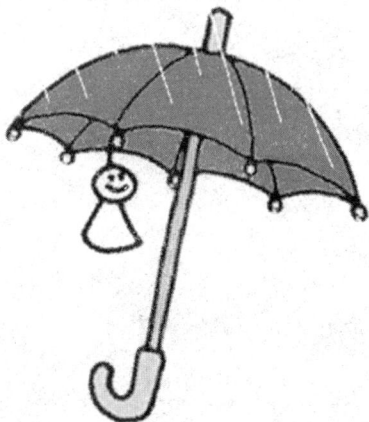

地区的广泛流传,中国脉学又传入印度,并辗转传入阿拉伯国家,对西欧脉学的发展也有所影响。

随着《脉经》的广泛流传,王叔和的名字也一并蜚声中外,他对医学的贡献,不只限于脉学,在对古文献的整理方面,其贡献也同样显著,为后世留下了宝贵的文献资料,是非常值得后世称赞和效仿的。如我国医学发展史上影响较大的著作之一——《伤寒杂病论》,是历代学习中医的必读教科书。但由于战乱,该书问世不久,就在兵火中散失。王叔和十分推崇仲景的学术思想,深知该书的价值,并不遗余力,四处收集,加以整理,重新进行编排,将之分为《伤寒论》和《金匮要略》。使《伤寒杂病论》得以保存并流传。若没有王叔和的整理,我们今天也许就很难知道张仲景在医学上的成就。他这种承上启下,继往开来的功绩,是值得我们铭记的。

《脉经》的成就和学术价值,很早就被确认。后世的脉学著作,可以说都是在《脉经》基础上发展而来的。古有圣贤撰述成书,如今,我们在效法前贤的基础上,编写这本《脉经白话精解》,语言方面力求通俗易懂,文理方面力求精益求精,希望通过言简意赅的编写方式,让读者朋友能够轻松自如地了解、掌握古代医学经典著作的精华,以备不时之需,为百姓的幸福生活锦上添花。

目 录

第一卷

第二卷

第三卷

脉经白话精解

目录

第一卷

脉形状指下·秘诀第一

原 文

浮脉,举之有余,按之不足。芤脉,浮大而软,按之中央空,两边实。洪脉,极大在指下。滑脉,往来前却流利,展转替替然,与数相似。数脉,去来促急。促脉,来去数,时一止复来。

弦脉,举之无有,按之如弓弦状。紧脉,数如切绳状。沉脉,举之不足,按之有余。伏脉,极重指按之,着骨乃得。革脉,有似沉、伏实、大而长,微弦。实脉,大而长,微强,按之隐指像修然。微脉,极细而软,或欲绝,若有若无。

涩脉,细而迟,往来难且散,或一止复来。细脉,小大于微,常有,但细耳。软脉,极软而浮细。弱脉,极软而沉细,按之欲绝指下。虚脉,迟、大而软,按之不足,隐指豁豁然空。散脉,大而散,散者,气实血虚,有表无里。缓脉,去来办迟,小驶于迟。迟脉,呼吸三至,去来极迟。结脉,往来缓,时一止复来。代脉,来数中上,不能自述,因而复动。脉结者生,代者死。动脉,见于关上,无头尾,大如豆,厥厥然动摇。浮与芤相类。弦与紧相类。

滑与数相类。革与实相类。沉与伏相类。微与涩相类。软与弱相类。缓与迟相类。

译 文

浮脉,轻取有余,重按不足。芤脉,浮、大而软,按之中间空,两旁实。洪脉,按之指下极大。滑脉,往来进退流利,持续不断,跟数脉相类似。数脉,来去急促。促脉,来去都很快,偶尔有歇止。

弦脉,轻取不觉,按之如弓弦。紧脉,按之数,如按转动的绳索。沉脉,轻取不足,重按有余。伏脉,用力重按,至骨乃得。革脉,很像沉、伏脉,实、大而长,稍弦。实脉,大而长,又微强,按之应指,坚实。微脉,极细而软,或欲绝,似有似无。

涩脉,细、小而迟,来去不流利而散,或一止又来。细脉,比微脉稍大,常可摸到,但很细。软脉,极软而浮、细。弱脉,极软而又沉、细,按之好像要断绝的样子。虚脉,脉来迟缓,大而软,按之无力,应指有空虚感。散脉,大而散,这是气实血虚的缘故,气实就浮于表,血虚就不足于里,所以叫作有表无里。缓脉,去的时候与来的时候都很缓慢,但仍稍快于迟脉。

迟脉,呼吸一次脉来三次,去来的时候非常迟缓。结脉,往来迟缓,时或有一次歇止,歇止后再来。代脉,来的快,中间有间歇,而间歇较长时间后,才重新开始跳动。结脉生,代脉死。动脉,见于关上,其形状无头无尾,和豆一样大,应指跳动而不移。浮脉类似于芤脉。弦脉类似于紧脉。革脉类似于实脉。滑脉类似于数脉。沉脉类似于伏脉。微脉类似于涩脉。软脉类似于弱脉。缓脉类似于迟脉。

平脉早晏法第二

原文

黄帝问曰:夫诊脉常以平旦,何也?岐伯对曰:平旦者,阴气未动,阳气未散,饮食未进,经脉未盛,络脉调均,气血未乱,故乃可诊,过此非也。切脉动静而视精明,察五色,观五脏有余不足,六腑强弱,形之盛衰,以此参伍,决死生之分。

译文

黄帝问:切脉多在清晨,这是为什么?"岐伯答:清晨时,人身的阴气还没有扰动,阳气还没有宣散,也没有进饮食,经脉还不充盛,络脉调和,气血不乱,故可以诊有病之脉,过此,就失去诊脉的最佳良机了。诊脉的动静变化,对目神与五色的表现,一定要多加注意,目的在于窥测五脏的有余和不足,六腑强弱,形体盛衰,以此相互参考,来判断身体的状况。"

脉经白话精解

分别三关境界脉候所主第三

原文

从鱼际至高骨，却行一寸，其中名曰寸口。从寸至尺，名曰尺泽，故曰尺寸。寸后尺前名曰关，阳出阴入，以关为界。阳出三分，阴人三分，故曰三阴三阳。阳生于尺动于寸，阴生于寸动于尺。寸主射上焦，出头及皮毛竟手。关主射中焦，腹及腰。尺主射下焦，小腹至足。

译文

由鱼际到高骨，退行一寸，称为寸口。由寸口到尺部，称为尺泽，所以名叫尺寸。寸后尺前，称为关，阳气出，阴气入，是以关为界。阳出三分，阴入三分，故称为三阴三阳。阳气发生于尺部，搏动于寸口，阴气发生于寸口，而搏动于足部。寸口主候上焦，出于头及皮毛到手为止。关部主候中焦，到腹及腰为止。尺部主候下焦，由小腹到足而止。

辨尺寸阴阳荣卫度数第四

原文

夫十二经皆有动脉，独取寸口，以决五脏六腑死生吉凶之候者，何谓也？然：寸口老，脉之大会，手太阴之脉动也。人一呼脉行三寸；一吸脉行三寸；呼吸定息，脉行六寸。人一日一夜，凡一万三千五百息，脉行五十度，周于身。漏水下面刻，荣卫行阳二十五度，行阴亦二十五度，为一周也。故五十度而复会于手太阴。太阴者，寸口也，即五脏六腑之所终始，故法取于寸口。

脉有尺寸，何谓也？然；尺寸者，脉之大会要也。从关至尺是尺内，阴

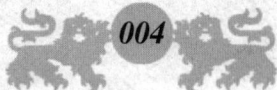

之所治也。从关至鱼际是寸口内,阳之所治也。故分寸为尺,分尺为寸。故阴得尺内一寸,阳得寸内九分,尺寸终始一寸九分,故曰尺寸也。

脉有太过,有不及,有阴阳相乘,有覆,有溢,有关,有格,何谓也?然:关之前者,阳之动也,脉当见九分而浮。过者,法曰太过;减者,法曰不及。送上鱼为溢,为外关内格,此阴乘之脉也。关之后者,阴之动也,脉当见一寸而沉。过者,法曰太过;减者,法曰不及。遂入尺为覆,为内关外格,此阳乘之脉。故曰覆溢。是真脏之脉也,人不病自死。

译 文

"十二经都有动脉,而单独取寸口来决断五脏六腑疾病的生死和预后的好坏,这是什么意思呢?"答:寸口处会聚着所有的脉,属手太阴肺经脉所搏动的地方。健康人一呼脉动两次,经气行三寸;一吸脉也动两次,经气也行三寸;每呼吸一次,经气共行六寸。人在一昼夜间,通常共呼吸 13 500 次,经气共行 50 周次,环绕全身。当铜壶滴漏至百刻时,荣卫之气于白天黑夜各循行 25 周,合为一周。所以 50 周重又于手太阴处会合。太阴在寸口部位,是五脏六腑气血循环的起止点,所以诊法独取寸口。"

问:"脉有尺、寸之分,这是怎么讲呢?"答:尺和寸处会聚着大量经脉。从关到尺泽,为尺的范围,属阴气管理范围;从关到鱼际,为寸口的范围,属阳气管理范围。所以分开关部以上的一寸,向下就是尺部;分开关部以下的一尺,向上就是寸部。实际上阴只取尺内的一寸,阳只取寸内的九分,尺和寸的起止,共长一寸九分,故称为尺寸。

脉象有的太过,有的不及,有阴阳之脉互相乘袭,尚有下复、上溢、关闭、格阻之脉,怎么理解呢?答:关部前面为阳气搏动的地方,脉形应该长九分而现浮象。大于九分的,按法叫作太过;小于九分的,按法叫作不及。由是径上行达到每际的称为溢脉,这是因为阳气被关闭于外而阴气又被格阻于内,成了阴胜乘阳的脉象。关部后面为阴气搏动的地方,脉形应该长一寸而现沉象。大于一寸的,按法叫作太过;小于一寸的,按法叫作不及。由是直下行超出一寸,甚至到尺泽的地方,称为覆脉,这是因为阴气被关闭于内而阳气又被格阻于外,成了阳胜乘阴的脉象,所以叫作覆脉和溢脉。这都是真脏脉现,人虽无任何明显病症,亦会死的。

脉经白话精解

平脉视人大小·长短男女逆顺法第五

原 文

凡诊脉,当视其人大、小、长、短,及性气缓、急。脉之迟、速、大、小、长、短,皆如其人形性者,则吉;反之者,则为道也。脉三部大都欲等,只如小人、细人、妇人,脉小、软;小儿四、五岁,脉呼吸八至,细、数者吉。

译 文

大凡切脉的时候,应该查看病人的体形胖、瘦、高、矮,以及性情缓、急。再参以胜的迟、速、大、小、长、短,都相符于其人体形、性情的,就是顺象;否则就是逆象了。脉的寸、关、尺三部,一般要求相等,如小人、妇人、细小的人,脉是小而带软的;小孩四、五岁时候的脉,呼吸一次共跳动八次,细、数的为正常脉象。

持脉轻重法第六

原 文

脉有轻重,何谓也?然:初持脉如三菽之重,与皮毛相得者,肺部也。如六菽之重,与血脉相得者,心部也。如九菽之重,与肌肉相得者,脾部也。如十二菽之重,与筋平者,肝部也。按之至骨,举之来疾者,肾部也。故曰轻重也。

译 文

问:切脉指法有轻重之分,是怎么解释呢?"答:刚切脉的时候,如三粒大豆的重量,轻按触到皮毛,即运行肺气的部位。极重指按之到骨,

脉经白话精解

举指脉来急速有力的,即运行肾气的部位。如六粒大豆的重,按之触到血脉的,即运行心气的部位。如九粒大豆的重量,按之触到肌肉的,即运行脾气的部位。如十二粒大豆的重量,按之触到和筋相平衡的,即运行肝气的部位。所以说按脉指法有轻有重。"

两手六脉所主五脏六腑阴阳逆顺第七

原 文

脉法赞云:肝、心出左,脾、肺出右,肾与命门,俱出尺部。魂、魄、壳、神,皆见寸口。左主司官。右主司府。左大顺男,右大顺女。关前一分,人命之主,左为人迎,右为气口。神门决断,两在关后。人无二脉,病死不愈。请经损减,各随其部。察按阴阳,谁与先后。阴病治官,阳病治府。奇邪所合,如何捕取?审而知者,针入病愈。

心部在左手关前寸口是也,即手少阴经也。与手太阳为表里,以小肠合为府。合于上焦,名曰神庭,在龟尾下五分。肝部在左手关上是也,足厥阴经也。与足少阳为表里,以胆合为府。合于中焦,名曰胞门,在太仓左右三寸。肾部在左手关后尺中是也,足少阴经也。与足太阳为表里,以膀胱合为府。合于下焦,在关元左。

肺部在右手关前寸口是也,手太阴经也。与手阳明为表里,以大肠合为府。合于上焦,名呼吸之府,在云门。脾部在右手关上是也,足太阴经也。与足阳明为表里,以胃合为府。合于中焦脾胃之间,名曰章门,在季胁前一寸半。

译 文

脉法赞说:肝脉和心脉于左手关部和寸部而出,脾脉和肺脉于右手关部和寸部而出,肾脉和命门脉分别于左右手的尺部出现。从寸口的寸、关等部,就可诊察出来魂、魄、壳、神的病态。左脉主管火、木、水,是官,主持我克的脏气;右脉主管金、土、相火,是府,主持被克的脏气。男人,左脉大为顺,女人,右脉大为顺。关部前面一分处,主人性命,左寸叫人迎,右寸叫气口。神门脉在诊断上极其重要,两者都在关后的两尺部。病人无两尺脉,则病死不愈。

诸经受病,一定有所损减,各随其所属部分而表现出相应的症状和脉象。必须察按属三阴经或三阳经,而定治疗的先后顺序。如果是三阴病,要先治官;如果属三阳病,要先治府。病邪所侵的部位,如何去搜索?只要审察明确,即可针入病愈。

说明:本段内容,颇有费解之处。如"神庭"在鼻直上,入发际五分,又怎么能在尾闾骨下端和肛门之间陷凹中的"龟尾"五分处?

亦不能在胸前蔽骨下五分之"鸠尾"下五分处。又如"胞门"有三处:一系"气穴"之别名,在济下三寸左右各旁开五分处;一系"关元"之别名,在脐下三寸;又一系经外奇穴,在脐下三寸向左开二寸处。这三处均在济下。如何能如本文所说在脐上四寸"太仓"左右各三寸呢?是否另有所指,或缺文脱简,故暂无法作出译释,有待进一步参证。

辨脏腑病脉阴阳大法第八

原 文

脉何以知脏腑之病也?然:数者,腑也;迟者,脏也。数即有热,迟即生寒。诸阳为热,精阴为寒。故别知脏腑之病也。

脉来浮大者,此为肺脉也。脉来沉滑,坚如石,肾脉也。脉来如弓弦者,肝脉也。脉来疾去迟,心脉也。脉来当见而不见为病。

病有浅深,但当知如何受邪。

译 文

问:"为什么通过切脉就会得知脏腑的疾病呢?"答:"数脉属腑;迟脉属脏。数脉为热症,迟脉为寒症。诸阳脉属热,诸阴脉属寒。故通过切脉则可辨别脏腑的疾病。"

"脉来浮大的,为肺脉。脉来沉滑且如石头般坚硬的,为肾脉。脉来像弓弦一样的,为肝脉。脉来快去慢的,为心脉。脉当现而不现,为病脉。病有浅有深，但重要的在于诊断出疾病是由何邪所致。"

辨脉阴阳大法第九

原 文

问："脉有阴阳之法，何谓也？"然：呼出心与肺，吸入肾与肝，呼吸之间，脾受壳味也，其脉在中。浮着阳也，沉者网也，故曰阴阳。

心肺俱浮，何以别之？然：浮而大散者心也；浮而短涩者肺也。

肾肝俱沉，何以别之？然：牢而长者肝也；按之软，举指来实者肾也。脾者中州，故其脉在中。是阴阳之脉也。脉有阳盛阴虚，阴盛阳虚，何谓也？然：浮之损小，沉之实大，故曰阴盛阳虚。沉之损小，浮之实大，故曰阳盛阴虚。是阴阳虚实之意也。

经言：脉有一阴一阳，一阴二阳，一阴三阳，有一阳一阴，一阳二阴，一阳三阴。如此言之，寸口有六脉俱动耶？然：经言如此者，非有六脉俱动也，谓浮、沉、长、短、滑、涩也。浮者阳也，滑者阳也，长者阳也。沉者阴也，涩者阴也，短者阴也。所以言一阴二阳者，谓脉来沉而滑也。一阴二阳者，谓脉来沉滑而长也。一阴三阳者，谓脉来浮滑而长，时一沉也。所以言一阳一阴者，谓脉来浮而涩也。一阳二阴者，谓脉来长而沉涩也。一阳三阴者，谓脉来沉涩而短，时一浮也。各以其经所在，名病之逆顺也。

凡脉大为阳，浮为阳，数为阳，动为阳，长为阳，滑为阳；沉为阴，涩为阳，弱为阴，弦为阴，短为阴，微为阴，是为三阴三阳也。阳病见阴脉者，反也，主死。阴病见阳脉者，顺也，主生。关前为阳，关后为阴。阳数则吐血，阴微则下利，阳弦则头痛，阴弦则腹痛，阳微别发汗，阴微则自下，阳数口生疮，阴数加微，必恶寒而烦挠不得眠也。阴附阳则强，阳财阴则癫。得阳属腑，得阴属脏。无阳则厥，无阴则呕。阳微则不能呼，阴微则不能吸，呼吸不足，胸中短气，依此阴阳以察病也。

寸口脉浮大而疾者，名曰阳中之阳。病苦烦满，身热，头痛，腹中热。

寸口脉沉细者，名曰阳中之阴。病苦伤悲，不乐，恶闻人声，少气，时汗出，阴气不通，臂不能举。

尺脉沉细者，名曰阴中之阴。病苦两胫酸疼，不能久立，阴气衰，小便

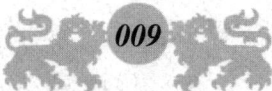

余沥,阴下湿痒。

尺脉滑而浮大者,名曰阴中之阳。病苦小腹痛满,不能溺,溺即阴中痛,大便亦然。

尺脉牢而长,关上无有,此为阴干阳。其人苦两胜重,小腹引腰痛。寸口脉壮大,尺中无有,此为阳干阴。其人若腰背痛,阴中伤,足胫寒。夫风伤阳,寒伤阴。阳病顺阴,阴病逆阳。阳病易治,阴病难治。在肠胃之间,以药和之;若在经脉之间,针灸病已。

译 文

"脉有阴阳之法,怎么讲呢?"答:用来呼气是心和肺,用来吸气是肾和肝,呼、吸气交替中间是脾,而其脉也在中间。浮为阳脉,沉为阴脉,所以说脉象有阴阳之别。"

问:心脉、肺脉都是浮的,如何区别它呢?"答:心脉脉象,脉浮兼大和散;肺脉的脉象,浮兼短和涩。"问:肾脉、肝脉都是沉的,如何区别它呢?"答:肝脉,脉沉兼牢和长;肾脉,沉按濡软,举指出现实象。脾位于中焦,所以脉气也在其中。这是辨别脉象阴阳的方法。"问:脉象又可分为阳盛阴虚和阴盛阳虚,怎么讲呢?"答:按脉轻手浮取,其象损减而小,重手沉取,其象实大而沉的为阴盛阳虚。沉取见其损小而减,浮取见其实满而大的,为阳盛阴虚。这些脉象体现脉的阴阳虚实。"

问:医经说:脉象有一阴一阳,一阴二阳,一阴三阳,还有一阳一阴,一阳二阴,一阳三阴。'按照这种说法,那么寸口有六种脉象同时搏动吗?"答:医经这样说,并非六种脉象同时搏动,而是说脉象有浮、沉、长、短、滑、涩等。浮属阳脉,滑属阳脉,长属阳脉。沉属阴脉,涩属阴脉,短属阴脉。所谓一阴一阳,是说脉来沉而兼滑。

一阴二阳,指得是脉来沉滑而长。一阴三阳,指得是脉来浮滑而长,有时一沉。所谓一阳一阴,指得是脉来浮而兼涩。一阳二阴,指得是脉来长而沉涩。一阳三阴,指得是脉来沉涩而短,有时一浮。总之,都是凭经脉相应部位在脉象上的变化,来诊断病的逆或顺。

"凡脉大属阳,浮属阳,数属阳,动属阳,长属阳,滑属阳;沉属阴,涩属阴,弱属阴,弦属阴,短属阴,微属阴,即所谓的三阴三阳。若阳病而出现阴脉,为反常脉象,属死候。阴病而出现阳脉,为正常脉象,可以治愈。

关前属阳部,关后属阴部。阳部见数脉,见吐血,阴部见微脉,见下利,阳都见弦脉,见头痛,阴部见弦脉,见腹痛,阳都见微脉,见发汗,阴部见微脉,见自下利,阳部见数脉,见口生疮,阴部见数而微的脉,一定是恶寒而烦扰无法睡眠。阴附于阳就会发狂,阳附于阴就会发癫。得阳脉属腑,得阴脉属脏。无阳就厥逆,无阴就呕吐。阳部脉微则无法呼气,阴部脉微则无法吸气,呼气或吸气的不足,就会导致胸中短气,依据此阴阳来诊察病情。

"寸脉见浮大而疾,叫作阳中之阳。出现烦躁满闷、肌热、头痛、腹中热的症状。

"寸脉见沉细,叫作阳中之阴,会见悲伤不乐,怕听人的声音,气短,不时汗出,阴气不流通,手臂无法上举的症状。

"尺部脉见沉细的,叫作阴中之阴。出现两小腿酸痛,不能长久站立,阴气衰弱,小便后余沥不尽,阴部湿痒的症状。

"尺部脉见滑而浮大,叫作阴中之阳。出现小腹部疼痛胀满,无法小便,小便即感到阴中痛,大便亦如此的症状。

"尺部脉见牢而长,关部设有,这是阴犯阳。患者见两小腿沉重,小腹牵引到腰部作痛的症状。寸脉见壮大,尺中没有,这是阳犯阴。患者见腰、背疼痛,阴中损伤,足部小腿寒冷的症状。凡风邪伤于阳气,寒邪伤于阴气。假若阳病顺从于阴气,阴病违逆于阳气,则阳病容易治疗,阴病就难于治疗。在肠胃中间,用药调和即可。若在经脉中间,用针灸治疗,病就可愈。"

平虚实第十

原 文

人有三虚三实,何谓也?然:有脉之虚实,有病之虚实,有诊之虚实。脉之虚实者,脉来软者为虚,牢者为实。病之虚实者,出者为虚,人者为实;言者为虚,不言者为实;缓者为虚,急者为实。诊之虚实者,痒者为虚,痛者为实。外痛内快,为外实内虚;内痛外快,为内实外虚。故曰虚实也。

问曰:何谓虚实?答曰:邪气盛则实,精气夺则虚。何谓重实?所谓重实者,言大热病,气热脉满,是谓重实。

问曰:经络俱实如何?何以治之?答曰:经络皆实,是寸脉急而尺缓也。当俱治之。故曰滑则顺,涩则逆。夫虚实者,皆从其物类始,五脏骨肉滑利,可以长久。

译文

问:"人病有三虚三实,如何理解呢?"答:"三虚三实,即脉象的虚实,病症的虚实,诊候的虚实。脉象的虚实,即脉来濡软的属虚,坚牢有力的属实。病症的虚实,即从内出外的属虚,从外入内的属实;多言的属虚,不言的属实;疾病过程缓慢的多属虚,急骤的多属实。诊候的虚实,即发痒的多虚,疼痛的多实。手按病处,浅层痛而深层反舒服,表明外实内虚;如深层痛而浅层反舒服,表明内实外虚。

所以说疾病是有虚、实之分的。

问:"什么叫作虚实?"答:"病邪旺盛时为邪实,正气被夺时为正虚。重实又指的什么呢?所说重实,是指大热病时,邪气盛热,脉象满实,这就是所谓的重实。"

问:"经络都属实是怎样的?治疗时,应用什么方法呢?"答:"经络都实的表明寸脉急而尺脉缓。应用时治疗经和络。所以说脉滑是顺证,脉涩是逆证。所以辨虚实可以用事物的比类开始,因万物始生则呈现滑利,五脏骨肉滑利,则可长命百岁。"

从横逆顺伏匿脉第十一

原文

问曰:脉有相乘,有从有横,有逆有顺,何谓也?师曰:水行乘火,金行乘木,名曰从。火行乘水,木行乘金,名曰横。水行乘金,火行乘木,名曰逆。金行乘水,木行乘火,名曰顺。

经言:脉有伏匿者,伏匿于何脏,而言伏匿也?然:谓阴阳更相乘,更相伏也。脉居阴部反见阳脉者,为阳乘阴也;脉虽时沉涩而短,此阳中伏阴也；脉居阳部反见阴脉者，为阴乘阳也，脉虽时浮滑而长，此为阴中伏阳也。重阴者癫，重阳者狂。脱阳者见鬼，脱阴者目盲。

译文

问："脉有互相乘袭相克的，有纵、有横、有逆、有顺，怎么讲呢？"师答："水克火，金克木，能放任其气，克其所胜，称为纵。火克水，木克金，是横行无忌，反克其所不胜，称为横。水克金，火克木，是子克母，称为逆。金克水，木克火，是母克子，称为顺。"

问："医经说：脉象有隐伏藏匿的。'究竟在那一脏隐伏藏匿，才说是隐伏藏匿呢？"答："这指得是阴脉阳脉互相乘袭，互相隐伏。

脉在阴部见到浮滑天长的阳脉，是阳脉乘袭阴部，虽然有时也会出现沉涩而短的阴脉，这是阳脉中隐伏着阴脉；脉在阳部反而出现沉涩而短的阴脉，是阴脉乘袭阳部，虽然有时也会出现浮滑而长的阳脉，这是阴脉中隐伏着阳脉。在寸、尺部，重复见到阴脉的是癫病；在寸、尺部重复见到阴脉的是狂病。阳气脱离的人视觉上以 无'为 有'，产生如见鬼神般的幻觉；阴气脱离的人视觉上以 有'为 无'，如瞎子一样看不见东西。"

辨灾怪恐怖杂脉第十二

原文

问曰：脉有残贼，何谓？师曰：脉有弦、有紧、有涩、有滑、有浮、有沉，此六脉为残贼，能与诸经作病。

问曰：尝为人所难，紧脉何所从而来？师曰：假令亡汗若吐，肺中寒故令紧。假令咳者，坐饮冷水，故令紧。假令下利者，以胃中虚冷，故令紧也。

问曰：翁奄沉，名曰滑，何谓？师曰：沉为纯阴，毅为正阳，阴阳和合，故脉滑也。

问曰：脉有灾怪，何谓？师曰：假令人病，脉得太阳，脉与病形证相应，因为作汤，比还送汤之时，病者因反大吐或下痢，病腹中痛。因问言我前来脉时，不见此证，今反变异，故是名为灾怪。因问：何缘作此吐痢？答曰：

或有先服药,令发作,故为灾怪也。

问曰:人病恐怖,其脉何类?师曰:形脉如循丝累累然,其面白脱色。

问曰:人愧者,其脉何等类?师曰:其脉自浮而弱。面形乍白乍赤。

问曰:人不饮,其脉何类?师曰:其脉自涩,而唇干燥也。

言迟者,风也。摇头言者,其里痛也。行迟者。其表疆也。坐而伏者,短气也。坐而下一膝者,必腰痛。里实护腹,如怀卵者,必心痛。

师持脉,病人欠者,无病也。脉之因伸者,无病也。假令向壁卧,闻师到,不惊起而目阿视,若三言三止。脉之,咽唾,此为诈病。

假令脉自和,处言此病大重,当须服吐下药,针灸数十百处乃愈。

✎ 译 文

问:"脉有伤残贼害,怎么理解呢?"师答:"脉象共有弦、紧、涩、滑、浮、沉六种,这六种是伤残贼害的脉,能病害到诸经。"

问:"曾被人诘问,脉紧是从何而来的?"师答:"倘若大汗出或呕吐,肺受累的缘故,所以脉紧。倘若咳嗽,因喝冷水所致,所以脉紧。倘若腹泻,因为胃中虚冷所致,所以脉紧。"

问:"脉体聚而忽然沉的,叫作滑脉,怎么理解呢?"师答:"脉体沉属纯阴,脉体聚属正阳,阴阳中和,所以脉象流利而变滑。"

问:"脉有灾怪的,怎么理解?"师答:"假使人害了病,按之得太阳脉,症状也与其相符合,因此为其制作汤药,等到回来送药的时候,病人反见大吐,或泄泻和腹内病症状。就成问说我前来切脉的时候,并未出现这些症候,现在这些症候却忽然而至,叫作灾怪。因此,病人问说:为什么变成呕吐、腹泻?'答:可能是先前已吃了药,现在发作,所以出现生灾怪。'"

问:"人受了恐怖,应该出现哪一类的脉?"师答:"人受了恐怖,脉形像接丝缕那样细而连续。面色如脱血一般苍白。"

问:"羞愧的人,应该出现哪一类的脉?"师答:"着鬼的人,脉象如不受其他外来影响,必见浮弱。面色忽白忽红。"

问:"人不喝水,应该出现哪一类的脉?"师答:"人不喝水,脉不受其他外来影响,必见弦象,而且唇口干燥。"

"语言迟缓,属于风病。边摇头边讲话,是里面疼痛所致。行步迟缓的，是由于表邪强急，筋不柔和的缘故。坐而俯胸覆伏的，是因呼吸短促，气息上接下达困难所致。坐而一脚伸下的，一定是腰痛所致。里有实邪，以手掌掩护腹部，像禽鸟抱卵一样，为心疼痛症状。

"医生按脉，病人打呵欠，是没有病的征象。诊脉时病人引伸肢体，也是没有病的征象。假使病人面向墙壁躺着，听说医生来了，并不惊起而眼睛微向医生扫视一下，好像几次想要开口说话而又住口。当给他诊脉时，他又在吞咽唾液，这是假病的征象。假使脉象正常，当即告诉病人，这病太严重了，必须服吐下药，并针灸数十乃至数百处，才能告愈。"

迟疾短长杂病法第十三

原文

黄帝问曰：余闻胃气、乎少阳三焦、四时五行脉法。夫子言脉有三阴三阳，知病存亡，脉外以知内，尺寸大小，愿闻之。歧伯曰：寸口之中，外别浮沉、前后、左右。虚实、死生之要，皆见寸口之中。

脉从前来者为实邪，从后来者为虚邪，从所不胜来者为贼邪，从所胜来者为微邪，自病者为正邪。外结者，病痈肿；内结者，病疝痛也；间来而急者，病正在心，症气也。脉来疾者，为风也；脉来滑者，为病食也；脉来沿躁者，病有热也；脉来涩者，为病寒湿也。脉道顺之道，不与众谋。

师曰：夫呼者，脉之头也。初持之来疾去迟，此为出疾入迟，为内虚外实。初持脉来迟去疾，此为出迟入疾，为内实外虚也。

脉数则在腑，迟则在脏。脉长而弦，病在肝；脉小血少，病在心；脉下坚上虚，病在脾胃；脉滑而微浮，病在肺；脉大而坚，病在肾。

脉滑者，多血少气。脉涩者，少血多气。脉大者，血气俱多。

又云：脉来大而坚者，血气俱实。脉小者，血气俱少。又云：脉来细而微者，血气俱虚。沉细滑疾者热，迟紧者寒。脉盛滑紧者，病在外热。脉小实而紧者，病在内冷。

脉小弱而涩者，谓之久病；脉滑浮而疾者，谓之新病。脉浮滑，其人外热，风走刺，有饮，难治。脉沉而紧，上焦有热，下寒得冷，即便下。脉沉而细，下焦有寒，小便数，时苦绞痛，下利重。脉浮紧且滑直者，外热内冷，不

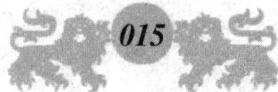

得大小便。脉洪大紧急,病速进在外,苦头发热痛肿。脉细小紧急,病速进在中,寒为疝瘕积聚,腹中刺痛。脉沉重而直前绝者,病在肠间;脉沉重而中散者,因寒食成症。脉直前而中散绝者,病消渴;脉沉重,前不至寸口,徘徊绝者,病在肌肉遁尸。脉左转而沉重者,气微伤在胸中。脉右转出不至寸口者,内有肉症。脉累累如贯珠不前至,有风寒在大肠,伏留不去。脉累累中止不至,寸口软者,结热在小肠膜中,伏留不去。脉直前左右弹者,病在血脉中胚血也。脉后而左右弹者,病在筋骨中也。脉前大后小,即头痛目眩。脉前小后大,即胸满短气。上部有脉,下部无脉,其人当吐,不吐者死。上部无脉,下部有脉,虽困无所苦。夫脉者,血之府也,长则气治,短则气病,数则烦心,大则病进,上盛则气高,下盛则气胀,代则气衰,细则气少,涩则心痛,浑浑革革,至如涌泉,病进而危,弊弊绰绰,其去如弦绝者死。

短而急者,病在上;长而缓者,病在下。沉而弦急者病在内;浮而洪大者,病在外。脉实者,病在内;脉虚者,病在外。在上为表,在下为里;浮为在表,沉为在里。

译文

黄帝问:我听说胃气、手少阳三焦经、四时五行的脉法。先生说脉有三阴三阳,可以判断疾病导致人的存和亡,由外按脉可以知道体内情况,及其尺寸部位的大小,愿闻其闻。"岐伯说:寸口之中,分别浮和沉、前和后、左和右。症的虚实、病的死生,其关键都在寸口之中。凡从关前来的脉为实邪,从关后来的脉为虚邪,由所无法克制而来的为贼邪,由所能克制而来的为微邪,自得病的为正邪。脉浮而结的,患痛肿病;脉沉而结的,患疝瘕病;脉来中问急的,病邪正在心上,患癥气病。脉来疾急的,患风病,脉来滑利的,患中食病;脉来滑躁的,患热病;脉来涩的,患寒湿病。脉的道顺道理,是没有必要同一般人研讨的。"

师说:呼吸时气位于脉血的前头。刚接后时候,脉搏来得快,去得慢,这就是出得快,入得慢,属内虚外实症状。刚接脉时候,来得慢,去得快,这就是出得慢,入得快,属内实外虚症状。

"脉数病在腑,脉迟,脏生病变。脉长而弦的,肝在病变。脉小是血少,心生病变;脉下部坚而上部虚的,脾胃生病;脉滑而微浮的,肺生病变;脉大而坚的,肾在病变。

"脉滑的,是血多气少。脉涩的,是血少气多。脉大的,是血气俱多。又说:脉来大而坚的,是血气俱实。脉小的,是血气俱少。

又说:脉来微细的,表明血气俱虚。沉细滑疾的,属热;迟紧的,属寒。

脉盛而滑紧的,属外表有热的疾病。脉小实而紧的,属内里有冷的疾病。

"久病的人,脉象细弱而涩滞。新近得病的人,脉象浮滑而迅疾。脉浮滑,体表发热,是风邪侵袭而走痛,有饮邪,不易治愈。脉沉紧,是上焦有热而下部有寒又碰外冷的缘故,立即便泄。脉沉细,是下焦有寒的缘故,症见小便频繁,常感绞痛难受,下利后重。脉浮紧而滑直,是外热内冷的缘故,无法大小便。脉洪大而紧急,是在表的病情进展很快,头部发热痛肿难受。脉细小而紧急,是在里的病情进展很快,寒邪形成疝、痕积聚,使腹中刺痛。

"脉沉重而到前部出现断绝的,肠间患血病,脉沉重而中部出现散象的,是因冷食而成该病。脉能到达前部但中部现散断的,是患消渴病的症状;脉沉重,来回往返地流动,并现断象,达不到寸口的,表明病邪在肌肉与血脉的中间,是遁尸症候。脉左转而沉重的,属胸中气伤。脉右转出达不到寸口的,体内患有肉症。脉细小无力,连续像颗粒连串,但无法前达的,是有风寒隐伏留连在大肠而没除掉的缘故。脉连续但中间停止不能前达,寸口软的,这是蕴结的热邪隐伏留连在小肠膜中间而没除掉的缘故。脉向前并左右弹的,病为血将凝结在血脉中。

脉向后并左右弹的,筋骨的中间生病。脉前部大而后部小的,会见头痛目眩的症状。脉前部小而后部大的,会见胸满气短的症状。

"上部脉摸得到而下部脉摸不到的,按理其人应当呕吐,不呕吐的主死。上部脉摸不到而下部脉可摸到的,虽然疲困而无所苦。

脉道,是血脉会聚之处,若见长脉,是气分安定;若见短脉,是气分有病;若见数脉,是心气内烦;若见大脉,是疾病恶化;上部脉盛是气升太过,下部脉盛是邪气作胀;脉代是气衰,脉细是气少,脉涩主心痛;脉象盛大而急,如涌出的泉水,是病恶化的危象;脉来若断若续,飘忽不定,去时似断绝的弓弦,主死。脉短而急的,病在上焦;长而缓的,病在下焦。脉象沉而弦急的,病在内;浮而洪大的,病在外。脉象实的,病在内;脉象虚的,病在外。在上的属表,在下的属里;脉浮病在表,脉沉病在里。"

脉经白话精解

平人得病所起脉第十四

原文

何以知春得病?无肝脉也。无心脉,夏得病。无肺脉,秋得病。无肾脉,冬得病。无脾脉,四季之月得病。

译文

怎么知道春天得病呢?没有现肝脉,春天得病。没有现心脉,夏天得病。未见肺脉的,秋天得病。没有现肾脉,冬天得病。没有现脾脉,在四时的末月得病。

诊病将差难已脉第十五

原文

问曰:假令病人欲差,脉而知愈,何以别之?师曰:寸、关、尺、大、小、迟、疾、浮、沉,同等,虽有寒热不解者,此脉阴阳为平复,当自愈。

人病,其寸口之脉与人迎之脉,大、小及浮、沉等者,病难已。

译文

问:"假使病人快要痊愈,切脉而知道痛快好,如何辨别呢?"师说:"寸部、关部、尺部,出现大、小、迟、疾,浮、沉六种脉象,如果是同等的,虽然仍有未消除的寒热,这是阴脉阳脉都平复,当自己痊愈。

"人迎候阳,寸口候阴,寸口与人迎的脉大、小,浮、沉均相等,这是反常现象,病不易治愈。"

第二卷

平三关阴阳二十四气脉第一

原 文

左手关前寸口阳绝者,无小肠脉也。苦脐痹,小腹中有疝瘕,三月即冷上抢心。刺手心主经,治阴。心主在掌后横纹中。

左手关前寸口阳实者,小肠实也。苦心下急痹,小肠有热,小便赤黄。刺手太阳经,治阳。太阳在手小指外侧本节陷中。

左手关前寸口阴绝者,关心脉者。苦心下毒痛,掌中热,时时善呕,口中伤烂。刺手太阳经,治阳。

左手关前寸口阴实者,心实也。苦心下有水气,忧恚发之。刺手心主经,治阴。

左手关上阳绝者,无胆脉也。苦膝疼,口中苦,眯目,善畏如见鬼状,多惊少力。刺足厥阴经,治阴。在足大指间,或刺三毛中。

左手关上阳实者,胆实也。苦腹中实不安,身躯习习也。刺足少阳经,治阳。在足上第二指本节后一寸。

左手关上阴绝者,无肝脉也。苦癃,遗溺,难言,胁下有邪气,善吐。刺足少阳经,治阳。

左手关上阴实者,肝实也。苦肉中痛,动善转筋。刺足厥阴经,治阴。

左手关后尺中阳绝者,无膀胱脉也。苦逆冷,妇人月使不调,三月则闭;男子失精,尿有余沥。刺足少阴经,治阴。在足内踝下动脉。

左手关后尺中阳实者,膀胱实也。苦逆冷,胁下有邪气相引痛。刺足太阳经,治阳。在足小指外侧本节后陷中。

左手关后尺中阴绝者。无肾脉也。苦足下热,两骭里急,精气竭少,劳倦所致。刺足太阳经,治阳。

左手关后尺中阴实者,肾实也。苦恍惚,健忘,目视流流,耳聋怅怅善鸣。刺足少阴经,治阴。

右手关前寸口阳绝者,无大肠脉也。苦少气,心下有水气,立秋节即咳。刺手太阴经,治阴。在鱼际间。

右手关前寸口阳实者，大肠实也。苦肠中切痛。如锥刀所刺，无休息时。刺手阳明经，治阳。在手腕中。

右手关前寸口阴绝者，无肺脉也。苦短气，咳逆。喉中塞，噫逆。刺手阳明经，治阳。

右手关前寸口阴实者，肺实也。苦少气，胸中满，彭彭与肩相引。刺手太阴，治阴。

右手关上阳绝者，无胃脉也。苦吞酸，头痛，胃中有冷。刺足太阴经，治阴。在足大指本节后一寸。

右手关上阳实者，胃实也。苦肠中伏伏，不思饮食，得食不能消。刺足阳明经，治阳。在足上动脉。

右手关上阴绝者，无脾脉也。苦少气下利，腹满身重，四肢不欲动，善呕。刺足阳明经，治阳。

右手关上阴实者，脾实也。苦肠中伏伏如坚状，大便难。刺足太阴经，治阴。

右手关后尺中阳绝者，无子户脉也。苦足逆寒，绝产，带下，无子，阴中寒。刺足少阴经，治阴。

右手关后尺中阳实者，膀胱实也。苦小腹满，引腰痛。刺足太阳经，治阳。

右手关后尺中阴绝者，无肾脉也。苦足逆冷上抢，胸痛，梦入水见鬼，善厌寐，黑色物来掩人上。刺足太阳经，治阳。

右手关后尺中阴实者，肾实也。苦骨疼，腰脊痛，内寒热。刺足少阴经，治阴。右阴阳二十四气脉证。

译 文

左手关部前面寸口，浮取不应，是无小肠脉。患脐部痹痛的症症，小腹有疝瘕，当适合病情发展的季节，就有冷气冲到心部。针刺手厥阴心主经，主治阴经。心主经穴在手掌后面横纹中。

左手关部前面寸口，浮取脉实，表明小肠有实邪。患心下急痹的病症，小肠有热，小便赤贫。治疗时，针刺手太阳小肠经，主治阳经。太阳经穴在手小指外侧本节凹陷中。

左手关部前面寸口，沉取不应，表明无心脉。患心下剧痛的病症，出现手掌中热,时常会呕,口腔溃烂的症状。治疗时,针刺手大阳小肠经,主治阳经。

左手关部前面寸口,沉取脉实,表明心有实邪。患心下有水气的病症,值忧愁愤怒之际,病就发作。治疗时,针刺手厥阴心主经,主治阴经。

左手关部,浮取不应,表明无胆脉。患膝部疼痛的病症,口苦,眼睛视物不清,无因而感恐惧,似见着鬼物,心多惊,体乏力。表明针刺足厥阴肝经,主治阴经。穴位在足拇趾与次趾之间,或针刺足拇趾从甲后三毛中。

左手关部,浮取脉实,表明胆有实邪。患腹胀痛不安的病症,肢体善动。治疗时,针刺足少阳胆经,主治阳经。穴位在足小趾和次趾之间,本节后一寸处。

左手关部,沉取不应,表明无肝脉。患小便癃闭的病症,或不禁,难以言状,胁肋下有邪气,爱吐。治疗时,针刺足少阳胆经,主治阳经。

左手关部,沉取脉实,表明肝有实邪。患肉里疼痛跳动,转筋的病症。针刺足厥阴肝经,主治阴经。

左手关后尺中,浮取不应,表明无膀胱脉。患逆冷的病症,妇女会出现月经不调,再过三个月,经水停闭的症状。男子则会见遗精,尿后有余沥的症状。治疗时,针刺足少阴肾经,主治阴经。穴位在足内踝下动脉处。

左手关后尺中,浮取脉实,表明膀胱有实邪。患逆冷的病症,胁下有邪气互相牵引作痛。刺足太阳膀胱经,主治阳经。穴位在足小指外侧本节后凹陷处。

左手关后尺中,沉取不应,表明无肾脉。患足下热的病症,两腨肉里挛急,是由精气不足和劳累疲倦所致。针刺足太阳膀胱经,主治阳经。

左手关后尺中,沉取脉实,表明肾有实邪。患精神恍惚的病症,见健忘,目不明,耳鸣不聪,闷闷难过的症状。针刺足少阴肾经,主治阴经。

右手关部前面寸口,浮取不应,表明无大肠脉。患气息短少的病症,心下有水气,到立秋节就会引发咳嗽。针刺手太阴肺经,主治阴经。

在鱼际间。右手关部前面寸口,浮取脉实,表明大肠有实邪。患肠中剧痛的病症,如同锥刀子刺般不止。针刺手阳明大肠经,主治阳经。穴位在手腕中。

右手关部前面寸口,沉取不应,表明无肺脉。患呼吸短促的病症,见咳嗽气过,喉中梗塞,噫呃逆的症状。针刺手阳明大肠经,主治阳经。

右手关部前面寸口,沉取脉实,表明肺有实邪,患气息短少的病症,见胸中胀满，膨胀牵引到肩部的症状。针刺手大阴肺经，主治阴经。

右手关部，浮取不应，表明无胃脉。患泛酸病症，见头痛，胃里有冷气的症状。针刺足太阴脾经，主治阴经。穴位在足大趾本节后一寸。

右手关部，浮取脉实，表明胃有实邪。患肠中阻滞病症，不思进食，吃了也不消化。应针刺足阳明胃经，主治阳经。穴位在足踝上，五寸陷中，动脉应手处。

右手关部，沉取不应，表明无脾脉。患气息短少病症，见泄泻，腹胀满，体沉重，手足不喜活动，容易呕吐的症状。应针刺足阳明胃经，主治阳经。

右手关部，沉取脉实，表明脾有实邪。患肠中有所阻滞病症，似有硬样，大便困难。针刺足太阴脾经，主治阴经。

右手关部后面尺中，浮取不应，表明子户无脉。患足胜逆冷病症，断产不孕，带下，无生育能力，阴中冷。针刺足少阴肾经，主治阴经。

右手关部后面尺中，浮取脉实，表明膀胱有实邪。患小腹胀满病症，牵引腰部痛。针刺足太阳膀胱经，主治阳经。

右手关部后面尺中，沉取不应，表明无肾脉。患足胫厥冷上冲病症，症见胸部作痛，梦下水见鬼，睡时多恶梦，似有黑色东西压在身上。

针刺足太阳膀胱经，主治阳经。

右手关部后面尺中，沉取脉实，表明肾有实邪。患骨疼痛，腰脊痛病症，症见内发寒热。针刺足少阴肾经，主治阴经。上述论述的就是阴阳二十四气的脉证。

平人迎神门气口前后脉第二

心 实

原 文

左手寸口人迎以前脉阴实者，手厥阴经也。痛苦闭，大便不利，腹满，四肢重，身热，苦胃胀。刺三里。

脉经白话精解

译文

左手寸口人迎以前,沉取脉实,属手厥阴心包经。病患闭塞不通,大便不畅,腹部胀闷,四肢沉重,身热,胃张。治疗时,应针刺三里穴。

心 虚

原文

左手寸口人迎以前脉阴虚者,手厥阴经也。病苦悸恐不乐,心腹痛,难以言,心如寒,状恍惚。

译文

左手寸口人迎以前,沉取脉虚,属手厥阴心包经。症见心悸惊惧不乐,心腹疼痛,难以吉状,心寒,精神恍惚不定。

小肠实

原文

左手寸口人迎以前脉阳实者,手太阳经也。病苦身热,热来去,汗出而烦,心中满,身重,口中生疮。

译文

左手寸口人迎以前,浮取脉实,属手太阳小肠经。症见身热往来,汗出而烦,心中满闷,体重,口内生疮。

小肠虚

原文

左手寸口人迎以前脉阳虚者,手太阳经也。病苦颅际偏头痛,耳颊痛。

译 文

左手寸口人迎以前,浮取脉虚,属手太阳小肠经。症见偏头痛,耳颊部痛。

心、肠俱实

原 文

左手寸口人迎以前脉阴阳俱实者,手少阴与太阳经俱实也。

病苦头痛,身热,大便难,心、腹烦满,不得卧,以胃气不转,水谷实也。

译 文

左手寸口人迎以前,沉取浮取俱实脉,属手少阴心经和手大阳小肠经俱实证。症见头痛,身热,大便不利,心烦腹满而无法安卧,这是胃气失运,水谷停滞的缘故。

心、小肠俱虚

原 文

左手寸口人迎以前脉阴阳俱虚者,手少阴与太阳经俱虚也。

病苦寒,少气,四肢寒,肠澼,洞泄。

译 文

左手关上沉取脉实,属足厥阴肝经。症见心下坚硬满闷,常常两胁作痛,自感忿怒不平。

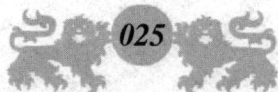

脉经白话精解

肝 实

原 文

左手关上脉阴实者,足厥阴经也。病苦心下坚满,常两胁痛,自忿忿如怒状。

译 文

左手关上沉取脉实,属足厥阴肝经。症见心下坚硬满闷,常常两胁作痛,自感忿怒不平。

肝 虚

原 文

左手关上脉阴虚者,足厥阴经也。病苦胁下坚,寒热,腹满,不欲饮食,腹胀,倡悒不乐,妇人月经不利,腰腹痛。

译 文

左手关上沉取脉虚,属足厥阴肝经。症见胁下坚硬,发寒热,腹满闷,不喜饮食,腹胀,抑郁不畅,妇女则见月经不利,腰腹部痛之症。

胆 实

原 文

左手关上脉阳实者,足少阳经也。病苦腹中气满,饮食不下,咽干,头重痛,洒洒恶寒,胁痛。

译 文

左手关上浮取脉实,属足少阳胆经。症见腹中胀满,饮食不下,消化

脉经白话精解

不良,咽部干燥,头重而痛,畏寒,胁痛。

胆 虚

原 文

左手关上脉阳虚者,足少阳经也。病苦眩、厥、痿,足指不能摇,躄,坐不能起,僵仆,目黄,失精,硫硫。

译 文

左手关上浮取脉虚,属足少阳胆部。症见目眩、厥逆、痿软,足趾无法摇动,两腿瘸,坐而不能起立,僵直仆倒,目黄,失去精气,眼睛昏昏不明。

肝胆俱实

原 文

左手关上脉阴阳俱实者,足厥阴与少阳经俱实也。痛苦胃胀,呕逆,食不消。

译 文

左手关上脉沉取浮取俱为实脉,属足厥阴肝经和足少阳胆经俱实证。症见胃脘胀满呕逆,食不消化。

肝胆俱虚

原 文

左手关上脉阴阳俱虚者,足厥阴与少阳经俱虚也。病苦恍惚,尸厥不知人,妄见,少气不能言,时时自惊。

脉经白话精解

译 文

左手关上脉沉取浮取值为虚脉，属足厥阴肝经和足少阳胆经俱虚证。症见精神恍惚，暴厥昏倒，人事不知，幻视，气短少而讲话难，时时自感惊恐。

肾 实

原 文

左手尺中神门以后脉阴实者，足少阴经也。痛苦膀胱胀闭，小腹与腰脊相引痛。

左手尺中神门以后脉阴实者，足少阴经也。病苦舌燥，咽肿，心烦，嗌干，胸胁时痛，喘咳汗出，小腹胀满，腰背强急，体重骨热，小便赤贫，好怒好忘，足下热疼，四肢黑，耳聋。

译 文

左手尺部中神门以后沉取脉实，属足少阴肾经。症见膀胱胀闭，小腹和腰脊相牵引作痛。

左手尺部中神门后面沉取脉实，属足少阴肾经。症见舌燥，咽肿，心烦，咽干，胸胁时时作痛，喘气咳嗽汗出，小腹部胀满，腰背部强直拘急，肢体重骨热，尿色黄赤，易怒善忘，足心热痛，四肢皮肤色黑，耳聋。

肾 虚

原 文

左手尺中神门以后脉阴虚者，足少阴经也。病苦心中闷，下重，足肿不可以按地。

译 文

左手尺部中神门以后沉取脉虚,属足少阴肾经。症见心闷,下肢沉重,脚肿无法着地。

膀胱实

原 文

左手尺中神门以后脉阳实者,足太阳经也。病苦逆满,腰中痛不可俯仰。劳也。

译 文

左手尺部中神门以后浮取脉实,属足太阳膀胱经。症见气逆胀满,腰痛无法俯仰,这是劳伤引起。

膀胱虚

原 文

左手尺中神门以后脉阳虚者,足太阳经也。病苦脚中筋急,腹中痛引腰背,不可屈伸,转筋,恶风,偏枯,腰痛,外踝后痛。

译 文

左手尺部中神门以后浮取脉虚,属足太阳膀胱经。症见脚筋拘急,腹中痛牵引到腰背,无法屈曲和伸直,筋掣扭转,怕风,半身偏废,腰痛,外踝后面痛。

肾膀胱俱实

原文

左手尺中神门以后脉阴阳俱实者,足少阴与大阳经俱实也。
病苦脊强,反折戴眼,气上抢心,脊痛不能自反侧。

译文

左手尺中神门以后脉浮取沉取俱实脉,属足少阴肾经和足太阳膀胱经俱实证。症见背脊强直,角弓反张,目上视而不得转睛,气上冲心,脊痛无法自转侧。

肾、膀胱俱虚

原文

左手尺中神门以后脉阴阳俱虚者,足少阴与太阳经俱虚也。
病苦小便利,心痛背寒,时时小腹满。

译文

左手尺中神门后面浮取沉取俱虚脉,属足少阴肾经和足太阳膀胱经俱虚证。症见小便多,心痛,背寒,常常小腹部胀满。

肺实

原文

右手寸口气口以前脉阴实者,手太阴经也。病苦肺胀,汗出若露,上气喘逆,咽中寒,如欲呕状。

译 文

　　右手寸部气口前面，沉取脉实，属手太阴肺经。症见肺部胀满，汗出如露水，气促喘逆，咽喉梗塞，欲作呕样。

　　肺　虚

原 文

　　右手寸口气口以前脉阴虚者，手太阴经也。病苦少气不足以息，嗌干不朝津液。

译 文

　　右手寸部气口前面，沉取脉虚，属手太阴肺经。症见气息短少不够呼吸，咽干，津液无法上朝润的缘故。

　　大肠实

原 文

　　右手寸口气口以前脉阳实者，手阳明经也。病苦腹满，善喘咳，面赤身热，喉咽中如核状。

译 文

　　右手寸部气口前面浮取脉实，属手阳明大肠经。症见腹部胀满，多喘气咳嗽，面红赤，肌肤热，咽喉中如梅核梗阻般。

　　大肠虚

原 文

　　右手寸口气口以前脉阳虚也，手阳明经也。病苦胸中喘，肠鸣，虚渴，唇口干,目急,善惊,泄白。

译 文

右手寸部气口前面浮取脉虚,属手阳明大肠经。症见胸中喘满,肠鸣,渴而不喜饮,唇口干,目系窘急,容易受惊,大便见白色黏液。

肺、大肠俱实

原 文

右手寸口气口以前脉阴阳俱实者,手太阴与阳明经俱实也。病苦头痛目眩,惊狂,喉痹痛,手臂卷,唇吻不收。

译 文

右手寸部气口前面说取浮取俱实脉,属手太阴肺和手阳明大肠俱实证。症见头痛、目眩,发惊狂,喉部痹痛,手臂蜷曲,口唇松弛。

肺、大肠俱虚

原 文

右手寸口气口以前脉阴阳俱虚者,手大阴与阳明经俱虚也。病苦耳鸣嘈嘈,时妄见光明,情中不乐,或如恐怖。

译 文

右手寸部气口前面沉取浮取俱虚脉,属手太阴肺和手阳明大肠俱虚证。症见耳鸣声嘈嘈,时妄见光明,心情抑郁不乐,或像有所骇怕。

脾 实

原 文

右手关上脉阴实者,足大阴经也。病苦足寒,腔热,腹胀满,烦扰不得卧。

译 文

右手关上沉取脉实,属足太阴脾经。症见脚寒冷而小腿热,腹部胀满,烦扰无法安卧。

脾 虚

原 文

右手关上脉阴虚者,足太阴经也。病苦泄注,腹满气逆,霍乱呕吐,黄疸,心烦不得卧,肠鸣。

译 文

右手关上沉取脉虚,属足太阴脾经。症见泄泻,腹满闷,气上逆,霍乱呕吐,发黄疸,心烦无法安卧,肠鸣。

胃 实

原 文

右手关上脉阳实者,足阳明经也。痛苦腹中坚痛而热,汗不出如温疟,唇口干,善哕,乳痈,缺盆腋下肿痛。

译 文

右手关上浮取脉实,属足阳明胃经。症见腹中坚痛而热,无汗出,有

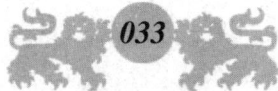

似温疟病的症状，口唇干，容易发哕，患乳痈，缺盆和胶窝肿痛。

胃 虚

原 文

右手关上脉阳虚者，足阳明经也。病苦胜寒不得卧，恶寒洒洒，目急，腹中痛，虚鸣，时寒时热，唇口干，面目浮肿。

译 文

右手关上浮取脉虚，属足阳明胃经。症见小腿寒冷，无法安卧，怕寒，目系窘急，腹痛，肠鸣，时寒时热，口层干燥，面部和眼睑浮肿。

脾、胃俱实

原 文

右手关上脉阴阳俱实者，足太阴与阳明经俱实也。病苦肿胀、腹坚，抢胁下痛，胃气不转，大便难，时反泄利，腹中痛，上冲肺肝，动五脏，立喘鸣，多惊，身热汗不出，喉痹，精少。

译 文

右手关上沉取浮取俱为实脉，属足太阴脾经和足阳明胃经俱实证。症见脾区胀满，腹坚牵引胁下痛，胃气不运，大便不利，有时反而泄泻，腹中痛上冲到肺肝两部，使五脏受扰，并且喘道作声，多惊恐，身热，无汗出，喉中闭塞不通，精不足。

脾胃俱虚

原 文

右手关上脉阴阳俱虚者，足太阴与阳明经俱虚也。病苦胃中如空状，少气不足以息,四逆寒,泄注不已。

译 文

右手关上沉取浮取俱虚脉,属足太阴脾经和足阳明胃经俱虚证。症见胃中有空虚感,气少不够呼吸,四肢厥逆寒冷,泄泻下注不已。

肾 实

原 文

右手尺中神门以后脉阴实者,足少阴经也。病苦痹,身热,心痛,脊胁相引痛,足逆,热烦。

译 文

右手尺部神门后面沉取脉实,属足少阴肾经。症见痹痛,身热,心痛,脊胁相引作痛,两足逆冷,烦热。

肾 虚

原 文

右手尺中神门以后脉阴虚者,足少阴经也。病苦足胫小弱,恶风寒,脉代绝,时不至,足寒,上重下轻,行不可以按地,小腹胀满,上抢胸痛引胁下。

译 文

右手尺部神门后面沉取脉虚,属足少阴肾经。症见小腿细软,怕风畏冷,脉见结代,有时摸不到脉,足部寒冷,有头重脚轻感觉,行走时脚似不着地,小腹部胀满,上冲胸部发痛牵引到胁下。

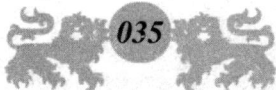

膀胱实

原 文

右手尺中神门以后脉阳实者,足太阳经也。病苦转胞,不得小便,头眩痛,烦满,脊背强。

译 文

右手尺部神门后面浮取脉实,属足太阳膀胱经。症见转胞,不能小便,头眩痛,心烦气闷,脊背强直。

膀胱虚

原 文

右手尺中神门以后脉阳虚者,足太阳经也。病苦肌肉振动,脚中筋急,耳聋,忽忽不闻,恶风飕飕作声。

译 文

右手尺部神门后面浮取脉虚,属足太阳膀胱经。症见肌肉振动,脚筋挛急,耳聋,忽忽之间,听不到声音,怕风声飕飕作响。

肾、膀胱俱实

原 文

右手尺中神门以后脉阴阳俱实者,足少阴与太阳经俱实也。病苦癫疾,头重与目相引痛厥,欲起走,反眼,大风,多汗。

译 文

右手尺部中神门后面沉取浮取俱见脉实,属足少阴肾经和足太阳膀胱经俱实证。症见癫疾，头重牵引眼睛痛，坐卧不定，反眼不能转睛，大风邪，出汗多。

肾、膀既仅虚

原文

右手尺中神门以后脉阴阳俱虚者，足少阴与太阳经俱虚也。

病苦心痛，若下重不自收，篡反出，时时苦洞泄，寒中泄，肾心俱痛。

（一说云：肾有左右，而膀胱无二，今用当以左肾合膀跳，右肾合三焦）

译文

右手尺部神门后面沉取浮取俱见脉虚，属足少阴肾经和足太阳膀胱经俱虚证。病患心痛，似有直肠下坠感，不会自动上收，会阴部似要翻出一样，饭后就泻的征象，完谷不化，这是中有寒气的泄泻，肾区和心区均有痛感。(另有一种说法：肾有左右两个，而膀胱只有一个，现在把左肾作用膀胱合右肾作用三焦)

平三关病候并治宜第三

原文

寸口脉浮，中风，发热，头痛。宜服枝枝汤，葛根汤，针风池、风府，向火灸身，摩治风膏，覆令汗出。

寸口脉微，苦头痛骨肉疼，是伤寒。宜服麻黄汤发汗，针眉冲、颢颅，摩治伤寒膏。

寸口脉微，苦寒，鼻衄。宜服五味子汤，摩茱萸膏，令汗出。

寸口脉数，即为吐，以有热在胃脘，熏胸中。宜服药吐之，及针胃脘，服除热汤。若是伤寒七、八日至十日，热在中，烦满渴者，宜服知母汤。

寸口脉缓，皮肤不仁，风寒在肌肉。宜服防风汤，从药薄熨之，摩以风膏，灸诸治风穴。

寸口脉滑，阳实，胸中壅满，吐逆，宜服前胡汤，针太阳、巨阙，泻之。

寸口脉弦，心下愊愊，微头痛，心下有水气。宜服甘遂丸，针期门，泻之。

寸口脉弱，阳气虚，自汗出而短气。宜服获警杨、内补散，适饮食消息，勿极劳，针胃管，补之。

寸口脉涩，是胃气不足。宜服干地黄汤，自养，调和饮食，针三里，补之。

寸口脉芤，吐血；微芤者，衄血。空虚，去血故也。宜服竹皮汤、黄芪汤，灸膻中。

寸口脉伏，胸中逆气，噎寒不通，是胃中冷气上冲心胸。宜服前胡汤、大三建丸，针巨做上管，灸膻中。

寸口脉沉，胸中引胁痛，胸中有水气。宜服泽漆汤，针巨阙，泻之。

寸口脉儒，阳气弱，自汗出，是虚损病。宜服干地黄汤、薯夜丸、内补散、牡振散并粉，针太冲，补之。

寸口脉迟，上焦有寒，心痛咽酸，吐酸水。宜服附子汤、生姜汤，调和饮食以暖之。

寸口脉实，即生热，在脾肺，呕逆气塞；虚，即生寒，在脾胃，食不消化。有热，即直服竹叶汤、葛根汤；有寒，宜服茱萸丸、生姜汤。

寸口脉细，发热及吐。宜服黄羊龙胆汤；吐不止，宜服橘皮桔梗汤，灸中府。

寸口服洪大，胸胁满。宜服生姜汤、白薇丸，亦可紫花汤下之，针上管、期门、章门。右上部寸口十七条。

关脉浮，腹满不欲食。浮为虚满，宜服平胃丸、茯苓汤、生姜前胡汤，针胃管，先泻后补之。

关脉紧，心下苦满，急痛。脉紧者为实，宜服茱萸当归汤，又大黄汤，两治之良。针巨阙、下管，泻之。

关脉微，胃中冷，心下拘急。宜服附子汤、生姜汤、附子九，针巨阙，补之。

关脉数，胃中有客热。宜服知母丸、除热汤，针巨阔、上管，泻之。

关脉缓，其人不欲食，此胃气不调，脾气不足。宜服平胃九、初脾汤，针章门,补之。

关脉滑,胃中有热。滑为热实,以气满故不欲食,食即吐逆。

宜服紫菀汤下之,大平胃丸,针胃管,泻之。

关脉弦,胃中有寒,心下厥逆,此以胃气虚故尔。宜服茱萸汤,温调饮食,针胃管,补之。

关脉弱,胃气虚,胃中有客热。脉弱为虚热作病,其说云有热不可大攻之,热去则寒起。止宜服竹叶汤,针胃管,补之。

关脉涩,血气逆冷。脉涩为血虚,以中焦有微热。宜服干地黄汤、内补散,针足太冲上,补之。

关脉芤,大便去血数升者,以膈腧伤故也。宜服生地黄并生竹皮汤,灸隔腕。着重下去血者,针关元,甚者,宜服龙骨丸,必愈。

关脉伏,中焦有水气,据泄。宜服水银丸,针关元,利小便,搪泄便止。

关脉沉,心下有冷气,苦满吞酸。宜服白薇茯苓丸、附子汤,针胃管,补之。

关脉儒,苦虚冷,脾气弱,重下病。宜服赤石脂汤。女萎丸,针关元,补之。

关脉迟,胃中寒。宜服桂枝丸、茱萸汤,针中脘,补之。

关脉实,胃中痛。宜服栀子汤、茱萸乌头丸,针中院,补之。

关脉牢,脾胃气塞,盛热,即腹满响响。宜服紫菀丸、泻脾丸,针灸胃脘,泻之。

关脉细,脾胃虚,腹满。宜服生姜茱莫蜀椒汤、白薇丸,针灸三管。

关脉洪,胃中热,必烦满。宜服平胃丸,针胃管,先泻后补之。

右中部关脉十八条

尺脉浮,下热风,小便难。宜服翟麦汤,滑石散,针横骨、关元,泻之。

尺脉紧,脐下痛。宜服当归汤,灸天枢,针关元,补之。

尺脉微,厥逆,小腹中拘急,有寒气。宜服小建中汤,针气海。

尺脉数,恶寒,脐下热痛,小便赤黄。宜服鸡子汤、白鱼散,针横骨,泻之。

尺脉缓,脚弱下肿,小便难,有余沥。宜服滑石散、瞿麦汤,针横骨,泻之。

尺脉滑,血气实,妇人经脉不利,男子尿血。宜服朴硝煎、大黄汤,下去经血,针关元,泻之。

尺脉弦,小腹疼,小腹及脚中拘急。宜服建中汤、当归汤,针血海,泻之。

尺脉弱,阳气少,发热骨烦。宜服前胡汤、干地黄汤。茯苓汤,针关元,补之。

尺脉涩,足胚逆冷,小便赤。宜服附子四逆汤,针足太冲补之。

尺脉艺,下焦虚,小便去血。宜服竹皮生地黄汤,灸丹田、关元,亦针补之。

尺脉伏,小腹痛,症疝,水谷不化。宜服大平胃丸。桔梗九,针关元,补之。

尺脉沉,腰背痛。宜服肾气九,针京门,补之。

尺脉儒,苦小便难。宜服瞿麦汤、白鱼散,针关元,泻之。

尺脉迟,下焦有寒。宜服桂枝丸,针气海、关元,补之。

尺脉实,小腹痛,小便不禁。宜服当归汤加大黄一两,以利大便,针关元,补之,止小便。

尺脉牢,腹满,阴中急。宜服葶苈子莱萸丸,针丹田、关元、中极。右下部尺脉十六条。

译 文

寸口脉浮,太阳中风,发热头痛。治疗时,应服桂枝汤或葛根汤,并针刺风池、风府以治之,并向火以重其身,以风膏摩擦身上,加被覆盖,使其汗出。

寸口脉紧,病患头痛,骨肉疼痛,是伤寒病的征象。应服麻黄汤以发汗,针刺眉冲、颞颥以治之,并以伤寒膏摩擦身上。

寸口脉微,病人发冷,鼻衄。应服五味子汤,摩擦条英膏,使其汗出。

寸口脉数,很快就会见到呕吐的症状,因为冒胀有热上熏胸中。应服催吐药,并针刺胃腕部,内服除热汤。如果是已患伤寒病七、八天到十天,症见热在中,心烦、瑞满、口渴的,当服知母汤。

寸口脉缓,皮肤麻木不知痛痒,是风寒在肌肉。应服防风汤,以药稍稍熨贴,摩擦风膏,并选些治风穴位施行针灸术。

寸口脉滑,属阳实,胸中壅塞满闷,呕吐上逆,应服前胡汤,针刺太阴、巨阙,用泻法。

寸口脉弦,心下郁郁不舒,微头痛,心下有水气。应服甘遂丸,针刺期门穴,用泻法。

寸口脉弱,属阳虚,自汗出而短气。治疗时,应服获茶汤、内补散,以适当饮食调理,勿劳累太过,针刺中脘穴以治之,用补法。

寸口脉涩,是胃气不足。治疗时,应服干地黄汤,自行静养,调理饮食,针刺三里穴以治之,用补法。

寸口脉芤,吐血;微芤的,衄血。由于血去缘故,故见空虚的芤脉。治疗时,应服竹皮汤或黄芪汤,灸膻中穴。

寸口脉伏,胸中有气上逆,梗噎不通,是胃里冷气上冲心胸的缘故。治疗时,应服前胡汤或大三连丸,针刺巨阙、上脘,并灸治膻中。

寸口脉沉,胸中痛引胁部,是胸中有水气的缘故。治疗时,应服泽漆汤,针刺巨阙穴,用泻法。

寸口脉儒,属阳气弱,自汗出,是虚损病的缘故。治疗时,应服干地黄汤,或薯蓣丸,或内补散,或牡蛎散并粉,针刺太冲穴,用补法。

寸口脉迟,此上焦有寒,心痛吞酸,吐酸水。治疗时,应服附子汤、生姜汤,并调和饮食,以暖其寒气。

寸口脉实,是在脾肺有热,见呕逆气寒症;如脉虚,是在脾胃有寒,症见消化不良。属热应服竹叶汤、葛根汤;属实服茱萸丸、生姜汤。

寸口脉细,发热呕吐。治疗时,应服黄芩龙胆汤;若吐不止,应服橘皮桔梗汤,并灸治中府穴。

寸口脉洪大,胸胁胀满,治疗时,应服生姜汤、白薇丸,服紫菀汤亦可,下其气满,并针刺上洗、期门、章门穴。以上是上部寸口脉十七条。

关部脉浮,腹部脘满不欲食。因脉现浮象,故属于虚满症,治疗时,应服平胃丸、茯苓汤、生姜前胡汤,针刺中脘穴,先用泻法后用补法。

关部脉紧,症见心下胀满,急剧疼痛。脉紧是实证,治疗时,应服茱萸当归汤,再服大黄汤,以两方治之较佳。另针刺巨阙,下脘穴,用泻法。

关部脉微,属胃中冷,心下拘急。治疗时,应服附子汤,或生姜汤,或附子丸,针刺巨阙穴,用补法。

关部脉数,是胃中有邪热。应服知母丸,或除热汤,针巨阙、上脘穴,用泻法。

关部脉缓,病者不欲食,是脾气虚弱,胃气不和。治疗时,应服平胃丸,或补脾汤,针刺章门穴,用补法。

脉经白话精解

关部脉滑，是胃中有热。滑是热实之脉，因为气满所以不欲食，食则上逆作吐。当服紫花汤。下其气满，或服大平胃丸，针刺中脘穴，用泻法。

关部脉弦，是胃中有寒，心下虚气上边，这是胃气虚的缘故。治疗时，应服茱萸汤，温热的饮食调之，针刺中脘穴，用补法。

关部脉弱，是胃气虚，且有邪热。脉弱是属虚热为病，有的说有热不可用大攻下法，若下之，热虽除去，随之会观寒邪。所以治疗时，只宜服竹叶汤，针刺中脘穴，用补法。

关部脉涩，血气逆冷。脉涩主血虚，因中焦有微热。治疗时，应服于地黄汤，内补散，针刺太冲穴，用补法。

关部脉芤，病人大便出血数升，因脑胶伤的缘故。治疗时，当服生地黄和生竹皮汤，灸膈腧穴。假使继续出血的，应针刺关元穴，更重的，当服龙骨丸，必定痊愈。

关部脉伏，是中焦有水气，大便塘泄。治疗时，当服水银丸，针刺关元穴，利了小便，溏泄就会止。

关部脉沉，是心下有冷气，胀满，吞酸。治疗时，当服白薇茯苓丸、附子汤，针刺中脘穴，用补法。

关部脉濡，病患虚寒，脾气弱，泄甚。治疗时，当服赤石脂汤、女萎丸，针刺关元穴，用补法。

关部脉迟，是胃中有寒，治疗时，当服桂枝丸、茱萸汤，针刺中脘穴，用补法。

关部脉实，胃中疼痛。治疗时，当服栀子汤、莱美乌头丸，针刺中脘穴，用补法。

关部脉牢，是脾胃之气阻塞，热盛，腹满，有响声。治疗时，当服紫苑丸、泻脾丸、针灸中脱穴，用泻法。

关部脉细，是脾胃虚，腹胀满。治疗时，当服生姜茱萸蜀椒汤、白薇丸，针灸上脘、中脘、下脘等穴。

关部脉洪，为胃中有热，必见烦满症状。治疗时，当服平胃丸，针刺中脘穴，先用泻法，后用补法。以上是中部关脉十八条。

尺部脉浮，是下焦有热，热胜风动，小便不畅。治疗时，当服瞿麦汤、滑石散，针刺横骨、关元两穴，用泻法。

尺部脉紧，脐下痛。治疗时，当服当归汤，灸天枢，针关元穴，用补法。

尺部脉微，四肢厥逆，小腹部拘急，是有寒气。治疗时，当服小建中汤，针刺气海穴。

尺部脉数,怕冷,脐下热痛,尿色黄赤。治疗时,当服鸡子汤、白鱼散,针刺横骨穴,用泻法。

尺部脉缓,下肢无力,而且浮肿,小便不畅,尿后还有余溺。治疗时,当服滑石散、瞿麦汤,针刺横骨穴,用污法。

尺部脉滑,是血气实,在妇女则月经不利,在男子则尿血。治疗时,当服朴硝煎、大黄汤,通其经血,针刺关元穴,用泻法。

尺部脉弦,小腹及脚中均感拘急。治疗时,当服建中汤、当归汤,针气海穴,用泻法。

尺部脉弱,是阳气不足,发热,骨节烦疼。治疗时,当服前胡汤,或干地黄汤、茯苓汤,针刺关元穴,用补法。

尺部脉涩,小腿冰冷,小便赤。治疗时,当服附子四逆汤,针刺足太冲穴,用补法。尺部脉芤,属下焦虚,小便出血。治疗时,当服竹皮生地黄汤,灸丹田、关元两穴,也可以用针刺补法。

尺部脉伏,小腹痛,症对,完固不化。治疗时,当服大平胃丸,桔梗丸,针刺关元穴,用补法。

尺部脉沉,腰背痛。治疗时,当服肾气丸,针刺京门穴,用补法。

尺部卧游,病患小便不畅。治疗时,当服瞿麦汤、白鱼散,针刺关元穴,用写法。

尺部脉迟,是下焦有寒。治疗时,当服桂枝丸,针刺气海、关元两穴,用补法。

尺部脉实,小腹部痛,小便不禁。治疗时,当服当归汤加大黄一两,以通大便,针刺关元,用补法,以止小便。

尺部脉牢,腹部胀满,阴中拘急。治疗时,当服葶苈子茱萸丸,针刺丹田、关元、中极三穴。以上是下部尺脉十六条。

平奇经八脉病第四

原文

脉有奇经八脉者,何谓也?然:有阳维、阴维,有阳跷、阴跷、有冲、有督、有任、有带之脉。凡此八脉者，皆不拘于经，故曰奇经八脉也。经有十二，络有十五，凡二十七气，相随上下，何独不拘于经也？然：圣人图设沟渠，通利水道，以备不虞。天雨降下，沟渠溢满，滂沛妄行，当此之时，圣人不能复图也。此络脉流溢，诸经不能复拘也。

奇经八脉者，既不拘于十二经，皆何起何系也？然：阳维者起于诸阳之会；阴维者起于诸阴之交。阳维、阴维者，维络于身，溢畜不能环流溉灌请经者也。阳跷者起于跟中，循外踝而上行入风池。

阴跷者亦起于跟中，循内踝而上行至咽喉，交贯冲脉。冲脉者起于关元，循腹里，直上至咽喉中。督脉者起于下极之输，并于脊里，循背，上至风府。冲脉者阴脉之海也。督脉者阳脉之海也。任脉者起于胞门、子户、夹脐上行至胸中。带脉者起于季肋，回身一周。

此八者，皆不系于十二经，故曰奇经八脉者也。

奇经之为病何如？然：阳维维于阳，阴维维于阴。阴阳不能相维，怅然失志，容容不能自收持。阳维为病，苦寒热；阴维来病，苦心痛。阴跷为病，阳缓而阴急；阳跷为病，阴缓而阳急。冲之为病，逆气而里急。督之为病，脊强而厥。任之为病，其内苦结，男子为七现，女子为瘕聚。带之为病，苦腹满，腰容容若坐水中状。此奇经八脉之为病也。

诊得阳维脉浮者，暂起目弦，阳盛实，苦肩息，洒洒如寒。

诊得阴维脉沉大而实者，苦胸中痛，胁下支满，心痛。

诊得阴维如贯珠者，男子两胁实，腰中痛；女子阴中痛，如有疮状。

诊得带脉左右绕脐腹腰脊痛，冲阴股也。

两手脉，浮之俱有阳，沉之俱有阴，阴阳实盛者，此为冲督之脉也。冲督之脉者，十二经之道路也。冲督用事，则十二经不复朝于寸口，其人皆苦恍格狂疑。不者，必当由豫有两心也。

两手阳脉浮而细微绵绵不可知，俱有阴脉，亦复细绵绵，此为阴跷、阳跷之脉也。此家曾有病鬼魁风死，苦恍惚亡人为祸也。

诊得阳跷，病拘急，阴跷病缓。

尺寸俱浮，直上直下，此为督脉。腰背强痛，不得俯仰，大人癫病，小人风痫疾。

脉来中央浮，直上下痛者，督脉也。动苦腰背膝寒，大人癫，小儿痫也。灸顶上三丸，正当顶上。

尺寸脉俱牢，直上直下，此为冲脉。胸中有寒疝也。

脉来中央坚实，径至关者，冲脉也。动普小腹痛，上抢心，有疫抑，绝孕，遗失溺，肋支满烦也。横寸口边丸丸，此为任脉。苦腹中有气如指，上抢心，不得俯仰，拘急。脉来紧细实长至关者，任脉也。动苦小腹绕脐下引横骨，阴中切痛，取脐下三寸。

译文

问："经脉里有所谓奇经八脉的，指得是什么？"答："八脉，是指阳维、阴维，有阳跷、阴跷，有冲脉、督脉、任脉、带脉。这八种脉都不拘束于十二经，别道单行，异于常脉，所以叫作奇经八脉。又问："经脉有十二，络脉有十五，合共为二十七脉气，是相随上下循经周行，为什么惟独八脉不受经络系统拘束呢？"答："譬如古代圣人计划开挖沟渠，通畅疏利水道，目的在于防备预料不到的水灾。假如天降大雨，沟渠内的水盈满外流，滂沛的雨水泛滥妄行，此时，圣人就无法再计谋开挖沟渠了。这好像奇经气血流溢一样，它也就不再受限于十二经了。"

又问："奇经八脉，既然不拘束于十二经之内，那么它起于何处？系于何处呢？"答："阳维脉是自诸阳经相会合的地方而起；阴维脉是自诸阴经相交叉的地方而起。所谓阳维、阴维的脉，是联络周身的阴阳各脉，将溢满的气血而蓄积起来，不是随正经流行而灌溉它们。阳跷脉是始于脚跟中间，沿着足外踝向大腿外侧上行，入风池穴。阴跷脉也是始于足跟中间，沿着足内踝向大腿内侧上行，到咽喉部，交会贯通着冲脉。冲脉始于关元穴，沿着腹中直上到咽喉中间。督脉是始于躯干最下部的会阴穴，合并在脊柱里面，沿着背部上行到风府穴。冲脉为阴脉的总汇。督脉为阳脉的总汇。任脉是始于胞门、子户穴，夹脐部两侧，向上而行，到达胸中。带脉是始于季肋部，环绕腰部一周。这八种脉，都不维系于十二经之内，所以叫作奇经八脉。"

问："奇经八脉发生病变的症状如何呢？"答："阳维脉维系诸阳经脉，为身之表，阴维脉维系诸阴经脉，为身之里。假使阴维脉无法联系诸阴经脉，阳维脉无法联系诸阳经脉，就是阴阳不能维持一身，失去相互维系作用，导致精神不爽，情志抑郁，恍惚善忘，疲倦乏力，无法自主。阳维脉的病变，因阳为卫，卫受邪，故发寒热；阴维脉的病变，因阴为荣，荣为血，血为心所主，故心痛。阴跷脉的病变，属阳的外侧(外踝上)弛缓，属阴的内

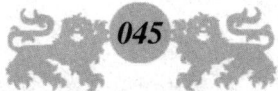

侧(内踝上)拘急；阳跷脉的病变，属阴的内侧(内踝上)弛缓，属阳的外侧(外踝上)拘急。冲脉的病变，气逆上冲，而引起腹痛胀急不舒。督脉的病变，脊柱强直而厥。任脉的病变，其内气结凝滞，若男子则为七布，若女子则为瘕聚。

带脉的病变，腹中胀满，腰部疲倦乏力，感觉如同坐在水里。这就是奇经八脉所发生的病变。

"阳维脉象见浮的，猝然发生目眩，这是阳气盛而又实所致，病人喘息抬肩，洒渐有寒状。

"阴维脉象沉大而实的，胸中痛，胁下感觉胀满而心痛。

"阴维脉像一串滑动的珠子，在男子两胁满实，腰部痛；在女子阴中作痛，似有疮样。

"带脉症见左右回绕着脐腹及腰脊作痛，引向股内侧近阴处。

"两手脉象，轻按俱见阳脉，重按俱见阴脉，若阴阳都出现实盛脉象，这是冲脉和督脉的征象。按冲、督两脉是十二经通行的途径。如果属于奇经的冲、督二脉所主，那正经的十二脉不会朝于寸口，患者症见恍惚不定，如狂如痴。否则也会有犹豫不决的心理。

"两手阳脉浮取细微，绵绵不绝，很难触知，同时重按均见阴脉，同样细小绵绵不断，这是阴跷、阳跷的脉象。这家必曾有患鬼脸的病及风病死亡的家人，精神恍惚不定，推测是死人为患。

"阳跷脉为病见拘急，阴跷脉为病见弛缓。

"脉尺部寸部直上直下都是浮的，这是督脉发生病变的征象。症状可见腰背部强直而痛，无法俯仰，若为大人则患癫疾，若为小儿则是风病病。

"脉来时关部浮，灸正下动的，是督脉。腰背膝部寒冷，大人为癫病，小儿为病病。灸工顶上三丸。

"尺部寸部脉直上直下均有牢象的，这是冲脉。可见胸中有寒疝的症状。

"脉来中间坚实，直达关部的，这是冲脉。小腹痛，上逆抢心，为瘕疝病，女子不孕，二便不禁，胁下胀满烦闷。脉横着寸口边，其状如珠丸，这是任脉。腹中有气充斥，上逆抢心，无法俯仰，拘急不舒。脉象紧细而实长到关部的，这是任脉。此脉动，往往小腹部痛绕到脐下并牵引到横骨，阴中剧痛，在济下三寸处取穴以治之。"

第三卷

肝胆部第一

肝象木,与胆合为腑。其经足厥阴,与足少阳为表里。其脉弦。其相,冬三月;王,春三月;废,夏三月,囚,季夏六月,死秋三月。其王日,甲乙;王时,平旦、日出。其困日,戊已;困时,食时、日昳。其死日,庚辛;死时,辅时、日入。其神魂。其主色。其养筋。其候目。其声呼。其色青。其臭臊。其液泣。其味酸。其宜苦。其恶辛。肝俞在背第九椎,募在期门;胆俞在背第十椎,募在日月。

冬至之后得甲子,少阳起于夜半,肝经王。肝者东方木,万物始生,其气来软而弱,宽而虚。故脉为弦。软即不可发汗,弱即不可下。宽者评,开者通,通者利,故名曰宽而虚。春以胃气为本,不黄帝问曰:春脉如弦,何如而弦?岐伯曰:春脉肝也,东方木也,万物之所以始生也,故其气来懦弱轻虚而滑,端直以长,故曰弦。反此者病。黄帝曰:何如而反?读伯曰:其气来实而强,此谓太过,病在外;其气来不实而微,此谓不及,病在中。黄帝曰:春脉太过与不及,其病皆何如?岐伯曰:太过则令人善忘忽忽,眩冒而癫疾。不及则令人胸肋痛引背,下则两胁胠满。黄帝曰:善。

肝脉来濡弱,招招,如揭竿末梢曰平。春以胃气为本。肝脉来盈实而滑,如循长竿,曰肝病。肝脉来急而益劲,如新张弓弦,曰肝死。

真肝脉至,中外急,如循刀刃责责然,如按琴瑟弦。色青白不泽,毛折乃死。

春胃微弦曰平。弦多胃少曰肝病。但弦无胃曰死。有胃而毛曰秋病,毛甚曰今病。

肝藏血,血舍魂,悲哀动中则伤魂,魂伤则狂妄不精,不敢正当人,阴缩面筋挛,两肋骨不单,毛悴色夭,死于秋。

春肝木王,其脉弦细而长,名曰平脉也。反得浮涩而短者,是肺之乘肝,金之克木,为贼邪大逆,十死不治。反得洪大而散者,是心之乘肝,子之扶母为实邪,虽病自愈。反得沉濡而滑者,是肾之乘肝,母之归子为虚邪,虽病易治。反得大而缓者,是脾之乘肝,土之陵木为微邪,虽病即差。

肝脉来濯濯如倚竿,如琴瑟之弦,再至曰平;三至曰离经病;四至脱精;五至死;六至命尽。足厥阴脉也。

肝脉急甚为恶言;微急为肥气,在胁下若覆杯。缓甚为善呕;微缓水瘤痹。大甚为内痈,善呕衄;微大为肝痹阴缩,咳引小腹。小甚为多饮;微小为消津。滑甚为颓疝;微滑为遗溺。涩甚为淡饮;微涩,为瘛瘲挛筋。

足厥阴气绝则筋缩,引卵与舌。厥阴者肝脉也,肝者筋之合也,筋者聚于阴器,而脉络于舌本,故脉弗营则筋缩急,筋缩急则引舌与卵,故唇青舌卷卵缩,则筋先死。庚笃辛死,金胜木也。

肝死脏,浮之脉弱,按之中如索不来,或曲如蛇行者,死。右《素问》、《针经》、张仲景。

译文

肝脏在五行中属木,相结合于胆腑相。其经脉为足厥阴,同足少阳互为表里。其脉弦。得助于冬三月;旺盛于春三月;衰废于夏三月;囚闭于季夏六月;死于秋三月。旺日为甲乙;旺时为卯时。困日为戊己;困时为辰时、未时。死日为废辛;死时为申时、酉时。魂藏于肝,故其神主魂。其主色。其养筋。其候目。其声为呼。其色为青。其臭为腥羯。其液为止。其味酸。所喜苦味。所恶辛味。肝的俞穴位于背上第九椎(椎下左右旁开各寸半),募穴位于两乳下二肋端期门穴;胆的俞穴位于背上第十椎(椎下左右旁开各寸半),募穴位于期门下五分的日月穴。

冬至以后得甲子日,少阳起于夜半子时,肝经旺。肝属东方木,万物刚生长,气来是温和软弱,宽虚通利。故脉为弦。软就不可用汗法,弱就不可用下法。春得宽脉则汗、开、通、利均能正常而不壅滞,故称为宽而虚。尤其当春之令,以胃气为本,不可侵犯,以免胃气受损。以上是四时经之文。

黄帝问:"春天脉象如弦样,怎样来解释弦呢?"岐伯答:"春脉主肝,属东方木,春天万物复苏开始生长的时候,所以脉气来时软弱、轻虚而滑、端直而长,这叫作弦脉。与之相悖的就是病脉。"黄帝说:"怎样算是违反?"岐伯答:"脉气来时应指实而有力,这叫太过,主病在外;脉气来时不实而微,这叫不及,主病在里。"黄帝说:"春脉太过与不及,它所表现的病相如何呢?"歧伯答:脉气太过会导致记忆力衰退,精神恍惚,头目眩冒雨成癫疾病。脉气不及会导致胸胁病引背部,下则引起两胁下满闷。"黄帝说:讲得对!"

肝脉来的形状软弱,像拿长竿末梢,柔弱和软,称其为平脉。春天的根本为胃气。肝脉来的形状盈满充实而滑,如顺着长竿样,这叫作肝病。肝脉急,益加强劲,有按着新张的弓弦的感觉,这叫作肝的死脉。

肝真脏脉来的时候,里外均急,有摩着刀刃一样的锋利,如按着琴瑟的弦索的感觉。面色青白而不润泽,毫毛枯焦,主死。

肝主春木,春得胃土冲和之气,脉长而软,称为微弦,这是正常无病的平脉。假使弦多缺少胃土冲和之气是肝病。但弦硬全无胃土冲和之气,为死候。有胃土冲和之气而现肺的毛脉,到秋天就会得病,如果肺的毛脉轻浮太过,现在就会得病。

血藏于肝,魂舍于血,悲哀动于中就伤了魂,魂伤就会导致狂言妄语,神志不清,不敢正面见人,阴缩而筋挛,两胁骨陷下而不起,皮毛憔悴,色泽不荣,到秋天就会死亡。

春令肝木当旺,脉见弦细而长,叫作平脉。假使反得浮涩而短,是肺来乘肝,即金来克木,谓之贼邪,这是大为反常的十死不治、假使反得洪大而散的脉,是主心来乘肝,即子来扶母,谓之实邪,即使得了病也可以自然痊愈。假使反得沉濡而滑的脉,是肾来乘肝,即母来归子,谓之虚邪,即使得了病,治疗也会很容易。假使反得大而缓的脉,是主脾来乘肝,即土来凌木,谓之微邪,即使有了病也很轻。

肝脉来时灌灌直上,像倚着长竿,按着琴瑟的弦索一样,一呼两至为平脉;三至为病;四至为脱精;五至为死脉;六至则命绝。这就是足厥阴的脉象。

肝脉急甚,言语不和;微急为肥气病,在胁下如同覆杯。缓甚会导致呕吐;微缓为水瘕痹证。大甚为内痛,会出现呕血衄血的症状;微大为肝气郁滞,阴器收缩,咳嗽牵引到小腹部。小甚为多饮;微小为消渴病。滑甚为颓疝;微滑为遗尿。涩甚为痰饮,微涩为筋脉拘挛痹病。

足厥阴经气绝,筋脉收缩牵引睾丸与舌本。足厥阴经属肝脉,合于筋,筋于阴器会聚,而脉络系干舌本,所以脉不营濡则筋见缩急,筋缩急则引舌与卵,故见口唇青,舌卷卵缩之症,说明筋先失去作用。庚日病重,辛日死,这是由于金克木的缘故。

肝脏死脉,是轻按脉弱,中取似索而不应,屈曲像蛇走一样的,属死候。以上是《素问》《针经》、张仲景之文。

心·小·肠部第二

原 文

心象火,与小肠合为腑。其经手少阴,与手太阴为表里。其脉洪。其相,春三月;王,夏三月;废,季夏六月;囚,秋三月,死,冬三月。其王日,丙丁,王时、禺中、日中。其困日,庚辛;因时,晡时、日人。其死日,壬癸;死时,人定、夜半。其藏神。其主臭。其养血。其候舌。其声言。其色赤。其臭焦。其液汗。其味苦。其宜甘。其恶咸。心俞在背第五椎,募在巨阙;小肠俞在第十八椎,募在关元。右新撰。

心者南方火。万物洪盛,垂枝布叶,皆下垂如曲,故名曰钩。心脉洪大而长,洪则行气实,实则气无从出。大则荣气萌。萌洪相薄,可以发汗,故名曰长。长洪相得,即引水浆,溉灌经络,津液皮肤。太阳洪大,皆是母躯。幸得戊已,用牢根株。阳气上出,汗见于头。五内干枯,胞中空虚,医反下之,此为重虚也。脉浮有表无里,阳无所使。不但危身,并中其母。右四时经。

黄帝问曰:夏脉如钩,何如而钩?岐伯曰:夏脉心也,南方人也,万物之所以盛长也。故其气来盛去衰,故曰钩。反此者病。黄帝曰:何如而反?岐伯曰:其气来盛去亦盛,此谓太过,病在外。其来不盛去反盛,此谓不及,病在中。黄帝曰:夏脉太过与不及,其病皆何如?岐伯曰:太过,则令人身热而肤痛为浸淫。不及,则令人烦心。上见咳唾,下为气泄。帝曰:善。

心脉来,累累如连珠,如循琅玕,曰平。夏以胃气为本。心脉来,喘喘连属,其中微曲曰心病。心脉来,前曲后居,如操带钩。曰心死。

真心脉至,坚而搏,如循薏苡子,累累然,其色赤黑不泽,毛折乃死。

夏胃微钩曰平。钩多胃少曰心病。但钩无胃曰死。胃而有石曰久病。石甚曰今病。心藏脉,脉舍神。怵惕思虑则伤神,神伤则恐惧自失,破䐃脱肉,毛悴色夭,死于冬。

夏心火王，其脉洪，大而散，名曰平脉。反得沉濡而滑者，是肾之乘心，水之克火为贼邪，大逆，个死不治。反得大而缓者，是脾之乘心，子之扶母，为实邪，虽病自愈。反得弦细而长者，是肝之乘心，母之归子，为虚邪，虽病易治。反得浮涩而短者，是肺之乘心，金之陵火，为微邪，虽病即差。

心脉来，累累如贯珠滑利，再至曰平；三至曰离经病；四至脱精；五至死；六至命尽。手少阴脉。心脉急甚为瘛疭；微急为心痛引背，食不下。缓甚为狂笑；微缓为伏梁，在心下上下行，时唾血。大甚为喉介；微大为心痹引背，善泪出。小甚为善哕；微小为消瘅。滑甚为善渴；微滑为心疝引脐小腹鸣。涩甚为暗；微涩，为血溢维厥，耳鸣癫疾。

手少阴气绝，则脉不通。少阴者，心脉也。心者，脉之合也。脉不通，则血不流，血不流，则发色不泽，故其面黑如漆柴者，血先死。壬笃癸死，水胜火也。心死脏。浮之脉实如豆麻击手，按之益躁疾者，死。右《素问》、《针经》、张仲景。

译文

心在五行中属火，相结合于小肠腑。其经脉为手少阴，同手太阳互为表里。其脉洪大。得助于春三月；旺盛于夏三月；衰废于季更六月；囚闭于秋三月；死于冬三月。旺日为丙丁；旺时为巳时。午时。困日为庚辛；困时为申时。酉时。死日为壬癸日；死时为亥时、子时。心藏神。其主臭。其养血。其候舌。在声为言。在色为赤。在臭为焦。其液汗。其味苦。所喜味甘。所恶味咸。心的俞穴位于背上第五椎(椎下左右旁开各寸半)，募穴位于心下一寸巨阙穴；小肠俞穴位于背上第十八椎(椎下左右旁开各寸半)，募穴位于脐下三寸关元穴。

心属南方火。万物发枝生叶生长茂盛，皆舒展而曲下，所以心脉取象为钩。心脉是洪大而长的，洪表明卫气实，卫实则腠理致密，精气不漏。大表明荣气强。实、强相迫，可以发汗，所以叫作长。长、洪相结合，表明夏天气候热，阳气盛，就要引饮水浆以灌溉经络，浸润皮肤。心脉到夏洪盛叫作太阳，为洪大太阳本脉，是得自母体之春木。火旺则土相，所以喜得土培，目的在于使根株牢固。头为诸阳之会，阳气上出为汗。五月又为阳盛之时，汗出多则枯燥。引起胞中空虚，是津液少的缘故，医者若误下之，犯虚虚之戒。又阳盛脉浮，是有表在无里症，单表之症，阳无所附，所谓阳为阴使，阴为阳守，本相须而行，治错反助其相离。不但危及本身，并且使肝脏受损。以上是四时经之文。

黄帝问："夏脉像钩，怎样来解析钩？"歧伯答："夏脉言心，属南方火，是万物生长强盛的时候，所以脉气来时强盛去时轻微，这叫作钩脉。与之相违背就是病相。"黄帝说："怎样算是违反？歧伯答：脉气来时强盛，去时也强盛，这是太过的缘故，主病在外。脉气来时不强盛，去时反强盛，这是不及的缘故，主病在里。"黄帝说："夏脉太过和不及，它的病状如何呢？"歧伯答："太过会致人身热皮肤痛，发为浸淫疮。不及，会致人心烦，上见咳唾涎沫，下见矢气下泄。"黄帝说："讲得对！"

心脉来的形状，如同连续不断串连着的珠子，像扪着珠玉样温润柔滑，这叫作平脉。夏天以胃气为根本的。心脉来的形状动促而急，其中又见轻微钩曲，是钩多胃气少的缘故，叫作心病。心脉来的形状，初按只见钩曲脉象而无冲和之气，似摸着带钩般，叫作心的死脉。

真脏心脉来的形状，坚牢搏手，好像扪着苡米子样，连续不断，肤色现赤黑而无光泽，毫毛枯焦，会死。

夏脉得做钩而有冲和胃气，这是无病的平脉。假使钩多而冲和胃气少是心病。但是钩多而无冲和胃气为死脉。虽有胃气而兼现坚沉的肾脏石脉，时至多变得病。假如石脉坚沉太过，等不到冬天而现在就会生病。脉藏于心，神合于脉，惊惧思虑太过就易伤神，神伤就恐惧不安自己若有所失，肌肉消削，皮毛惟悴，色泽不荣，在冬天就会死去。

夏令心火旺，脉见洪大而散，叫作平脉。假使反得沉濡而滑的脉，是主肾来乘心，即水来克火，叫作贼邪，这是大为反常的脉象，九死一生。假使反得大而缓的脉，是主脾来乘心的缘故，即子来扶母，谓之实邪，即使得病也可自然痊愈。假使反得弦细而长的脉，是主肝来乘心的缘故，即母来归于，谓之虚邪，即使得病也容易治愈。假如反得浮涩而短的脉，是主肺来乘心的缘故，即金来凌火，谓之微邪，即使有病，也就很快告愈。

心脉来时连续不断，如联珠样滑利，一呼两至为无病；一呼三至脉离其常度，谓之高经；一呼四至精气耗散，谓之脱精；一呼五至为死脉；一呼六至为命绝难救。这些是手少阴心经的脉象。心脉急甚表明筋脉掣搐不安；微急为心痛引背，食不下。缓甚为狂笑；微缓表明在心下出现心积病心下，上下动，时唾血。大甚为喉间如有物梗塞；微大表明心气闭塞作痹，引及背部,容易流泪。小甚会呃逆;微小为消瘅症。滑甚为口渴;微滑为心气积而为疝,引及脐中,小腹作响。涩甚表明喑哑;微涩表明血溢,症见手足厥冷,耳鸣,癫疾。

手少阴经气绝,脉道不通。少阴经属心脉。心与脉合。脉道不通,血就无法流行,血流不通畅发色就不润泽,所以面色黑如漆柴,这是血先死的象征。壬日病重,癸日病死,是水胜火的缘故。心脏死脉,轻按脉实,像豆麻击手,按之更见躁动而疾的,之死。以上是《素问》《针经》、张仲景之文。

脾胃部第三

原 文

脾象土,与胃合为腑。其经足太阴,与足阳明为表里。其脉缓。其相,夏三月;王,季夏六月,废,秋三月,囚,冬三月,死,春三月。其王日,戊巳;王时,食时,日昳。困日,壬癸;困时,人定,夜半。其死日,甲乙;死时,平旦、日出。其神意。其主味。其养肉。其侯口。其声歌。其色黄。其臭香。其液涎。其味甘。其宜辛。其恶酸。脾俞在背第十一椎,募在章门;胃俞在背第十二椎,募在太仓。右新撰。

脾者土也,敦而福,敦者,厚也,万物众色不同,故名曰得福者广。万物悬根住茎,其叶在巅。蛸蜚蠕动,蚑蟜喘息,皆蒙土恩。德则为缓,恩则为迟,故令太阴脉缓而迟。尺寸不同。酸咸苦辛,大沙而生,互行其时,而以各行,皆不群行,尽可常服。土寒则温,土热则凉。

土有一子,名之曰金,怀挟抱之,不离其身。金乃畏火,恐热来熏,遂弃其母,逃归水中。水自金子,而藏火神,闭门塞户,内外不通,此谓冬时也。土亡其子,其气衰微。水为洋溢,浸渍为池。走击皮肤,面目浮肿,归于四肢。

愚医见水,直往下之,虚脾空胃。水遂居之,肺为喘浮。肝反畏肺,故下沉没。下有荆棘,恐伤其身,避在一边,以为水流。心衰则伏,肝微则沉,故今脉伏而沉。

工医来占,固转孔穴,利其溲便,遂通水道,甘液下流,亭其阴阳,喘息则微,汗出正流。肝著其根,心气因起,阳行四肢。肺气亭亭,喘息则安。肾为安声,其味为成。倚坐母败,涝海臭如腥。土得其子,则成为山。金得其母,名曰丘矣。右四时经。

黄帝曰:四时之序,逆顺之变异也。然脾脉独何主?歧伯曰:脾者土也,孤脏以灌四旁者也。曰:然则脾善恶可得见平?曰:善者不可得见,恶者可见。曰:恶者何如?曰:其来如水之流者,此谓太过,病在外。如鸟之喙,此谓不及,病在中。太过,则令人四肢沉重不单。其不及。则令人九窍雍塞不通,名曰重强。

脾脉来,而和柔相离,如鸡足践地,日平。长夏以胃气为本。脾脉来,实而盈数如雉举足,曰脾病。脾脉来,坚兑如鸟之喙,如乌之距,如屋之漏,如水之溜,曰脾死。

真脾脉至,弱而乍疏乍散,色青黄不泽,毛折乃死。长夏胃微懦弱,曰平。弱多胃少,曰脾病。但弱无胃,曰死。懦弱有石,曰冬病。石甚,曰今病。脾藏荣,荣舍意。愁忧不解则伤意,意伤则闷乱,四肢不单,毛悴色夭,死于春。

六月季夏建末,坤末之间土之位,脾王之时。其脉大,阿阿而缓,名曰平脉。反得弦细而长者,是肝之乘脾,木之克土,为贼邪,大逆,十死不治。反得浮涩而短者,是肺之乘脾,子之扶母,为实邪,虽病自愈。反得洪大而散者,是心之乘脾,母之归子,为虚邪,虽病易治。反得沉濡而滑者,肾之乘脾,水之陵土,为微邪,虽病即差。

脾脉苌苌而弱,来疏去数,再至曰平;三至曰离经痛;四至脱精;五至死;六至命尽。足太阴脉也。

脾脉急甚为瘛瘲;微急为膈中满,食饮人而还出,后沃沫。缓甚为痿厥;微缓为风痿,四肢不用,心慧然若无病。大甚为击仆;微大为痞气裹大脓血在肠胃之外。小甚为寒热;微小,为消瘅。滑甚为颓癃;微滑为虫毒蛔,肠鸣热。涩甚为畅颓;微涩,为内溃,多下脓血也。

足太阴气绝,则脉不营其口唇,口唇者肌肉之本也,脉不营则肌肉儒,肌肉儒则人中满,人中满则后反,唇反者肉先死。甲笃乙死,木胜土也。脾死脏,浮之脉大缓,按之中如覆杯,洁洁状。如摇者,死。右《素问》、《针经》、张仲景。

脉经 白话精解

译 文

脾脏在五行中象土,相结合于胃腑。其经脉为足太阴,同足阳明互为表里。其脉缓。得助于夏三月;旺盛于季夏六月;衰废于秋三月;囚闭于冬三月;死于春三月。旺日,为戊己;旺时,为辰时。未时。困日,为壬癸;困时,为亥时、子时;死日,为甲乙;死时,为寅时、卯时。意藏于脾,故其神主意。其主味。其养肉。其候口。其在声为歌。在色为黄。在臭为香。其液为涎。其味甘。所喜味辛。所恶味酸。脾的俞穴位于背上第十一椎旁开各寸半,募穴位于季肋端章门穴;胃俞穴位于背上第十二椎旁开各寸半,募穴位于中脘穴。

脾像上,性敦厚,而施福泽,助万物诸色之品类,所以其德广大。诸凡万物草木之类,不论悬根而出,或住茎而生,其叶亦随之而生。昆虫的呼吸与蠕动,草木培植与生长,二者皆受土之福泽。在万物方面,因有所"得"而为"德",在地"土"方面,因有所"赐"而为"恩"。地属阴,土性敦厚而温柔,具有厚德载物,育养万物的作用,所赐缓缓,则所得者徐徐,所以太阴脾脉的性质,有缓有迟。尺寸随之不同,故寸脉缓而尺脉迟。酸、咸、苦、辛四脏之味,皆禀受脾土而生,各随其行,荣诸脏腑,并不群行至一处,所以四脏之味都可常服。冬时阳气下存,气候反寒,而土中温暖,夏时阴气下存,气候反热,而土中清凉。

土生金是母子关系,怀抱提携,密切不离。火刑金,金是怕火热来熏的,于是弃其母,就其子,逃归水中。金水相生,而收藏火神,例如隆冬时候,闭门塞户,内外不通,即人身阳气闭藏。土失了金,其气表现衰微。土既衰微,则失去水的能力,水得凌之而妄行,似海水洋溢,淹没地面,沉浸变成水池一样。这样泛滥的水,从内向外,刺激皮肤,面目就会浮肿,归于四肢,则四肢肿胀。

一般医生,只知见水污水,以致脾胃更为空虚。然水聚而上凌于肺,发为喘浮。肺实必复克肝,故畏之沉没于下。肝沉在下如荆棘之木,脾气畏克,失其正位,则无法制水。水得流行,以克心火,肝木畏金,金水相得其气则实,克于肝心,故令二脏衰微,脉为沉伏。

高明的医生来诊病时,转换孔大,通利其使,水道遂通,脾胃的津液得以通调,使其阴阳平衡,则喘息减轻,汗出正常。土能制水,则水气就会消除,肾气得治,肾水可生肝木,肝得水之而滋润,还著其根,木生火,心气因之而振作,阳气得以于四肢运行。肺主气,气平则喘息安。肾为肺之子,子能助母,肺声得以安,肾味为咸。假如金畏人克,下达水中,金水相倚,而脾又失子之助,其气乃虚五脏因此互相克贼,倚靠致败,水浊不流,则淤积为池,又腥又臭。脾土为母,肺金为子,土得金之助,似 山"和 丘"的关系,山大而丘小,山为丘之母,脾就像山的作用。反之肺金得脾母的相倚,就像起 子"的作用,其作用像丘,或且是两重小丘的作用。以上是四时经之文。

黄帝问:春夏秋冬的四时次序,有着顺道的演变。然而脾脉单独主什么呢?"歧伯说:脾属土,为单独一脏以灌溉四脏。"说:脾脏的正常与异常可以诊察得到吗?"说:正常的无法见到,病态的是可以见到。"说:" 有病的脾脉怎样?"说:脉来似流动的水,这是太过,主病在外。脉来似鸟的嘴,这是不及,主病在中。太过的脉,令人四肢沉重无法举动。不及的脉则令人九窍壅塞不通,名叫重强。"

脾脉来柔软和缓,相距离像鸡足踏地一样,叫作平脉。长夏以胃气为根本。脾脉来如鸡举足疾行实而满数,叫作脾病。脾脉来的形状,坚硬尖锐如鸟嘴,如鸟距,如屋漏滴水,如水流出而不返,叫作脾的死脉。

真脏脾脉来弱时疏时散,色青黄无光泽,毫毛枯焦,主死。脾主长夏,得胃土冲和之气,脉微软而弱,为无病的平脉。假使弱多缺少胃土冲和之气是脾病。但弱全无胃土冲和之气主死。软弱而现肾的石脉,应到冬得病。如果肾沉石之脉过甚,现在就得病了。

荣藏于脾,而意舍于荣中。忧愁不自解就伤了意,意被伤就闷乱而四肢不举,皮毛憔悴,色泽不荣,在春三月就会死去。

六月季夏月建在未,坤未中间,属土位,正值脾脉当旺的时候,其脉大而和缓,叫作平脉。假使反得弦细而长的脉,是肝来乘脾,木来克土的缘故,谓之贼邪,这是大为反常的,九死一生。假使反得浮涩而短之脉,是主肺来乘脾,即子来扶母,谓之实邪,即使得了病,也会不治自愈。假使反得洪大而散之脉,是主心来乘脾,即母来归于,谓之虚邪,即使得了病,也较容易治疗。假使反得沉孺而滑之脉,是主肾来乘脾,即水来凌土,叫作微邪,即使得病也较轻。

脾脉久久而弱,来的时候很慢,去的时候很快,一呼两至为平脉;三至为病;四至为脱精;五至为死脉;六至则命绝。是足太阴的脉象。

脾脉急甚表明筋脉瘛疭;微急表明胸中胀满,饮食入胃而又带了口涎而吐出。缓甚为手足痿软或厥病;微缓为风疾病,虽四肢不用,而精神却,好像无病一样的清楚。大甚为卒中;微大为疝气,裹了大脓血在肠胃外面。小甚为寒热;微小为消瘅。滑甚为抗气;微滑为虫毒的反映,肠中有细,股热会鸣。涩甚为脱肛;微涩为肠内溃疡,会有很多的脓血便下。

足太阴经气绝,则血脉不营其口唇,口唇为肌肉之本,血脉不营,则肌肉濡软,肌肉播软,人中就会肿痛,肿则唇外翻,这是肉先失去作用的缘故。甲日病重,乙日病死,是木胜土的缘故。脾脏死脉,是轻按脉象大而缓,按之如覆杯状静静的。若摇动的,主死。以上是《素问》《针经》、张仲景之文。

肺大肠部第四

原　文

肺象金,与大肠合为腑。其经手太阴,与手阳明为表里。其脉浮。其相,季夏六月;其王,秋三月;废,冬三月;囚,春三月;死,夏三月。其王日,庚辛;王时,晡时、日入。其困日,甲乙;困时,平旦、日出。其死日,丙丁;死时,禺中、日中。其神魄。其主声。其养皮毛。其候鼻。其声哭。其色白。其臭腥。其液涕。其味辛。其宜咸。其恶苦。肺俞在背第三椎,募在中府。大肠俞在背第十六椎,募在天枢。右新撰。

肺者西方金,万物之所终。宿叶落柯,萎萎枝条,其机然独在。其脉为微浮毛,卫气迟。荣气数,则在上,迟则在下,故名曰毛。阳当陷而不陷,阴当升而不升,为邪所中。阳中邪则卷,阴中邪则紧,卷则恶寒,紧则为栗,寒栗相薄,故名曰疟。弱则发热,浮乃来出。旦中旦发,暮中暮发。脏有远近,脉有迟疾,周有度数,行有漏刻。迟在上,伤毛采。数在下,伤下焦。中焦有恶则见,有善则匿。阳气下陷,阴气则温,阳反在下,阴反在巅,故名曰长而且留。右四时经。

黄帝问曰:秋脉如浮,何如而浮?岐伯对曰:秋脉肺也,西方金也,万物之所以收成也。故其气来,轻虚而浮,其气来急去散,故曰浮。反此者病。黄帝曰：何如而反？岐伯曰：其气来毛而中央坚，两傍虚，此谓大过，病在外。其气来毛而微，此谓不及，病在中。黄帝曰：秋脉太过与不及，其病何如？岐伯曰：太过，则令人气逆而背痛温湿然。不及，则令人喘，呼吸少气而咳，上气见血，下闻病音。

肺脉来，厌厌聂聂，如落榆荚，曰肺平。秋以胃气为本。肺脉来不上不下如摩鸡羽，曰肺病。肺脉来，如物之浮，如风吹毛，曰肺死。真肺脉至，大而虚，如以毛羽中人肤色赤白不泽，毛折乃死。

秋胃微毛，曰平。毛多胃少，曰肺病。但毛无胃，曰死。毛而有弦，曰春病。弦甚，曰今病。肺藏气，气舍魄。喜乐无极则伤魄，魄伤则狂，狂者意不存人，皮革焦，毛悴色夭，死于夏。

秋金肺王，其脉浮涩而短，曰平。脉反得洪大而散者，是心之乘肺，火之克金，为贼邪，大逆，十死不治。反得沉儒而滑者，肾之乘肺，子之扶母，为实邪，虽病自愈。反得大而缓者，是脾之乘肺，母之归子，为虚邪，虽病易治。反得弦细而长者，是肝之乘肺，木之陵金，为微邪，虽病即差。

肺脉来，泛泛，轻如微风吹鸟背上毛，再至曰平；三至曰离经病；四至脱精；五至死；六至，命尽。手太阴脉也。

肺脉急甚为癫疾；微急为肺寒热，怠堕，咳唾血，引腰背胸，苦鼻息肉不通。缓甚为多汗；微缓为痿偏风，头以下汗出不可止。大甚为胫肿；微大为肺痹，引胸背，起腰内。小甚为飧泄；微小为消瘅。滑甚为息贲上气；微滑为上下出血。涩甚为呕血；微涩为鼠瘘，在颈支掖之间，下不胜其上，其能喜酸。

手太阴气绝，则皮毛焦。太阴者，行气温皮毛者也。气弗营则皮毛焦，皮毛焦则津液去，津液去则皮节伤，皮节伤者则爪枯毛折，毛折者，则气先死。丙笃丁死，火胜金也。肺死脏，浮之虚，按之弱如葱叶，下无根者，死。右《素问》《针经》、张仲景。

译文

肺脏在五行中属金，相结合于大肠腑。其经脉为手太阴，同手阳明互为表里。其脉浮。得助于季夏六月；旺盛于秋三月；衰废于冬三月；囚闲于春三月；死于夏三月。旺日为庚辛；旺时为申时、酉时。困日为甲乙；困时为寅时、卯时。死日丙丁；死时为巳时、午时。魄藏于肺，故其神主魄。其主声。其养皮毛。其候鼻。在声为哭。在色为白。在臭为腥。其液为涕。其味辛。所喜味咸。所恶味苦。肺的俞穴位于背上第三椎,募穴在两乳上二肋间中府穴。大肠俞穴在背上第十六椎,募穴位于侠脐旁各一寸半天枢穴。

肺属西方金,为万物收成之际,旧叶纷纷凋落,只剩下光秃的枝条。脉微浮而软,是卫气迟、荣气数的缘故。荣为阴,数为阳,脉在上,卫为阳,迟为阴,脉在下,所以脉象叫作毛。阳气当收藏而不收藏,阴气当上升而不上升,就是被不正之气所伤的缘故。阳中于邪则身缩,阴中于邪则脉紧,卷缩则恶寒,紧则颤栗,恶寒与颤栗相迫,是为疟疾的征象。脉弱则发热,脉浮为疟邪所致。如早上中风邪则早上发,傍晚中则傍晚发。五脏距离有远近,脉行有偏迟,偏疾或长或短,在一定范围内按度数而周行全身,以应漏水时刻。如脉迟在上则毛采受伤。脉数在下则下焦受伤。中焦为脾脉,无病之时是见不到的,有病之时乃见。阳气下存,阴气得而温养,阳反在下,阴反在上,此阴阳交代各顺时节,是血脉和平的表现,所以叫作长留。此上是四时经之文。

黄帝问:"秋脉的比象为浮,怎样来解析浮呢?"歧伯答:"秋脉属肺,属西方金,是万物收成的时候。所以脉来轻虚而浮,其气来时急,去时散,这叫作浮脉。与之相违背的就是病相。"黄帝说:"怎样算是违反?"歧伯答:"脉气来时轻虚而浮,中间坚两旁虚,这叫太过,主病在外。脉气来时轻虚而微,这叫不及,主病在里。"黄帝说:"秋脉太过与不及,它所一月现的病症如何呢?"歧伯答:"脉气太过,会引起气上逆,背痛很不舒服。脉气不及,会引起人喘息,呼吸短气作咳,气喘,有时见血,喉间有喘息声。"

肺脉来的形状,轻小而安静地似榆荚落地一样,这是肺的平脉。秋天以胃气为根本。肺脉来往来阻滞,如摩鸡羽轻虚而涩,叫作肺病。肺脉承虚浮散乱状的,叫作肺的死脉。真脏肺脉来的形状,又大又虚,轻如毛羽之触人肤,面色赤白无光泽,毫毛枯焦死。

肺主秋金,秋得胃土冲和之气,脉来轻虚而浮叫作微毛,这是无病的平脉的征象。假如毛多缺乏胃土冲和之气是肺病。但纯毛全无胃土冲和之气,主死。有胃土冲和之气而现肝的弦脉,到春天就会得病。如果春的脉弦过甚,现在就会病倒。气藏于肺,魄舍于气,喜乐无度就会伤魄,魄伤则神志发狂,狂则言动无法自如,旁若无人,肌肤焦,皮毛憔悴,色泽不荣,时至夏天就会死亡。

　　秋令肺金当旺,脉见浮涩而短,叫作无病的脉。假如反得洪大而散之脉,是心乘肺,即火来克金,谓之贼邪,这是非常反常的脉象,九死一生。假使反得沉孺而滑,是主肾来乘肺,即子来扶母,谓之实邪,即使得病也可以自然痊愈。假如反得大而缓之脉,是主脾来乘肺,即母来归子,谓之虚邪,即使得病也较容易治愈。假如反得弦细而长之脉,是主肝来乘肺,即木反侮金,谓之微邪,即使得病也较轻。

　　肺脉来时轻浮流动像微风吹着鸟背上毛,一呼二至为平;三至为病;四至为脱精;五至为死脉;六至则命绝。以上是手太阴肺的脉象。

　　肺脉来时急甚,为发癫疾;微急为肺发寒热、体倦、咳嗽、唾血,引及胸部腰背不爽,病患鼻塞或有息肉不通。缓甚为汗多;微缓为偏风痿证,头以下汗出不可止。大甚为小腿部肿;微大为肺痹病,引胸背到腰内。小甚为食不消化发为飧泄;微小为消瘅病。滑甚为息贲病,气促;微滑为上下出血。涩甚为呕血;微涩为鼠瘘病,在颈侧及腋下之间,如下肢受到影响就会无力而无法胜任上身,故足膝酸软。

　　手太阴经气绝,则皮毛焦枯。手太阴肺,主行气以温养皮毛。气无法温养则皮毛焦,皮毛焦则表现为津液不足,津液不足,则皮肤骨节伤,皮节伤则爪甲干枯燥毫毛脱落,毫毛脱落,则气先绝。丙日病重,于丁日就会死去,属火克金的缘故。肺脏死脉,是轻按见虚,中取弱似葱叶,重取无根的,主死。以上是《素问》《针经》、张仲景之文。

肾膀胱部第五

原　文

　　肾象水,与膀胱合为腑。其经足少阴,与足大阳为表裏。其脉沉。其相,秋三月;其王,冬三月;废,春三月;囚,夏三月;其死,季夏六月。其王日,壬癸;王时,人定、夜半。其困日,丙丁;困时,禹中、日中。其死日,戊已;死时,食时、日出。其神志。其主液。其养骨。其候耳。其声呻。其色黑。其臭腐。其液唾。其味咸。其宜酸。其恶甘。肾俞在背第十四椎,募在京门。膀胱俞在背第十九椎,募在中极。右新撰。

肾者,北方水,万物之所藏。百虫伏蛰,阳气下陷,阴气上升,阳气中出。阴气烈为霜,遂不上升,化为雪霜。猛兽伏蛰,蜾虫匿藏。其脉为沉,沉为阴,在里,不可发汗,发则蜾虫出,见其霜雪。阴气在表,阳气在藏,慎不可下,下之者伤脾,脾土弱即水气妄行。下之者,如鱼出水,蛾入汤。重客在里,慎不可熏,熏之逆客,其息则喘。无持客热,令口烂疮。阴脉且解,血散不通,正阳遂厥,阴不往从。客热狂人,内为结胸。脾气遂弱,清浚痢通。右四时经。

黄帝问曰:冬脉如营,何如而营?歧伯对曰:冬脉肾也,北方水也,万物之所以合藏,故其脉来沉而搏,故曰营。反此者病。黄帝曰:何如而反?歧伯曰:其气来如弹石者。此谓太过,病在外。其去如数者,此谓不及,病在中。黄帝曰:冬脉太过与不及,其病皆如何?歧伯曰:太过则令人解㑊,脊脉痛,而少气,不欲言。不及,则令人心悬如病饥,胻中清,脊中痛,小腹满,小便黄赤。

肾脉来,喘喘累累如钩,按之而坚,曰肾平。冬以胃气为本。肾脉来如引葛,按之益坚,曰肾病。肾脉来,发如夺索,辟辟如弹石,曰肾死。真肾脉至,搏而绝,如以指弹石,辟辟然,其色黑黄不泽,毛折乃死。

冬胃微石,曰平。石多胃少,曰肾病。但石无谓,曰死。石而有钩,曰夏病;钩甚,曰今病。

肾藏精,精舍志,盛怒而不止,则伤志,志伤则善忘其前言,腰脊痛,不可以说仰屈伸,毛悴色夭,死于季夏。

冬肾水王,其脉沉濡而滑,曰平。脉反得大而缓者,是胆之乘肾,土之克水,为贼邪,大逆,十死不治。反得弦细而长者,是肝之乘肾,子之扶母,为实邪,虽病自愈。反得浮涩而短者,是肺之乘肾,母之归子,为虚邪,虽病易治。反得洪大而散者,是心之乘肾,火之陵水,为微邪,虽病即差。

肾脉沉细而紧,再至曰平;三至曰离经,痛;四至脱精;五至死;六至命尽。足少阴脉也。

肾脉,急甚为骨痿、癫疾;微急为奔豚,沉厥,足不收不得前后。缓甚为折脊;微缓为洞下,洞下者,食不化,入咽还出。大甚为阴痿;微大为石水,起脐下以至小腹,肿垂垂然,上至胃防,死不治。小甚为洞泄;微小为消瘅。滑甚,为癃癫;微滑为骨痿,坐不能起,目无所见,视见黑花。涩甚为大痈;微涩为不月水,沉痔。

足少阴气绝,则骨枯。少阴者,冬脉也。伏行而濡骨髓者也,故骨不儒，则肉不能著骨也。骨肉不相亲，则肉濡而却，肉濡而却，故齿长而垢，发无泽，发无泽者，骨先死。戊笃己死，全胜水也。肾死脏，浮之坚，按之乱如转，益下人尺中者，死。右《素问》《针经》、张仲景。

译文

肾脏在五行中属水，相结合于膀胱腑。其经脉与足少阴间足太阳互为表里。其脉沉。得助于秋三月；旺盛于冬三月；衰废于春三月；囚闭于夏三月；死于季夏六月。旺日为壬癸；旺时为亥时、子时。困日为丙丁；因时为己时、午时。死日为戊巳；死时为辰时、未时。肾藏志，故其神主志。所主流。其养骨。其候耳。其声呻。其色黑。其臭腐。其波为唾。其味咸。所喜酸。所恶甘。肾俞穴位于背上第十四椎处，募穴位于监骨下腰中挟脊季肋下一寸八分处，京门地打、膀耽俞穴位于背第十九椎处，募穴在中极，横骨上一寸，在济下五寸前陷者中。

肾主北方水，值万物潜藏之际。百虫蛰伏不出，阳气下沉，阴气上升，但是阳气虽然下陷，有时仍会升出。在上之阴气盛，阳气中出而止，阴气无法阳化，凝为霜雪，就不上升。猛兽虫蛇都伏匿蛰藏。肾脉为沉，沉属阴，病在里，不宜用汗法，若发其汗，是为道治，譬如在昆虫蛰伏之候，令其出土，如遇冰霜，就会死去。冬时阳气潜藏，阴气在表阳气在里，下法勿用，误用则伤及脾土，脾土弱会引起水气安行。下之如鱼出水，如蛾投汤。阳气伏藏，慎勿乱用烧针熏熨之法，迫阳外越，熏发其汗，致生喘息。勿助客热使口生烂疮。而且阴络分解，血不随经通行，阳逆而阴不从。外热入内留给胸中，脾气弱小便清长，下痢不止。

黄帝问："有人说，冬脉像营守一样，怎样来解析呢？"歧伯答："冬脉言肾，属北方水，是万物闭藏的时候，所以脉来沉坚而搏，故称为营脉。否则，就是病脉。"黄帝说："怎样算是反？"歧伯答："脉气来时像以指弹石，表明太过，主病在外。脉气去时快，表明不及，主病在中。"黄帝说："冬脉太过与不及，它的病状各是怎样的呢？"歧伯答："脉气太过会使人肢体困倦，骨节烦疼，脊脉痛，气短而厌烦说话。脉气不及会使人心虚悬，如饥饿般心中嘈杂，季肋下空款处有清冷感，脊骨病，小腹胀满，小使黄赤。"

肾脉来的形状沉疾而滑利如钩，按之坚而搏，称为肾的平脉。冬天以胃气为根本的。如肾脉来的形状坚而不柔，很像引着葛蔓而不绝，按之益坚,称为肾的病脉。肾脉来的形状,如夺绳索,辟辟然如以指弹石,这是肾的死脉。肾真脏脉来的形状,沉取搏指而无冲和之气,如以指弹石样坚硬,脸色黑黄无光泽,毫毛枯焦,属死候。

肾上冬水,冬得胃土冲和之气,脉坚而沉,叫作微石,这是正常无病的平脉。假如石多而胃土冲和之气缺乏,是肾病。但如指弹石而胃土冲和之气全无,属死候。石坚而有钩曲之脉,应到更得病;如果钩曲太过,现在就会得病。

精藏于肾,志舍于精,大怒不止就会伤志,志伤则说话容易忘记,腰脊痛无法俯仰、屈伸,皮毛憔悴,色泽不荣,季夏时就会死去。

冬令肾水当旺,脉见沉濡而滑,叫作平脉。倘若反得大而缓,这是脾来乘肾的征象,即土来克水,谓之贼邪,这是非常反常的脉象,十死不治。倘若反得弦细而长的脉,这是肝来乘肾的征象,即子来扶母,谓之实邪,即使得病也可自然痊愈。假使反得浮涩而短的脉,这是肺来乘肾的征象,即母来归子,谓之虚邪,即使得病,治疗起来,也较容易。假使反得洪大而散的脉,这是心来乘肾的征象,印人来凌水,谓之微邪,虽然有了病也很轻。

肾脉来时沉细而紧,一呼两至为平脉;三至为病;四至为脱精;五至为死脉;六至则命绝。是足少阴的脉象。

肾脉来时急甚,表明癫疾危重,病深在骨;微急为奔豚病,足脚沉重,过冷就会无法收缩,两足软弱无法前后。缓甚为背痛如折;微级表现为饮食不消,下为泄利,食入吐出。大甚,为阴痿;微大为石水,起脐下以至小腹部,肿胀下坠感,上至胃脘,主死。小甚为泄泻;微小为消瘅。滑甚为小便癃,睾丸肿;微滑为骨痿癫,坐而无法站起,目无所见,眼黑花。涩甚表现为大痈肿;微涩表现为月经不行,或内痔。

足少阴肾经气绝,气绝则骨枯。肾在时主冬,应时令,正常应沉,故称冬脉。濡养骨髓,如失去濡骨的功能,骨失其养,则肉无法附着于骨。骨肉不相亲,则肉自软而无力,在上可见龈缩齿长而垢,发干枯而失去光泽,发无泽,是在内之骨先失去作用的缘故。戊日病重,己日病死,是由于土克水的缘故。肾脏死脉,是轻按坚如石,中取乱似转丸,这种脉象,重按连尺部都如此的,属死候。以上是《素问》《针经》、张仲景之文。

第四卷

辨三部九候脉证第一

原　文

经言：所谓三部者，寸关尺也。九候者，每部中有天地人也。上部主候从胸以上至头，中部主候从膈以下至气街，下部主候从气街以下至足。浮、沉、牢、结、迟、疾、滑、涩，各自异名，分理察之，勿怠观变，所以别三部九候，知病之所起，审而明之，针灸亦然也。故先候脉寸中，浮在皮肤，沉细在里。昭昭天道，可得长久。

上部之候，牢、结、沉。滑，有积气在膀胱。微细而弱，卧引里急，头痛，咳嗽，送气上下。心服上有热者，口干渴燥。病从寸口，邪人上者，名曰解。脉来至状如琴弦，苦小腹痛，女子经月不利，孔窍生疮，男子病痔，左右胁下有疮。上部不通者，苦小腹痛，肠鸣，寸口中虚弱者伤气，气不足，大如桃李实，苦痹也。寸口直上者，逆虚也。如浮虚者，泄利也。

中部脉结者，腹中积聚，若在膀胱两胁下有热。脉浮而大，风从胃管人，水胀干呕，心下滄滄，如有桃李核。胃中有寒时，苦烦痛不食，食即心痛，胃胀支满，眼上积。胁下有热时，寒热淋露。脉横出上者，胁气在膀胱。病即著右横关入寸口中者，嗌中不通，喉中咽难。刺关元，人少阴。

下部脉者，其脉来至浮大者脾也。与风集合时，上头痛引腰背，小滑者厥也。足下热，烦满，送上抢心，上至喉中，状如恶肉，脾伤也。病小腹下，在膝诸骨节间，寒清不可屈伸，脉急如弦者筋急，足挛结者，四肢重。从尺邪入阳明者，寒热也。大风邪入少阴，女子漏白下赤，男子溺血，阳萎不起，引小腹痛。

人有三百六十脉，法三百六十日，三部者寸关尺也。尺脉为阴，阴脉常沉而迟；寸关为阳，阳脉俱浮而速，气出为动，人为息。故阳脉六息七息十三投，阴脉八息七息十五投，此其常也。

二十八脉相逐上下，一脉不来知疾所苦。尺胜治下，寸胜治上，尺寸俱平治中央。脐以上阳也，法于天；脐以下阴也，法于地。脐为中关，头为天，足为地。有表无里，邪之所止得鬼病。何为表里？寸尺为表，关为里；两头有脉,关中绝不至也。尺脉上不至关为阴绝,寸脉下不至关为阳绝。阴绝而阳微,死不治。三部脉或至或不至,冷气在胃中,故令脉不通也。

上部有脉,下部无脉,其人当吐,不吐者死。上部无脉,下部有脉,虽因无所苦。所以然者,譬如人之有足,树之有根,虽枝叶枯槁,根本将自生。木有根本,即自有气,故知不死也。寸口脉平而死者,何也?诸十二经脉者,皆系于生气之原。所谓生气之原者,三焦之原,非谓十二经之根本也,谓肾间动气也。此五脏六腑之本,十二经之根,呼吸之门,一名守邪之神也。故气者,人根本也,根绝则茎枯矣。寸口脉平而死者,生气独绝于内也。

岐伯曰:形盛脉细,少气不足以息者,死。形瘦脉大,胸中多气者,死。行气相得者,生;参伍不调者,病。三部九候皆相失者,死。上下左右之脉,相应如参舂者,病甚。上下左右相失,不可数者,死。中部之候虽独调,与众脏和失者,死。中部之候相减者,死。目内陷者,死。

黄帝曰:冬阴夏阳奈何?岐伯曰:九候之脉,皆沉细悬绝者,为阴主冬,故以夜半死。盛躁喘数者,为阳主夏,故以日中死。是故寒热者,平旦死。热中及热病者,日中死。病风者,以日夕死。病水者,以夜半死。其脉乍数乍疏,乍迟乍疾者,以日乘四季死。形肉以脱,九候虽调犹死。七诊虽见,九候皆顺者,不死。所言不死者,风气之病及经月之病,似七诊之病而非也,故言不死。若有七诊之病,其脉候亦败者,死矣。必发哕噫,必审问其所始病,与今之所方病,而后各切循其脉,视其经络浮沉,以上下送顺循之。其脉疾者,不病;其脉迟者,病。脉不往来者,死。皮肤著者,死。

两手脉结上部者濡,结中部者缓。结三里者豆起,弱反在关,濡反在巅,微在其上,涩反在下。微即阳气不足,沾热汗出,涩即无血,厥而且寒。

黄帝问曰:余每欲视色持脉,独调其尺,以言其病,从外知内为之奈何?岐伯对曰:审其尺之缓急小大滑涩,肉之坚脆,而病形变定矣。调之何如?对曰:脉急者,尺之皮肤亦急;脉缓者,尺之皮肤亦缓。脉小者,尺之皮肤减而少;脉大者,尺之皮肤亦大。脉滑者,尺之皮肤亦滑;脉涩者,尺之皮肤亦涩。凡此六变,有微有甚。故善调尺者,不待于寸。善调脉者,不待于色,能参合行之,可为上工。

尺肤滑以淖泽者,风也。尺内弱解亦安卧脱肉者,寒热也。尺肤涩者,风痹也。尺肤粗如枯鱼之鳞者,水淡饮也。尺肤热甚脉盛躁者,病温也。其脉盛而滑者,汗且出。尺肤寒甚脉小者,泄少气。尺肤灼热,先热后寒者,寒热也。尺肤先寒久持之而热者,亦寒热也。尺灼然热,人迎大者,当夺血。尺紧人迎脉小甚则少气,色白有加者,立死。

肘后独热者,腰以上热。肘前独热者,膺前热。肘后独热者,肩背热。肘后粗以下三、四寸,肠中有虫。手所独热者,腰以上热。臂中独热者,腰腹热。掌中热者,腹中热。掌中寒者,腹中寒。鱼上白肉有青血脉者,胃中有寒。

诸浮诸沉,诸滑诸涩,诸弦诸紧,若在寸口,膈以上病。若在关上,胃以下病。若在尺中,肾以下病。寸口脉滑而迟,不沉不浮,不长不短,为无病,左右同法。

寸口太过与不及,寸口之脉中手短者曰头痛。中手长者曰足胫痛。中手促上击者曰肩背痛。寸口脉浮而盛者,病在外。寸口脉沉而坚者,病在中。寸口脉沉而弱者曰寒热及病疝瘕,小腹痛。

寸口脉沉而弱,发必堕落。寸口脉沉而紧,苦心下有寒,时痛,有积聚。寸口脉沉,胸中短气。寸口脉沉而喘者,寒热。寸口脉但实者,心劳。寸口脉紧或浮,膈上有寒,肺下有水气。

脉紧而长过寸口者,注病。脉紧上寸口者,中风,风头痛,亦如之。脉弦上寸口者,宿食;降者,头痛。脉来过寸人鱼际者,遗尿。脉出鱼际,逆气喘息。寸口脉㶁㶁如羹上肥,阳气微。连连如蜘蛛丝,阴气衰。

寸口脉偏绝,而臂偏不遂。其人两手俱绝者,不可治。两手前部阳绝者,苦心下寒毒,像中热。关上脉浮而大,风在胃中,张口肩息,心下澹澹,食欲呕。关上脉微浮,积热在胃中,呕吐蛔虫,心健忘。

关上脉滑而大小不匀,是为病方欲进,不出一、二日,复欲发动。其人欲多饮,饮即注利。如利止者,生;不止者,死。关上脉紧而滑者,蛔动。关上脉涩而坚大而实。按之不减有力,为中焦实,有伏结在脾,肺气塞,实热在胃中。关上脉襜襜大,而尺寸细者,其人必心腹冷积,症瘕结聚,欲热饮食。

关上脉时来时去,乍大乍小,乍疏乍数者,胃中寒热,羸劣不欲饮食,如疟状。尺脉浮者,客阳在下焦。尺脉细微,搪泄下冷利。尺脉弱寸强,胃络脉伤。尺脉虚小者,足胫寒,痿痹脚疼。尺脉涩,下班,不利,多汗。尺脉滑而疾为血虚。尺脉沉而滑者,寸白虫。

尺脉细而急者,筋挛痹不能行。尺脉粗常热者,谓之热中,腰胯疼,小便赤热。尺脉偏滑疾,面赤如醉,外热为病。

译 文

医经说："所谓三部,是指寸部、关部和尺部。所谓九候,每部中各有上、中、下三候,合于天、地、人,称为九候。上部主察自胸以上至头部,中部主察自厢以下至小腹部气街,下部主察自小腹部气街穴至足部。浮脉、沉脉、牢脉、结脉、迟脉、疾脉、滑脉、涩脉,名称各不相同,分脉理候察,要认真观其脉象变化,所以要分辨三部九候,才能知道究竟是何部位出现病变,细为思考,针灸辨证也是同理。故先候寸口脉象,脉浮表明病在皮肤,沉细脉表明病在里。明白这种自然的道理,来区别病之所在,自可延年益寿。

"寸部脉见牢、结、沉、滑,说明膀胱有积气。微细而弱的脉象,卧时牵引腹部拘急,头痛,咳嗽,气逆上下。心膈间有热者,口干燥渴。病邪如从寸口而入上者,叫作解。脉象来如张琴弦状,患小腹痛,女子月经不利,阴道生疮,男子痔病,胁下生有痛疝之类。上部不通者,患小腹部痛,腹中肠鸣,寸口中脉表现出虚弱的气伤,气伤而导致气不足,腹中结块如桃李核,病人患痹痛。寸口脉直上的,为病虚逆。如寸口脉浮虚的,表现为下利泄泻。

"关部脉结的,腹中有积聚,如在膀胱及两胁下为有热。脉浮而大,表明风邪从胃脘而入,症见腹胀干呕,心下如水液在摇动,像有桃李核梗阻不适。胃中有寒的,症见烦痛无法饮食,食即心下痛,胃胀支胁满闷,膈上有积。两胁下有热时,寒热汗出如淋露水,脉横出寸上者,胁迫真气于膀胱结聚。病邪如从右入关脉横出寸口中的,症见膈中满闷不通,咽喉中吞咽不利。宜刺关元,从少阴处治之。

"尺部脉以沉为主,如脉浮大者为脾病。与风邪聚合时,可上至头部,引起腰背疼痛,脉如见小滑为肢厥。下肢热,烦满,逆上冲心,而至喉中,形状如疣赘及疙瘩,这是由于脾伤的缘故。病在小腹下,在膝诸骨节之间,症见肌肉寒冷不可屈伸,脉急如弓弦,筋脉拘急,下肢拘挛的,四肢沉重。从尺部邪入阳明的,病寒热。大风邪入少阴,女子病赤白漏下,男子病尿血,阳萎不起,引至小腹疼痛。

"人有三百六十脉,对应三百六十日,脉有寸关尺三部。尺部为阴,阴脉经常沉而迟;寸部关部为阳,阳脉都是浮而数,气出叫作动,气入叫作息。所以阳脉在六息或七息,脉搏跳动十三次;阴脉在八息或七息,脉搏跳动十五次,这是正常的脉象。

"人的呼吸,运行全身,二十八脉相逐上下,如果有一脉循行失常,则可得知这一脉发生病变。尺脉胜,应治疗下焦,寸脉胜,应治疗上焦,尺寸皆是正常者,应治疗中焦。脐部以上为阳,比像天;脐部以下为阴,比像地。脐部居中央。头为天,足为地。脉有表无里,邪之所凑,得病时,病人精神恍惚。什么叫有表无里呢?寸部尺部为表,关部为里;寸部尺部有脉,关脉摸不到。尺脉不上行至关,此为阴绝,寸脉不下行至关,此为阳绝。阴绝而阳微者,死不治。寸关尺三部脉或至或不至,胃中凝聚冷气,所以导致脉气不通。

"寸部有脉,尺部无脉,其人应当吐,不吐的死。寸口无脉,尺部有脉,虽危困是无能为害的。其所以这样,比喻人的尺脉,树的根本,枝叶虽枯槁,有树根存在,还会自然生长的。树木有根本,比喻自身有生气,也就是人身的根本生气,所以不会死亡。寸口的脉象见正常,而竟然会死亡,这是什么道理?因人体有十二经脉,都连属于生气之原。所谓生气之原,并非十二经之根本,而是指两肾之间的动气。这是五脏六府的基本,十二经脉的根源,呼吸之气开合出入的门户,三焦气化的发源地,又可称为防御外邪侵袭的城府。所以说,生气是人体的根本,如果根本已绝,茎自然就会枯萎了。寸口正常脉象竟然会死的,就是因为生气已先绝于内部的缘故。"

岐伯说:形体盛,脉反细,气短呼吸困难的,主死。形体瘦弱,脉反大,胸中多气的,主死。一般说形体和脉气相称的,主生;形体和脉气不相协调的,主病。三部九候完全不相适应于疾病的,主死。上部下部左手右手的脉,彼此轻重不一的,病重。如见上部下部左手右手的脉,相互失去协调,其至数无法计算的,主死。中部的脉虽然独自调匀,而与其他众脏不相协调的,主死。中部脉衰减,与其他各部不相协调的,主死。目内陷的,主死。"黄帝说:"冬为阴,夏为阳,脉象与之如何相应?"岐伯说:九候的脉象,都是沉细悬绝的主冬天,所以病人往往在半夜死去。如果都是盛躁喘数的主夏天,所以病人会在中午死去。来热交作的病,病人于平旦之时死去。热中及热病,于日中时死。病风的于傍晚时死。病水的于夜半时死。其脉忽密忽疏,忽迟忽快的。日乘四季死。形坏肉脱,虽九候扬调,还是为不可治愈的死候。假如虽然出现七诊之脉,而九候都顺于四时的,主生。所说不死的病,如风气所致之病,或月经之病,虽见类似七诊之病脉,而实是假象,所以说不死。若七诊出现,其脉与病候均已败坏的,主死。每病必见呃逆,应该询问它的起病情形和现在症状,然后按部切脉,循其所主之经,以观察其经络之气的浮或沉,以及上下逆候。切其脉来流利的,为常脉;脉来迟滞的,为病脉。脉不往来的,主死。久病肉脱,皮肤干枯着于筋骨的,也是死候。

"两手脉来缓一止复开,在寸部者叫作濡,在关部者叫作缓。在手三里者可按如豆状,脉弱反而表现在关部,脉濡反而表现在寸部,阳气原应居上,因脉结故兼见濡象,微脉见在寸部,涩脉见在尺部。微,是阳气不足的缘故,遇热汗出,涩,是血不足的缘故,四肢厥而且畏寒。"

黄帝说:我想不用望色和切三部的脉象,而单独诊察尺肤与尺脉来判断所患何病,从外在的表现推测内在的变化,怎么才能达到这个目的呢?"岐伯答:诊察尺部脉的缓急、大小、滑涩,兼外察其肌肉的坚实或脆弱,两相结合,即可确定哪个部位发生病变。"问:怎样观察脉象和尺脉的变化呢?"答:脉象的变化与尺脉的变化是相一致的,即脉象急的,尺的皮肤也紧急;脉象缓的,尺肤也弛缓;脉象小的,尺肤也瘦小;脉象大的,尺肤也肥大。脉象滑的,尺肤也滑润;脉象涩的,尺肤也枯涩。这六种变化,是有轻重不同的区别的。所以善于诊察尺肤的,是无需一定诊察寸的脉象的,就能知道病情了。善于诊察脉象的,哪个部位发生病变观察面部五色表现,只要将尺脉和尺肤的表现,加以综合,就可使诊断明确而称为高明的医生了。"

尺之皮肤润滑,湿润而不干枯,是风病的征象。尺部肌肉松软柔弱,精神不振,身体懈怠,好眠肌削的,是家热病的征象。尺之肌肤涩滞不滑的,是血少营虚的风痹病的征象。尺之肌肤粗糙像干枯的鱼鳞,是脾土虚衰、水饮不化的痰饮病的征象。尺之肌肤灼热,脉盛大而躁动的,是温病的征象。若脉过于旺盛而现滑利的,是将要汗解的征象。尺之肌肤寒冷而脉小的,是泄泻与短气病的征象。尺之肌肤高热灼手,先发热后发冷者,属寒热往来一类的病。尺之肌肤先觉寒冷,久按之而觉得热,也是寒热往来一类的疾病。尺之肌肤高热炙手,左寸口脉大的,属热盛伤阴,当主失血。尺肤紧急,左寸口脉小的,症见气虚,如同时见尺肤苍白逐渐加甚,是气血交虚达到极度的缘故,立刻就会死掉。

肘部皮肤单独发热的,是展以上部位发热的征象。肘前部单独发热的,是胸膺部发热的征象。肘后部单独发热的,是肩背部发热的征象。肘后肌肤粗糙达三、四寸,是肠中有虫的征象。手腕部皮肤单独发热的,是腰以上部位也发热的征象。臂之中部单独发热的,是腰腹部也发热的征象。手掌心发热的,是腹中发热的征象。手掌心发凉的,是腹中发凉的征象。手鱼际白肉有青色血脉的,是胃中有寒的征象。

凡是浮脉、沉脉、滑脉、涩脉。弦脉、紧脉表现在寸口,表明上焦膈以上出现病变。表现在关部,表明中焦胃肠有病变。表现在尺部,表明肾以下包括下焦及下肢出现病变。寸口脉流利而不急疾,不沉不浮,不长不短,说明无病,左右两手道理相同。

诊察寸口脉的太过和不及,如应指而短为头痛。应指而长为足胫痛。应手脉促而有力,向上搏指的为肩背痛。寸口脉浮而盛的,表明病在外。寸口脉沉而坚硬的,表明病在中。寸口脉沉而弱的,表明寒热及痴气瘕聚,小腹疼痛。

寸口脉沉而弱的,表明阴血亏虚病,症见头发脱落。寸口脉沉而紧的,症见心下有寒邪,时时作痛,腹内有积块。寸口脉沉,症见胸中短气。寸口脉沉而促急,主病寒热。寸口脉来去俱盛按之有力,主病心劳症。寸口脉紧或浮,表明病胭上有寒邪,水气凌肺下。

脉紧而长,超过寸部者,主劳瘵病。脉紧,上至寸部,患中风和伤寒头痛病。脉弦,上至寸部,主饮食停滞胃中的病症。见寸部以下的,表现为头痛病。脉来超出寸口上至鱼际者,患遗尿病。脉超出鱼际以上者,主气逆喘息。寸口脉浮,如羹上肥肉一般,是阳气衰微。如脉细而极微,不易把握,脉管放绕如蜘蛛丝一般的细微,表明阴气衰竭。

寸口脉一手无脉,多见这侧臂手无法活动和失去感觉。若病人两手脉俱无者,不易治愈。两手关以上脉不应指者为阳绝,症见心下寒邪毒害,口中热。关部上脉浮而大,风邪在胃中,呼吸急促张口抬肩,心中摇动,食后欲呕。关部上脉微浮,邪热积于胃中,呕吐蛔虫,记忆力减退。

关部上脉流利而大小不均匀,是病情开始发展的征象,一、两天内就会重复发病。如果病人爱多饮,饮后会有大便倾注的情况出现。如果大便下利停止者,病情会恢复;不停止者,主死。关部上脉紧而且流利者,是腹中有蛔虫扰动的缘故。关部上脉往来不利而坚大实强,如按之还是有力的,为中焦实症。有隐伏结聚在脾,肺气阻塞,实热留在胃中。关部上脉摇动洪大而尺寸部脉却细微的,表明病人心腹部必有冷积,症瘕积聚,爱热饮食。

关部上脉有时来有时去,忽大忽小,忽迟忽快者,表明胃中有寒热,其人消瘦瘦弱无力,厌恶饮食,如疟疾状。尺部脉浮,外来阳邪在下焦。尺部脉细微,便泄属寒泻。尺部脉弱而寸部脉强劲的,胃络脉有所伤。尺部无力而又细小的,多见小腿部冷,下肢肌肉痿软无力,麻痹疼痛。尺部脉涩,多见下血,下利,多汗症状。尺部脉流利而快,为血虚。尺部脉重按而得流利的,多为寸白虫病的症状。

尺部脉细小而急的,筋脉率急麻痹无法行走。尺部脉见粗大而尺肤常热的,多为热中病的症状。腰胯间疼痛,小便包赤而有热感。尺部脉过偏于流利而快的,面部红赤如酒醉,肌肤热的,就会发病。

平杂病脉第二

原文

滑为实,为下,又为阳气衰。数为虚,为热。浮为风,为虚。动为痛,为惊。沉为水,为实,又为鬼疾。弱为虚,为悸。迟则为寒,涩则少血,缓则为虚,洪则为气。紧则为寒,弦数为疟。疟脉自弦,弦数多热,弦迟多寒。微则为虚,代散则死。

弦为痛痹,偏弦为饮,双弦则胁下拘急而痛,其人恶寒。脉大,寒热在中。伏者,霍乱。安卧脉盛,谓之脱伞。凡亡汗,肺中寒,饮冷水,咳嗽,下利,胃中虚冷,此等其脉并紧。浮而大者,风。浮而大者,中风,头重鼻塞。浮而缓,皮肤不仁,风寒人肌肉。

滑而浮散者,摊缓风。滑者,鬼疰。涩而紧,痹病。浮洪大长者,风眩癫疾。大坚疾者,癫病。弦而钩,胁下如刀刺,状如蜚尸,至困不死。紧而急者,遁尸。洪大者,伤寒热病。浮洪大者,伤寒。秋吉,春成病。

浮而滑者,宿食。浮滑而疾者。食不消,脾不磨。短疾而滑,酒病。浮而细滑,伤饮。迟向沿,中寒,有症结。驶而紧。积聚,有击痛。弦急,疝瘕,小腹痛,又为癖病迟而滑者,胀。盛而紧曰,胀。弦小者,寒僻。

沉而弦者,悬饮内痛。弦数,有寒饮,冬夏难治。紧而滑者,吐逆。小弱而涩,胃反。迟而缓者,有寒。微而紧者,有寒。沉而迟,腹藏有冷病。微弱者,有寒,少气。实紧,胃中有寒,苦不能食,时时利者,难治。滑数,心下结,热盛。滑疾,胃中有热。

缓而滑,曰热中。沉而急,病伤寒,暴发虚热。浮而绝者,气急。辟大而滑,中有短气。浮短者,其人肺伤,诸气微少,不过一年死,法当嗽也。沉而数,中水,冬不治,自愈。短而数,心痛心烦。弦而紧,胁病,脏伤,有瘀血。

沉而滑,为下重,亦为背膂痛。脉来细而滑,按之能虚,因急待直者僵仆,从高堕下,病在内。微浮,秋吉,冬成病。微数,虽甚不成病,不可劳。浮滑疾紧者,以合百病,久易愈。阳邪来,见浮洪。阴邪来,见沉细。水谷来,见坚实。

脉来乍大乍小、乍长乍短者,为祟。脉来洪大娟者,社祟。脉来沉沉泽泽,四肢不仁而重,土祟。脉与肌肉相得,久持之至者,可下之。弦小紧者,可下之。紧而数,寒热俱发,必下乃愈。弦迟者,宜温药。紧数者,可发其汗。

译文

滑脉为实证,为下焦病,又为阳气衰微的症候。数脉为虚证,为热病。浮脉为外感风邪,为虚的症候。动脉为痛证,为受惊风所致。沉脉为水气病,为实证,又为疾擦病的症候。脉弱为虚,为悸证。脉迟为寒,涩为血少,缓主虚证,洪为主阳气盛。紧脉为家邪,弦数主疟疾。疟疾脉象自弦,弦数为热重,弦迟为寒重。脉微为虚,代散的,主死。

脉弦主痛痹,单手弦为饮病,两手皆弦主胁下拘急作痛,病人出现怕冷症状。脉大是寒热在中。伏脉主霍乱。安卧时而脉来反盛,主有失血。凡是汗出淋漓欲脱,肺受寒饮冷水,咳嗽泄泻胃中寒其脉都有紧象出现。浮大脉主风。外感风邪,头重鼻塞,脉主浮而大。浮而缓脉,症见皮肤麻木不仁,是风寒侵袭肌肉的缘故。

滑而浮微脉,多见偏中,半身不遂病。脉滑主痹瘵病。涩而紧脉主痹症。浮洪大而长脉主风眩颠病。大坚疾脉主癫疾。弦而钩脉主胁下痛如刀刺,状若飞尸,来去都很快,虽然痛苦但无大碍。通尸之证,脉紧而急。伤寒热病,脉主洪大。伤寒病,出现浮洪大脉,在秋季为顺,如果在春季,需防病情发展。

宿食不化，脉见浮而滑。脾运失常，食积不化，脉见浮滑而疾。酒食积滞，脉见短疾而滑。病人被水饮所伤，出现浮而细滑的脉象。中寒所致癥结病，脉主迟而涩。积聚叩击病，脉见驶而紧。折痕所致小腹疼痛，其脉上弦急。痹病，其脉亦主弦急。胀症，脉迟而滑。胀症，脉亦有盛而紧。寒湿下注所致泄泻，其脉弦小。

悬饮胸肋疼痛，脉沉而弦。寒饮出现弦数脉，若在冬、夏两季出现较难治。呕吐呃逆，脉紧而滑。反胃脉，小弱而涩。有寒的，脉迟而缓。有寒的，脉亦有微而紧。腹内冷，脉沉而迟。气虚有寒，脉微而弱。胃中有寒，脉实紧，饮食不进，时时下利，不易治愈。心中结热盛，脉滑数。胃中有热，脉滑疾。

热中病，脉缓而滑。病伤寒暴发，邪入阴经，有虚热的，脉沉而急。病人脉浮而无胃气的，多见呼吸急促。脉滑兼见阔大，病人会出现短气。肺气损伤，气短不足，脉见浮短，这种病会引发咳嗽，估计不超过一年就会死去。水毒之病，脉主浮数，如果得自冬天，可以不必治水自愈。脉短而数，症见心痛心烦。脉弦而紧，表明内脏损伤，血瘀胁痛。

脉沉而滑，症见下肢重滞，或背脊部酸痛。脉来细而滑重按无力，由于急执柄登高而下坠，卒然倒地，病在内脏。微浮脉在秋为顺，在冬为病。脉微数虽甚，一般不会发病，但病人要多休息，不可劳累。浮滑疾紧的病脉，相符于病情，虽然病久，也易痊愈。阳邪致病，脉现浮洪。阴邪致病，脉现沉细。水谷不化，积滞为患，脉现坚实。

脉来忽大忽小，忽长忽短，为祟病。脉来洪大又柔软摆动的，为社祟病。脉来深伏又不定，四肢麻木而重的，为土祟病。脉与肌肉相等，久按之脉动的，治疗时，可用下法。脉弦小又紧的，治疗时，可用下法。脉紧而数，寒热俱发，必须用下法方可治愈。脉弦迟，治疗时，须用温药。脉紧数，治疗时，可用发汗法。

诊五脏六腑气绝证候第三

原文

病人肝绝，八日死，何以知之？面青，但欲伏眠，目视而不见人，汗出如水不止。病人胆绝，七日死，何以知之？眉为之倾。病人筋绝，九日死，何以知之？手足爪甲青，呼骂不休。病人心绝，一日死，何以知之？肩息目视，立死。

病人肠绝，六日死。何以知之？发直如干麻不得屈伸，白汗不止。病人脾绝，十二日死，何以知之？口冷，足肿，腹热肿胀，泄利不觉，出无时度。病人胃绝，五日死，何以知之？脊痛腰中重，不可反复。病人肉绝，六日死，何以知之？耳干，舌皆肿，溺血，大便赤泄。

病人肺绝，三日死，何以知之？口张，但气出而不还。病人大肠绝，不治，何以知之？泄利无度，利绝则死。病人肾绝，四日死，何以知之？齿为暴枯，面为正黑，目中黄色，腰中欲折，自汗出如注流水。病人骨绝，齿黄落，十日死。诸浮脉无根者，皆死。

译文

病人肝气绝不通，时至第八天就会死去，怎么知道肝气绝呢？肝气绝的症状为，面部发青，但欲伏卧，目不见人，汗出如水而不止。病人胆气绝不通，到七天死，怎么知道胆气绝呢？其症状为，眉毛为之倾斜。病人筋绝，到九日死，怎么知道筋绝呢？其症状为，手足爪甲发青，而又呼骂不止。病人心气绝不通，在一天内死，怎么知道心气断绝呢？其症状为，喘息引动肩臂，眼向上凝视，所以立死。

病人小肠气绝不通，到六天死，怎么知道小肠断绝呢？其症状为，头发发直像干麻一样，摸之不应手屈伸，同时可见自汗不止。病人脾气断绝不通，到十二天死，怎么知道脾气断绝呢？其症状为，口冷足肿，腹部有热而膨胀，大便不禁，溏泄自流，而且次数频繁。病人胃敢断绝不通，到五天死,怎么知道胃气断绝呢?其症状为,脊柱痛,腰里有重坠感觉,身体不能翻转。病人向绝,到六天死,怎么知道向绝呢?其症状为,耳干,舌体都出现肿胀,小便出血,大便亦泄。

病人肺气断绝不通,到三天死,怎么知道肺气断绝呢?张口呼吸,只呼气,而不吸气。大肠气断绝不通,是危险难治之症,怎么知道大肠气绝呢?泄泻次数无法计算,到无物可泻就会死。病人肾气断绝不通,四日内就会死去,怎么知道的呢? 牙齿突出且枯桴,脸色呈现正黑色,目中呈现黄色,腰部似折断般疼痛,汗出如流水。病人骨气断绝的,牙齿发黄脱落,十日内就会死亡。以上皆是出现浮脉失去根本的缘故,皆为死候。

诊四时相反脉证第四

原 文

春三月木王,肝脉治当先至;心脉次之,肺脉次之;肾脉次之;此为四时王相顺脉也。到六月土王,脾脉当先至,而反不至,反得肾脉,此为肾反脾也,七十日死。何为肾反脾?夏火王,心脉当先至,肺脉次之,而反得肾脉,是谓肾反脾。期五月六月,忌丙丁。

脾反肝,三十日死。何谓脾反肝?春肝脉当先至而反不至,脾脉先至,是谓脾反肝。期正月、二月,忌甲、乙。肾反肝,三岁死。何为肾反肝?春肝脉当先至,而反不至,肾脉先至,是谓肾反肝也。期七月、八月,忌庚辛。

肾反心,二岁死。何为肾反心?夏心脉当先至,而反不至,肾脉先至,是谓肾反心也。期六月,忌戊己。

译 文

春天三个月,在天地来说,木气旺盛,在人身来说,肝脉应时壮旺,在脉象上应该有所表现;其次,心脉;再次,肺脉;最后,肾脉,这是因为春、夏、秋、冬的四时,各换次序而旺盛协调,是正常的顺脉。到六月,土气旺盛,应当先出现脾脉,而反而不见者,相反地出现了肾脉,这是肾水反侮脾土的缘故,病人到七十天死。什么叫作肾反脾呢?夏天火旺盛,应当先出现心脉,其次出现肺脉,在心火与肺金之间,时当六月,正土旺的时候,当出现脾脉,却反见肾脉。病期在五月、六月,因五月火旺,心脉当旺则可生土而制水,六月土应旺而反弱,无法制水,所以叫作肾反脾。也忌丙、丁的年、月、日、时,因丙丁属火。心脉当旺,方能生土,所以忌逢丙、丁,心脉不至,这是肾反脾的先兆,是脾病加剧的征象。

脾反肝到三十天死。什么是脾反肝呢?春天属木,肝脉也属木,故应当先出现肝脉,而反不出现,却先出现,这叫作脾反肝。病期在正月、二月,禁忌年、月、日、时,碰到甲、乙,这是因为正月、二月和甲、乙都属木,脉当见肝旺脾弱,若出现相反脉,这样就是脾反悔肝的 脾反肝"的脉象。肾反肝到三年死。什么是肾反肝呢?春天属木,肝脉也属木,应当先出现肝脉,而反不出现,却先出现肾脉,这叫作肾反肝,病期在七月、八月,禁忌年、月、日、时,碰到庚、辛。这是因为七月、八月和庚、辛都属金。金能制木,同时又能生水,所以可以预测在这时候病当加剧。

肾反心到二年死。什么是肾反心呢?夏天属火,心脉也属火,应当先出现心脉,而反不出现,却先出现肾脉,这叫作肾反心。病期在六月,禁忌年、月、日、时,碰到戊己。这是说更主火,心脉当时而旺。反见肾脉水来克火。碰到六月和戊、己都属土旺之时,因火衰无力生土来制水,水益泛滥,所以预测到土旺之时,病会加剧。

诊损至脉第五

原文

　　脉有损至，何谓也？然：至之脉，一呼再至曰平；三至曰离经；四至口夺精；五至曰死；六至曰命绝，此至之脉也。何谓损？一呼一至曰离经；二呼一至曰夺精；三呼一至曰死；四呼一至曰命绝，此损之脉也。至脉从下上；损脉从上下也。

　　损脉之为病奈何？然；一损，损于皮毛，皮聚而毛落。二损，损于血脉，血脉虚少，不能荣于五脏六腑也。三损，损于肌肉，肌肉消瘦，食饮不为肌肤。四损，损于筋，筋缓不能自收持。五损，损于骨，骨瘦不能起于床。反此者至之为病也。从上下者，骨痿不能起于床者，死从下上者，皮而毛落者，死。

　　治损之法奈何？然：损其肺者，益其气。损其心者，调其荣卫。损其胖者，调其饮食，适其寒温。损其肺者，缓其中。损其肾者，益其精气，此治损之法也。

　　脉有一呼再至，一吸再至；一呼三至，一吸三至；一呼四至，一吸四至；一呼五至，一吸五至；一呼六至，一吸六至。一呼一至，一吸一至；再呼一至，再吸一至；呼吸再至。脉来如此，何以别知其病也？

　　然：脉来一呼再至，一吸再至，不大不小，曰平。一呼三至，一吸三至，为适得其病。前大后小，即头痛目眩。前小后大，即胸满短气。一呼四至，一吸四至，病适欲甚。脉洪大者，苦烦满。沉细者，腹中痛，滑者，伤热。涩者，中雾露。一呼五至，一吸五至，其人当困。沉细即夜加，浮大即昼加，不大小，虽困可治。其有大小者，为难治。

　　一呼六至，一吸六至，为十死脉也。沉细夜死，浮大昼死。一呼一至，吸一至，名曰损。人虽能行，犹当着床，所以然者，血气皆不足故也。再呼一至，再吸一至，名曰无魂。无魂者，当死也。人虽能行，名曰行尸。

　　扁鹊曰：脉一出一入，曰平。再出一入少阴；三出一入太阴；四出一入厥阴。

再入一出少阳；三入一出阳明；四入一出太阳。脉出者为阳，入者为阴。

故人一呼而脉再动，气行三寸，一吸而脉再动，气行三寸。呼吸定息，脉五动，一呼一吸为一息。气行六寸。人十息。脉五十动，气行六尺。二十息。脉百动，为一备之气，以应四时。

天有三百六十五日，人有三百六十五节。昼夜漏下水百刻，一备之气。脉行丈二尺。一日一夜，行于十二辰，气行尽，别周遍于身，与天道相合，故曰平。平者无病也，一阴一阳是也。

脉再动为一至，再至而紧，即夺气。一刻百三十五息，十刻千三百五十息，百刻万三千五百息，二刻为一度，一度气行一周身，昼夜五十度。

脉三至者离经。一呼而脉三动，气行四寸半，人一息脉七动，气行九寸。十息脉七十动，气行九尺。一备之气，脉百四十动，气行一丈八尺。一周于身，气过百八十度，故曰离经。离经者，病，一阴二阳是也。

三至而紧，则夺血。脉四至，则夺精。一呼而脉四动，气行六寸。人一息脉九动，气行尺二寸。人十，脉九十动，气行一丈二尺。

一备之气，脉百八十动，气行二丈四尺。一周于身，气过三百六十度，再返于身，不及五节，一时之气而重至。诸脉浮涩者，五脏无精，难治。一阴三阳是也。

四至而紧，则夺形。脉五至者，死。一呼而脉五动，气行七寸半。人一息，脉十一动，气尺五寸。人十息，脉百一十动，气行丈五尺。

一备之气，脉二百二十动，气行三丈。一周于身，三百六十五节，气行过五百四十度。再周于身，过百七十度。

一节之气，而至此，气浮涩，经行血气竭尽，不守于中，五脏痿消，精神散亡。脉五至而紧则死。三阴三阳是也，虽五，犹未如之何也。

脉一损一乘者，人一呼而脉一动，人一息而脉再动，气行三寸。十息脉二十动，气行三尺。一备之气，脉四十动，气行六尺，不及周身，百八十节。气短不能周遍于身，苦少气，身体懈堕矣。

脉再损者，人一息而脉一动，气行一寸五分。人十息脉十动，气行尺五寸。一备之气，脉二十动，气行三尺，不及周身二百节。凝气血尽，经中不能及，故曰离经。血去不在其处，小大便皆血也。

脉三损者，人一息复一呼而脉一动。十息脉七动，气行尺五寸。一备之气,脉十四动,气行三尺一寸,不及周身二百九十七节,故曰争。气行血留,不能相与俱微。气闭实则胸满脏枯,而争于中,其气不朝,血凝于中死矣。

脉四损者,再息而脉一动。人十息脉五动,气行七寸半。一备之气,脉十动,气行尺五寸。不及周身三百一十五节,故曰亡血。亡血者,亡失其度。身羸疲,皮裹骨。故气俱尽,五脏失神,其死明矣。

"脉五损者,人再息复一呼而脉一动。人十息脉四动,气行六寸。一备之气,脉八动,气行尺二寸,不及周身三百二十四节,故曰绝。绝者,气急不下床,口气寒,脉俱绝,死矣。

岐伯曰:脉失四时者,为至启。至启者,为损至之脉也。损之为言,少阴主骨为重,此志损也。饮食衰减,肌肉消者、是意损也。身安卧,卧不便利,耳目不明,是魂损也。呼吸不相通,五色不华,是魄损也。四肢皆见脉为乱,是神损也。

大损三十岁,中损二十岁,下损十岁,损各以春夏秋冬。平人,人长脉短者,是大损,三十岁。人短脉长者,是中损,二十岁。手足皆细,是下损,十岁。失精气者,一岁而损。男子左脉短,右脉长是为阳损,半岁。女子右脉短,左脉长,是为阴损,半岁。春脉当得肝脉,反得脾肺之脉,损。夏脉当得心脉,反得肾肺之脉,损。秋脉当得肺脉反得肝心之脉,损。冬脉当得肾脉,反得心脾之脉,损。

当审切寸口之脉,知绝不绝,前后去为绝。掌上相击,坚如弹石,为上脉虚尽,下脉尚有,是为有胃气。上下脉皆尽者,死。不绝不消者,皆生。是损脉也。

至之为言,言语音深,远视愤愤,是志之至也。身体粗大,饮食暴多,是意之至也。语言妄见,手足相引,是魂之至也。宠葱华色,是魄之至也,脉微小不相应,呼吸自大,是神之至也。是至脉之法也。死生相应,病各得其气者,生。十得其半也。黄帝曰:善。

译文

问:"脉搏有损和至的现象,怎么讲呢?"答:"至的脉,在一呼气时间隔内,脉跳动两次的,这是平和正常的脉象,称为平脉;若一呼脉动三次的,已失去经常的搏动标准,称为离经;一呼脉动四次的,是精气被耗夺的征象，称为夺精；一呼脉动五次的，多属预后不良，称为死脉；一呼脉动六次的，表示生命已将绝，称为命绝，这些就是至脉的现象。损脉怎么讲呢？在一次呼气的间隔内，脉跳动一次，失去经常的搏动标准，叫作离经；两次呼气的时间，脉动一次的，是精气已被耗夺的表现，称为夺精；三次呼气的时间，脉动一次的，多属预后不良，称为死脉；四次呼气的时间，脉动一次的，表示气血已尽，胜败神去，生命将绝，称为命绝，这些就是损脉的现象。至脉致病，由肾脏上传到肺，表明其为从下向上传变的；损脉则由肺脏下传到肾，表明其为从上向下传变的。"

问："损脉病症应该怎样？"答："一损的症状，出现在肺脏所主的皮毛部，症见皮肤绉缩和毛发脱落。二损的症状，出现在心脏所主的血脉，症见血脉虚衰不足，无法正常的运行以营养五脏六腑。三损的症状，出现在脾脏所主的肌肉，症见肌肉消瘦，饮食物的养料无法输布到肌肉与皮肤，俟其丰满润泽。四损的症状，出现在肝脏所主的筋，症见筋缓弱，无法自动收缩和支持。五损的症状，出现在肾脏所主的骨，症见骨萎软无力，无法起床。和这种情况相反的，就是至脉的病症。损脉的病症，自肺脏顺次到肾，从上向下传变，到了骨萎无力不能起床的程度，病人就会死亡。至脉的病，自肾脏顺次到肺，从下向上传变，到了皮肤绉缩毛发脱落的程度，也将发展为死症。"

问："治损的方法应该怎样？"答："肺脏虚损的，当补益其肺气。心脏虚损的，当调和其荣卫，促使气血的正常运行。脾脏虚损的，当调其饮食，并保持适宜的冷热起居。肝脏虚损的，当疏肝解郁，以甘药和缓其中。肾脏虚损的，当补益其精气，此上就是治疗虚损的方法。

"脉有在一呼气的时间内，跳动两次，一吸气的时间内，跳动两次；有在一呼气跳动三次，一吸气跳动三次；有在一呼气跳动四次，一吸气跳动四次；有在一呼气跳动五次，一吸气跳动五次；有在一呼气跳动六次，一吸气跳动六次。另外在一呼气的时间内跳动一次，一吸气的时间内跳动一次；有在两次呼气的时间跳动一次，两次吸气的时间跳动一次的；有的呼吸间各跳动两次。"问："脉来如此，如何辨别和推断它所生的病症呢？"

答："脉搏在一呼气的时间跳动两次，一吸气也跳动两次，不大不小，为正常无病的脉象。假使一呼气脉跳三次，一吸气脉跳也三次的，为初患病症的脉象。如果出现属阳的寸脉大，属阴的尺脉小，表明会出头痛目眩的病。假如寸脉小而尺脉大，表明会出现胸部烦闷，呼吸短促的病。一呼气脉跳动四次,一吸气也跳动四次的,是病势将要恶化的脉象。如脉现洪大的,则见胸中烦躁满闷。如脉现沉细的,症见腹部疼痛,如脉现滑象的,是伤于热邪。脉象现涩的,是受了雾露之邪。假如一呼气脉跳动五次,一吸气也跳动五次的,病情相当严重。如脉现沉细的,病情于夜间加重,脉现浮大的,病情于白昼加重。如脉搏没有大小不一的,虽病危重,还可以治疗。假使发现大小不一,那就不易治疗了。

一呼气脉跳动六次,一吸气也跳动六次,是预后十分不良的死脉。如脉现沉细的死在夜里,脉现浮大的死在白天。一呼气脉跳一次,一吸气脉也跳一次的,称为损脉。病人虽然还能够行走,但很快就会卧床不起。这是由于气血俱不足的缘故。两次呼气脉跳动一次,两次吸气脉也跳动一次的,叫做没有魂的人。这种已没有魂的病人,很快就会死亡。即使能够勉强行走,但生气已绝,好像行走的尸体一样,叫作行尸。

扁鹊说:"脉搏无休止地一出一入时间,是一比一地相等,属于正常的脉象。假如入的时间多于出的时间,属于阴盛脉象。例如脉搏二次出的时间,只等于一次入的时间,也就是人的阴象二倍于出的阳象,是初生的阴,称为少阴;如果脉搏三次出的时间只等于一次入的时间,也就是人的阴象三倍于出的阳象,是正盛的阻;称为太阴;如果脉搏四次出的时间只等于一次入的时间,也就是入的阴象四倍于出的阳象,是阴极而尽的阴,称为厥阴。

"相反地,假如脉搏出的时间多于入的时间,属于阳盛脉象。例如脉搏入二次的时间,只等于一次出的时间,即出的阳象二倍于入的阴象,是初生的阳,称为少阳;如果脉搏三次入的时间,等于一次出的时间,即出的阳象三倍于入的阴象,是正盛的阳,也是两阳合照的阳,称为阳明;如果脉搏四次入的时间,等于一次出的时间,即出的阳象四倍于入的阴象,是为巨阳,称为太阳。脉搏的阴和阳区别,出的称为阳,入的称为阴。

"所以在人一呼气的时间,脉搏动二次,气循经脉行走三寸。在人一吸气的时间,脉搏也动二次,气也循经脉行走三寸。如此一呼气和一吸气定为一息。脉搏动五次。因为一呼气和一吸气的中间,脉搏动一次,脉经上称为"闰以太息",加上述搏动四次,所以共动五次,一呼气和一吸气合成一息。气循经脉行走六寸。按此计数,人十次呼吸气,脉搏动是五十次,气循经脉行走六尺。人二十次呼吸气,脉搏动是一百次,看作一个完全的气,目的在于与天气的春、夏、秋、冬四时相应。

"天有三百六十五天，人有三百六十五节，天人相应。昼夜的时间，在计时器的 漏壶'所滴下来的水，恰恰溢浮到 壶'里的一百刻的标志，恰似符合一个完全的气。脉行走在经络上为一丈二尺。昼夜，走过了十二时辰，气走到经脉终点，刚好绕行全身一周，和天道运行相符合，所以称为正常的脉。意思是平常的人没有疾病，阴阳平衡，恰好是一比一。

"脉搏动二次，而刚好到达它的预定点——三寸，再次到达它的预定点，就是六寸，如果脉搏见紧脉，这是气受到剥夺的缘故。一刻的时间合一百三十五息，十刻的时间合一千三百五十息，一百刻的时间合一万三千五百息，二刻的时间，共有二百七十息，每次呼吸气时间，气行走六寸，二刻共走十六支二尺，刚好围绕全身一周，这样叫作一度，一昼夜刚好绕行全身五十周，这样称为五十度。

"脉搏一呼吸各动三次，是离其经常的脉，这因为一呼气脉搏动三次，以动二次脉行三寸的标准计算，即三次的脉气应行四寸半，加上一吸气脉搏也动三次，呼气吸气间，脉搏动一次，那么一呼气一吸气脉搏总共搏动七次，气沿着经脉行走九寸的长度。呼吸气十次，脉搏动七十次，气沿着经脉行走九尺。一整天的气即呼吸气二十次，脉搏共动一百四十次，气沿着经脉行走一丈八尺。如此，气一周转全身的计算标准本来为二百七十次呼吸气，一次呼吸气现在行走九寸，二百七十次呼吸气脉行走二十四丈三尺，按全身经脉一周的长度为十六丈二尺计算，恰恰超过八丈一尺，如以一周天三百六十度为标准来衡量，八丈一尺恰为周身十六丈二尺之半，好像气超过到一百八十度的角度，所以说，脉搏动一呼吸各为三次的叫作离经。离经常的就生病，这样阳盛于阴的程度，恰为阳二阴一的比重。

"如果一呼吸脉搏动各三次又见紧脉的，这是血受到剥夺的缘故。如果一呼吸脉搏各动四次，这是精受到剥夺的缘故。那是一呼气时间脉搏动四次，按动一次气行一寸半计算，那么气行六寸。人的一吸气也六寸，加上呼吸之间脉搏动一次，共计一呼吸时间，脉搏动九次，气行走一尺二寸。依此类推，人的呼吸气十息，脉搏就动九十次，气行走一丈二尺。

"一个完全周天的气，即呼、吸气各二十次，脉搏就动一百八十次，气行走二丈四尺。如此，气一周转全身的计算标准本来为二百七十次呼吸气，一次呼吸气现在行走一尺二寸，二百七十次的呼吸气行走三十二支四尺，按全身经脉一周的长度为十六丈二尺计算，恰恰超过十六丈二尺，以周天为三百六十度为标准来衡量,超过的十六丈二尺,恰恰达到周身长度的一倍,就像周天又转了三百六十度一样,这样,本应一次遍到全身而却二次行遍全身,还没有达到周身后的五个骨节,一时的气而重复合倍地来到了。左右寸关尺各脉出现浮涩脉象,是反映有关的脏器没有精水,病症难以治疗。因为浮脉为阳,涩主血少,亦主精伤,浮涩兼现,阳盛精竭可知,阴阳对比,形成阳三阴一。

" 如果呼吸气时,脉搏各动四次,而又出现紧象,这是形受到剥夺。如果呼吸气时,脉搏各动五次的死。这样的脉,一呼气时,脉搏动了五次,应当气行走七寸半。一吸气时,脉搏也动五次,加上呼气吸气之间,脉搏也动一次,所以一呼吸气时间,脉搏共动了十一次,气行走一尺五寸。按此计算,呼吸气十次,脉搏共动一百一十次,气行走一丈五尺。

一个完全周天的气,即呼吸气各二十次,脉搏共动二百二十次,气行走三丈。这样情况,气一周转全身的计算标准本来为二百七十次呼吸气,一次呼吸气现在行走一尺五寸,二百七十次的呼吸气,行走四十丈另五尺。按全身经脉一周的长度为十六丈二尺计算,正好超过二十四丈三尺,超过一周天为十六丈二尺,合三百六十度,超过半周身为八丈一尺,合一百八十度,两者相加,为二十四丈三尺,应为气超过五百四十度。这样一周子身的经脉,过了三百六十五节,气行过五百四十度。如果照此速度,脉搏两次环绕全身,应为行走八十一丈,气行过一千另八十度。如以每周天为三百六十度计算,共分为三次周天,末次周天为三百六十度,超过一百七十度。

三百六十五节,每一节的气到了这样情况,气浮,因为阳横,气也涩,因为精血竭,经脉流行的气血竭尽。" 阴者存精而起亟"阴亡所以不守在中,五脏痿软和消瘦,精神散亡。若一呼吸气脉搏各动五次,而又见紧的脉象,主死。无生气的症候,是三阴三阳都竭的缘故,三阴三阳的气已竭,五脏的形迹虽具,仍是无药可救的死候。

" 一损一乘的脉象,就是人一呼脉动一次,一吸脉也动一次,呼吸一次,脉动二次,气行三寸。呼吸十次,脉动二十次,气行三尺。一备之气,脉动四十次,气行六尺,不及统身一周,一百八十节。故气短而无法行遍全身,苦气不足,身体懈惰疲惫。

" 再损的脉象,人呼吸各一次,脉动一次,气行一寸五分。呼吸各十次,脉动十次,气行一尺五寸。一备之气,脉动二十次,气行三尺,不及周身二百节。血凝气尽,经脉无法适当其时而运行,称为离经。血离经脉,所以大小便皆出血。

"三损的脉象,人呼吸后,又加一次呼气,脉动一次。十次呼吸,脉动七次,气行一尺五寸。一备之气,呼吸各二十次,脉动十四次,气行二尺一寸,经脉不及周身二百九十七节,所以叫气血互相矛盾,互相竞争。气喜欢行走,而血却不随气行,因而未协调,都已经变衰微。气闭塞,而不畅通,内有邪实,就会见胸部闷满,脏器枯稿,气血相争于中,其气不朝于血,因而血凝结于中,主死。

"四损的脉象,两次呼吸,脉动一次。呼吸十次,脉动五次,气行七寸半。一备之气,脉动十次,气行一尺五寸。不及周身三百一十五节,叫作亡血。亡血,即血行平常度数失掉,身体羸弱疲惫,皮包着骨,气血俱尽,五脏失去所藏之神,主死。

"五损的脉象,二次呼吸,再加上一呼,脉动一次。呼吸十次,脉动四次,气行六寸,一备之气,脉动八次,气行一尺二寸。不及周身三百二十四节,这病叫作绝。绝的意思,是指气急促而下不来床,口气寒,脉俱绝,主死。"

岐伯说:脉象和春、夏、秋。冬四时正常脉相矛盾者,叫作至启脉。所谓至启脉,是说损脉和至脉的开始。损脉的内容,是按五脏分类,少阴属肾,肾主骨,骨感沉重,是肾所存的志有所损害的缘故。饮食减少,肌肉消瘦,是脾所藏的意有所损害的缘故。身体安逸躺在床上,躺着反感身体不便利而无法安卧,耳目感到不清晰,是肝所藏的魂有所损害的缘故。呼气和吸气不是互相通畅,面上五色无光泽,是肺所藏的魄有所损害。四肢都出现脉者为乱,是心所藏的神有所损害的缘故。

"大损影响寿命约三十年,中损影响寿命约二十年,下损影响寿命约十年,损脉各用四时的春、夏、秋、冬的脉象显现出来。平常无病的人,人长而脉搏很短为大损,约影响寿命三十年。如果人短而脉搏很长为中损,约影响寿命二十年。手足都细小,为下损,约影响寿命十年。失去精气的,损害寿命约一年。男子左脉短,右脉长,为阳损,约影响寿命半年。女子右脉短,左脉长,为阴损,约影响寿命半年。春天脉象应当见肝脉,反而见脾脉肺、脉是损脉。夏天脉象应当见心脉,反而见肾脉、肺脉是损脉。秋天脉象应当见肺脉,反而见肝脉、心脉是损脉。冬天脉象应当见肾脉,反而见心脉脾、脉是损脉。

"应当详细审察寸口的脉,似绝非绝,前寸部和后尺部的脉搏只现隐没的 去',而切不出触指的 来',叫作断绝不通的绝脉。脉搏在掌上有击指的动脉,坚硬像弹石,这是上脉虚竭,而下脉还在,根本未亡,表明还有胃气。但是上脉和下脉都不现者,就会死。脉搏不断绝和不消灭,都是有生气的。这些都是阐述损脉 至脉的内容,也是按五脏分类,言语声音似由下腹发出的,眼睛看到远处,有扰乱的异物幻觉,这是肾所藏志的太过脉。身体粗大,饮食突然加多,是脾所藏意的太过脉。讲话的时候似有所幻觉,手足抽搐,是肝所藏魂的太过脉。脸上颜色似繁盛的草木,气色荣华,浮在皮肤外面,是肺所藏魄的太过脉。脉搏动微小而各脉不相协调,呼吸自动增强,是心所藏神的太过脉。这些所述,是太过脉的诊察方法。危候的脉和有生气的脉,互相呼应,同时出现,而各种病,得到气的贯注的,主生。十成中约有五成会好,生机已占了一半了。"黄帝说:"讲得很对。"

诊脉动止投数疏数死期年月第六

原文

脉一动一止，二日死。二动一止，三日死。三动一止，四日死，或五日死。四动一止，六日死。五动一止，五日死，或七日死。六动一止，八日死。七动一止，九日死。八动一止，十日死。九动一止，九日死。又云十一日死。十动一止，立夏死。十一动一止，夏至死。十二、十三动一止，立秋死。十四、十五动一止，立冬死。二十动一止，一岁死，若立秋死。二十一动一止，二岁死。二十五动一止，立冬死。三十动一止，二岁若三岁死。三十五动一止，三岁死。四十动一止，四岁死。五十动一止，五岁死。不满五十动一止，五岁死。

脉来五十投而不止者，五脏皆受气，即无病。脉来四十投而一止者，一脏无气。却后四岁，春草生而死。脉来三十投而一止者，二脏无气。却后三岁，麦熟而死。脉来二十投而一止者，三脏无气，却后二岁，桑椹赤而死。脉来十投而一止者，四脏无气，岁中死。得节不动，出清明日死，远不出谷雨而死。脉来五动而一止者，五脏元气，却后五日而死。

脉一来而久住者，宿病在心主中治。脉二来而久住者，病在肝枝中治。脉三来而久住者，病在脾下中治。脉四来而久住者，病在肾间中治。脉五来而久住者，病在肺支中治。五脉病，虚羸人得此者，死。所以然者，药不得而治，针不得而及。盛人可治，气全故也。

译文

脉搏动一次而见一停的，二日死。脉搏动二次而见一停的，三日死。脉搏动三次而见一停的，四日或五日死。脉搏动四次而见一停的，六日死。脉搏动五次而见一停的，五日或七日死。脉搏动六次而见一停的，八日死。脉搏动七次而见一停的，九日死。脉搏动八次而见一停的，十日死。脉搏动九次而见一停的，九日死。有的说十一日死。脉搏动十次而见一停的，立夏死。脉搏动十一次而见一停的，夏至死。脉搏动十二次或十三次而见一停的,立秋死。脉搏动十四次或十五次而见一停的,立冬死。脉搏动二十次而见一停的,一岁死,或立秋死。脉搏动二十一次而见一停的,二岁死。脉搏动二十五次而见一停的,立冬死。脉搏动三十次而见一停的,二岁或三岁死。脉搏动三十五次而见一停的,三岁死。脉搏动四十次而见一停的,四岁死。脉搏动五十次而见一停的,五岁死。脉搏动不满五十次而见一停的,五岁死。

寸口脉搏动五十次而无停止,这是五脏康健、精气旺盛的征象,也是无病的征象。如脉搏动四十次而见一停的,表明一脏(肾的脏气)衰败。过四年后,春草生长时死。脉搏动三十次而见一停的,表明两脏(肾、肝脏气)衰败。过三年后,麦熟时节死。脉搏动二十次而见一停的,表明三脏(肾、肝、脾脏气)衰败。过二年后桑椹成熟时节死。脉搏动十次而见一停的,表明四脏(肾、肝、脾、心脏气)衰败,半年以内死。如逢节气病情没有好转,过清明节就会死,最迟也不会拖过谷雨节气。脉搏动五次而见一停的,表明五脏气都已衰败,过五日后死。

如果病人脉搏动一次,暂时歇止而又跳动的,原来有心病,应该取心经加以治疗。如果病人脉搏动二次,暂时歇止而又跳动的,应该取肝经加以治疗。如果病人脉搏动三次,暂时歇止而又跳动的,应该取脾经加以治疗。如果脉搏动四次,暂时歇止而又跳动的,应该取肾经加以治疗。如果脉搏动五次,暂时歇止而又跳动的,应该取肺经加以治疗。如果衰弱的人,寸口五脏脉位皆表现虚弱的,主死。所以致此,因为形、脉皆虚,针药已无能为力,故属险候。如果形气强健,正气尚足,虽然五脏皆现虚脉,但还有治愈的可能。

诊百病死生决第七

🥄 **原文**

诊伤寒,热盛,脉浮大者,生;沉小者,死。伤寒,已得汗,脉沉小者,生;浮大者,死。温病,三、四日以下,不得汗,脉大疾者,生;脉细小难得者,死不治。温病,穰穰大热,其脉细小者,死。温病,下利,腹中痛甚者,死不治。

温病，汗不出，出不至足者，死；厥道汗出，脉坚强急者，生；虚缓者，死。温病，二、三日，身体热，腹满，头痛，食饮如故，脉直而疾者，八日死。四、五日，头痛、腹痛而吐，脉来细强，十二日死。八、九日，头不疼，身不痛，目不赤，色不变，而反利，脉来牒牒按之不弹手，时大，心下坚，十七日死。

热病，七、八日，脉不软不散者，当喑哑。后三日，温汗不出者，死。热病，七、八日，其脉微细，小便不利，加暴口燥，脉代，舌焦干黑者，死。热病，末得汗，脉盛躁疾，得汗者，生；不得汗者，难差。热病，已得汗，脉静安者，生；脉躁者，难治。

热病，已得汗，常大热不利，腹中痛甚的死。去者，亦死。热病，已得汗，热未去，脉微躁者，慎不得刺治。热病，发热，热甚者，其脉阴阳皆竭，慎勿刺。不汗出，必下利。诊人被风，不仁痿蹶，其脉虚者，生；紧急疾者，死。诊癫病，虚则可治，实则死。

癫疾，脉实坚者，生；脉沉细小者，死。癫疾，脉搏大滑者，久久自已。其脉沉小急实，不可治；小坚急，亦不可疗。诊头痛目痛，久视无所见者，死。诊人心腹积聚，其脉坚强急者，生；虚弱者，死。又实强者，生；沉者，死。其脉大，腹大胀，四肢厥冷，其人脉形长者，死。腹胀满，便血，脉大时绝，极下血，脉小疾者，死。心腹痛，痛不得急，脉细小迟者，生。坚大疾者，死。

肠澼，便血，身热则死，寒则生。肠澼，下白沫，脉沉则生，浮则死。肠澼，下脓血，脉弦绝则死，滑大则生。肠澼之属，身热，脉不弦绝，滑大者，生；弦涩者，死。以藏期之。肠澼，下脓血，脉沉小流连者，生。数疾且大，有热者，死。肠澼，筋挛，其脉小细安静者，生。浮大紧者，死。

洞泄，食不化，不得留，下脓血，脉微小迟者，生。紧急者，死。泄注，脉缓时小结者，生。浮大数者，死。蟨蚀食阴肛，其脉虚小者，生。紧急者，死。咳嗽，脉沉紧者，死。浮直者，生。浮软者，生。小沉伏匿者，死。

咳嗽，羸瘦，脉形坚大者，死。咳嗽，脱形，发热，脉小坚急者，死。肌瘦，下脱形，热不去者，死。咳而呕，腹胀且泄，其脉弦急欲绝者，死。吐血，衄血、脉滑小弱者，生。实大者，死。汗出若衄，其脉小滑者，生。大躁者，死。

唾血，脉紧强者，死。滑者，生。吐血再咳，上气，其脉数，有热，不得卧者，死。上气，脉数者，死。谓其形损故也。上气，喘息低昂，其脉滑，手足温者，生。咏涩，四肢寒者，死。上气，面浮肿，肩息，其脉大，不可治，加利必死。

上气，注液，其脉虚宁宁伏匿者，生。坚强者，死。寒气上攻，脉实而顺滑者，生。实而逆涩者，死。消瘅，脉实大，病久可治。脉弦小坚急，病久不可治。消渴，脉数大者，生。细小浮短者，死。消渴，脉沉小者，生。实坚大者，死。

水病，脉洪大者，可治。微细者，不可治。水病，胀闭，其脉浮大软者，生。沉细虚小者，死。水病，腹大如鼓，脉实者，生。虚者，死。卒中恶，吐血数升，脉沉数细者，死。浮大疾快者，生。卒中恶，腹大，四肢满，脉大而缓者，生。紧大而，浮者死。紧细细而微者，亦生。

病疮，腰脊强急、瘛疭者，皆不可治。寒热，瘛疭，其脉代绝者，死。金疮，血出太多，其脉虚细者，生。数实大者，死。金疮出血，脉沉小者，生。浮大者，死。斫疮出血一、二石，脉来大，二十日死。斫刺俱有，病多，少血，出不自止断者，其血止，脉来大者，七日死。滑细者，生。

从高倾仆，内有血，腹胀满，其脉坚强者，生。小弱者，死。人为百药所中伤，脉浮涩而疾者，生。微细者，死。洪大而迟者，生。人病甚而脉不调者，难差。人病甚而脉洪者，易差。人内外俱虚，身体冷而汗出，微呕而烦扰，手足厥逆，体不得安静者，死。脉实满，手足寒，头热，春秋生，冬夏死。

老人脉微，阳赢阴强者，生。脉焱大加息者，死。阴弱阳强，脉至而代，奇月而死。尺脉涩而坚，为血实气虚也。其发病腹痛，逆满气上行，此为妇人胞中绝伤，有恶血，久成结瘕，得病以冬时，黍穄赤而死。尺脉细而微者，血气俱不足，细而来有力者，是谷气不充，病得节辄动，枣叶生而死，此病秋时得之。

左手寸口脉偏动，乍大乍小不齐，从寸口至关，关至尺，三部之位，处处动摇，各异不同，其人病，仲夏得之此脉，桃花落而死。右手寸口脉偏沉伏，乍小乍大，朝来浮大，暮夜沉伏，浮大即太过，上出鱼际，沉伏即下不至关中，往来无常，时时复来者，榆叶枯落而死。

右手尺部脉，三十动一止，有顷更还，二十动一止，乍动乍疏，连连相因，不与息数相应，其人虽食谷犹不愈，蘩草生而死。左手足部脉，四十动而一止，止而复来，来逆如循直木，如循张弓弦，絙絙然如两人共引一索，至立冬死。

译文

诊察伤寒,发高热,脉浮大,主生;脉沉小,主死。伤寒患者,发汗后,脉沉小,主生;脉浮大,主死。温病,已过三、四天,还未发汗,脉大而疾,主生;脉细小而微很难扪到的,主死。温病,发壮热,脉细小,主死。温病,下温病,汗不出,即使汗出也不足的,主死;如果汗出四肢厥逆,脉坚强而快的,主生;脉空虚而缓慢,主死。温病二、三日,肌热,腹胀满,头痛,饮食照常,脉弦直而数,到第八天就会死。温病已有四、五天,症见头痛、腹痛而吐,脉来细而有力,到第十二天就会死。温病八、九天,出现头不疼,身不痛,目不红,面色如常,反见下利,脉来沉迟,按下去不弹手,有时忽大,胃脘硬症状满的,十七日死。

热病七、八日,脉不软不散的,应当暗哑。假如声哑已经三天了,蕴汗不出的,主死。热病七、八天,如果脉微细,小便不利,加上突然口干,脉见歇止,舌焦而干黑的,主死。热病,无汗出,脉洪大而动数,如果得汗出,主生;不得汗出,病在恶化,不易瘥减。热病,已经得汗,脉安静的,主生;如见躁动的,不易治疗。

热病,已经得汗,仍时常高热不退的,也是死。热病,已经发汗,但热不退,脉微躁的,应该慎重处理,针刺治疗,是不可以乱用的。热病,发高热,寸尺脉都非常微弱欲绝,应当慎重处理,针刺治疗的方法是不能随便乱用的。如果热甚不出汗,必迫下成利。诊察风病的人,四肢痪痹颠仆,如果脉虚,主生;脉紧而数急,主死。诊察癫病,脉虚的可以治疗,脉实的就会死。

癫疾,脉实坚,主生;脉沉细小,主死。癫疾,如果脉搏大滑手的,一段时间过后可以自愈。如果脉沉小数实的,不易治疗;脉小坚数的,也不易治疗。诊察头痛、目痛病人,如果病人久视而看不见东西的,主死。诊察心腹积聚病人,脉坚硬有力而数的,主生;脉虚弱的,主死。脉实而强,主生;脉沉,主死。如果脉象大,又见腹胀大,四肢厥冷,又兼脉的形状长的,主死。如果腹胀满,便血,脉大有时不显,下血过多,脉细数的,主死。心腹痛不止,脉细小而迟,主生。脉坚大而数,主死。

痢疾,便血,身热,主死;身寒,主生。痢疾,下白沫,脉沉,主生;脉浮就会死。痢疾下脓血,脉微欲绝,主死;脉滑大,主生。痢疾之类的病,身热,脉不微细,滑大,主生;脉涩的,主死。因为痢疾不一定专属于肠,很有可能与其他脏腑有联系,可从其他脏腑的病变表现测其予后。痢疾,下脓血便,脉沉小流利,主生。脉数大,而且发热,主死。痢疾,出现筋脉挛急,脉细小安静,主生。脉浮紧而大,主死。

泄泻病,食入未经消化,即行泻出,如果夹有脓血,脉微小迟的,主生。脉紧急的,主死。泄泻不禁,如果脉缓偶有微结,主生。脉浮大而数,主死。蛊虫引发肛门病如果脉虚小,主生。脉紧数,主死。咳嗽病,如果脉沉紧,主死。脉浮弦直,主生。脉浮软,主生。脉沉小欲绝,主死。

咳嗽病,形体羸弱清瘦,脉象坚大,主死。咳嗽病,脱形,发热,脉小坚数的,主死。肌瘦,下脱形,不退热的,主死。咳嗽呕吐,同时出现腹胀泄泻,脉弦数又欲绝的,主死。吐血,衄血,脉滑小弱,主生。脉实大,主死。汗出若同时衄,脉小滑,主生。脉大而躁动,主死。

唾血,脉紧而坚强,主死。脉滑,主生。吐血同时伴有咳嗽,气促,脉数,又有发热,无法安卧,主死。气促,脉数,主死。这是由于其形体衰损的缘故。气促喘息起落不平息,脉滑,四肢温,主生。脉涩,四肢冷,主死。气促,面浮肿,抬肩,脉大,不易治疗,如果兼见痢疾,必死无疑。

气促痰液停留,脉虚静不浮,主生。脉坚劲,主死。寒气犯肺喘息,脉实而顺滑,主生。脉实而逆涩,主死。消渴病,虽然病了很久,但脉仍实大,还可治疗。如果脉小而坚数,病程又很久,为不易治疗之症。消渴病,脉数大,主生。脉细小而浮短,主死。消渴病,脉沉小,主生。脉有力坚大,主死。

水肿病,脉洪大,可治;脉微细,难治。水肿病,腹胀兼见二便不通,脉浮大而软,主生。脉沉细小而虚,主死。水肿病,腹胀如鼓,脉实,主生。脉虚,主死。突然冒犯不正之气而得中恶病,吐血数升,脉沉细数,主死。脉浮大而数,主生。中恶痛,腹胀,四肢浮肿,脉大而缓,主生。脉浮紧而大,主死。脉细紧而微,也是有生还的希望的。

疮疡病,腰脊强硬,四肢抽搐,皆不易治愈。如果发热恶寒,抽搐,脉代欲绝,主死。金刃创伤,血出过多,脉虚细,主生。脉数大而实,主死。金刃创伤出血,脉沉小,主生。脉浮大,死。刀击伤出血一、二石之多,脉大,二十日死。金刃击伤兼有刺伤,伤较复杂,如血出虽少,但连续不断,即使血止,其脉来大,七日内也会死之。脉滑细,主生。

从高处跌仆,内出血,腹部胀满,脉坚强,主生。脉小弱,主死。误服药中毒的人,如果脉浮涩而数,主生。脉微细,主死。脉洪大而迟,主生。病人病情重而脉不调和,难以治愈。病人病情重而脉洪,容易治愈。病人内外俱虚,身冷而汗出,微呕吐而胸中烦扰,四肢厥冷,躁动不安,主死。脉实而有力,四肢冷,头热,如在春秋季生病,主生,而在冬夏季生病,主死。

老年人脉微,如果寸脉弱,尺脉强,主生。脉乍大兼急数,主死。如果尺脉弱,寸脉强,有代脉出现,越月会死。尺部脉涩而坚,出现腹痛、胸满、短气症状,此为血实气虚的缘故。这是因为妇人胞中损伤,瘀血内停所致,时间久了,可以结成症瘕。如果于冬季发病,到季稿成熟季节就会死去。尺部脉细而微,表明气血不足,脉细而有力的,表明谷气不充,中气不足,每逢节气病情就会发作,多在秋离易患此病,到枣叶生的季节就会死。

左手寸口脉偏动,乍大乍小不整齐,从寸至关,从关至尺,三部脉跳动不一样,人在五月见此脉象,到明年桃花落的季节就会死去。右手寸口脉偏沉伏,易大易小,早晨脉象浮大,夜晚脉象沉伏,浮大泳时上出鱼际,沉伏脉下不至关中,来去无规律,来时有停至,病人出现这种脉象,到榆树叶枯落季节就会死。

右手尺部脉,跳动三十至一歇止,旋即更跳动,二十至又一歇止,一会儿跳动,一会儿又停止,反复出现,没有规律性,脉的跳动不相应于呼吸,病人虽然能食,但病仍不会好转,出现这种脉象,病人到蘩草生长的时候就会死去。左手尺部脉,跳动四十至而一歇止,歇止后又来,而且来如手触直木,又如张开弓弦那样,只觉强劲不柔,并如两人共绞一绳,既强直又紧绞不停,出现这种脉的人,到立冬就会死去。

诊三部脉虚实决死生第八

原　文

三部脉调雨和者,生。三部脉废者,死。三部脉虚,其人长病得之,死。虚而涩,长病亦死。虚而滑亦死,虚而缓亦死,虚而弦急,癫病亦死。三部脉实而大,长病得之,死。实而滑,长病得之,生。卒病得之,死。实而缓亦生,实而紧亦生。实而紧急,癫痫可治。

三部脉强，非称其人病使死。三部脉赢，非其人得之，死。三部脉粗，长病得之，死。卒病得之，生。三部脉细而软，长病得之，生。细而数，亦生。微而紧亦生。三部脉大而数，长病得之，生。卒病得之，死。三部脉微而伏，长病得之，死。

三部脉软，长病得之，不治自愈；治之，死。卒病得之，生。三部脉浮而结长病得之，死；浮而滑，长病亦死；浮而数，长病风得之，生。卒病得之，死。三部脉芤，长病得之，生。卒病得之，死。三部脉弦而数，长病得之，生。卒病得之，死。

三部脉革，长病得之，死。卒病得之，生。三部脉坚而数，如银钗股，蛊毒病，必死。数而软，蛊毒病得之，生。三部脉澌澌如羹上肥，长病得之，死。卒病得之，生。三部脉连连如蜘蛛丝，长病得之，死。卒病得之，生。三部脉如霹雳，长病得之，死。三十日死。

三部脉如弓弦，长病得之，死。三部脉累累加贯珠，长病得之，死。三部脉如水淹然流，长病不治自愈；治之反死。三部脉如屋漏，长病十日死。三部脉如雀啄，长病七日死。三部脉如釜中汤沸，朝得暮死。夜半得，日中死。日中得夜半死。三部脉急，切腹间病反辗转腹痛，针上下差。

译文

寸关尺三部脉调和的，主生。寸关尺三部脉乱而不齐的，主死。寸头足三部脉皆虚，如果久病出现此脉，主死。虚而涩的，久病亦会死，虚而滑，或虚而缓的，亦会死。癫病，见虚而弦急的脉，亦会死。寸关尺三部脉实而大，久病出现此脉，主死。寸关尺三部脉实而滑，久病出现此脉，主生。忽然得病的，主死。实而缓或实而紧的，皆可治愈。癫痫病人寸关尺三部脉见实而紧数的，可治愈。

寸关尺三部脉强有力，但形体显得非常衰弱，不相符于脉气的病，主死。寸关尺三部脉虚弱，并非在赢弱的人身上出现，也是脉症不相符，主死。寸关尺三部脉粗大，久病见此脉，主死。忽然得病的得此脉，主生。久病，寸关尺三部脉细而软，或细而数，或微而紧的，均可得生。久病，寸关尺三部脉大而数，主生。忽然得病，见此脉，主死。久病，寸关尺三部脉微而伏的，主死。

久病，寸关尺三部脉软，无需治疗可以自愈；如果治疗不得当，反会死去。忽然得病,出现此脉的,主生。久病,寸关尺三部脉浮而结或浮而滑,都会死。久患风病,寸关尺三部脉浮而数的,主生。忽患风病,出现此脉的,主死。病程久,寸关尺三部脉茈的,主生。忽然得病的,主死。病程久,寸关尺三部脉弦而数的,主生。忽然得病的,主死。

久病,寸关尺三部脉革,主死。忽然得病的,主生。寸关尺三部脉坚而数,像银钗股那样粗硬的,由蛊毒引起肢胀病,必死无疑。如果寸关尺三部脉数而软,是蛊毒引起脏胀痛的,主生。寸关尺三部脉浮,似羹汤上漂浮的肥肉状,久病出现此脉,主死。忽然得病的见此脉,生。寸关尺三部脉,好像蜘蛛丝连着那样细微,久病的见此脉,主死。忽然得病的见此脉,主生。久病,寸关尺三部脉动如雷急击,到三十天,主死。

久病,寸关尺三部脉如弓弦,主死。久病,寸关尺三部脉,似连贯起来的珠子,主死。久病,寸关尺三部脉,好像水流缓缓而去,不要治疗可以自愈;如果治疗不得当,反会死。久病,寸关尺三部脉,见像屋漏滴水状的,十天死。久病,寸关尺三部脉,见像雀啄食样的,七天死。寸关尺三部脉,见像锅中水沸样,绝无根脚的怪脉,早见此脉,夜晚会死。半夜见此脉,第二天中午死。中午见此脉,当天半夜死。寸关尺三部脉急,腹部切按时,病人辗转腹痛,只要在疼痛部位的上下穴位取穴针刺,则可治愈。

第五卷

张仲景论脉第一

原 文

问曰:脉有三部,阴阳相乘。荣卫气血,在人体躬,呼吸出入,上下于中,因息游布,津液流通。随时动作,效象形容,春弦秋浮,冬沉夏洪。察色观脉,大小不同,一时之间,变无经常,尺寸参差,或短或长。上下乖错,或存或亡。病辄改易,进退低昂。心迷意惑,动失纪纲。愿为缕陈,今得分明。

师曰:子之所问,道之根源。脉有三部,尺寸及关。荣卫流行,不失衡铨,肾沉心洪,肺浮肝弦,此自经常,不失铢分。出入升降,漏刻周旋,水下二刻,脉一周身,旋复寸口,虚实见焉。变化相乘,阴阳相干。

风则浮虚,寒则紧弦,沉潜水滀,支饮急弦,动弦为痛,数洪热烦。设有不应,知交所缘,三部不同,病各异端。太过可怪,不及亦然。邪不空见,终必有奸,审察表里,三焦别分,知邪所舍,消息诊看,料度腑脏,独见若神。为子条记,传与贤人。

译 文

问:诊脉有三个部位,皆受到阴阳相互的制约。同时荣卫气血,在人体内部随着呼吸出入,循行于上下周身,由于气息的游行输布,津液则流通无阻。脉象也随着四时不同的季节变化而显示出各种活动状态,这些活动状态,可以取象来描写脉的形状,如春天脉象弦,秋天脉象浮,冬天脉象沉,夏天脉象洪。诊察病人的气色和脉象,大小有所不同,一时之间,变化并不固定,尺寸之间,彼此不齐,有短有长。上下乖错,或存在,或消失。病情常有改变,脉即随着或快或慢,或强或弱。使人很易迷惑不解,往往不得要领。所以我愿意听到详细的陈述,使我心里明白。"

师答:先生所询问的,皆为医学上的根本问题。所谓脉有三部,是指寸、关、尺三部。若荣卫气血流行,不失其常度,则肾脉沉、心脉洪、肺脉浮、肝脉弦,这是各脏本脉的正常情况,不会有厘毫的差错。就是呼吸出入,阴阳升降,也有一定的规律可循,相应于漏壶里的计时刻度,漏壶水滴下二刻,脉循经络行走周身,复回又会寸口,所以从寸口的脉搏,可以诊察人体的虚实。如受病变影响,阴阳偏胜,脉搏也就有所变化。

"例如风病则脉现浮虚,寒病则脉现紧弦,沉潜的脉是水饮停滀,急弦的脉是支饮的缘故,动弦脉说明病人有疼痛症状,数洪脉说明病人有心烦而热症状。若脉和证不相符合,应该分析其原因,寸、关、尺三部的脉搏不同,病情也随之而异。总的说来,脉太过是病态,不及也是病态。邪气不会无缘无故而凭空所致的,其中必然有乱,所以应当审察其在表还是在里,还要分别诊察上中下三焦,从而了解病邪所在,再细心诊察其所属脏腑的病情,这样才能做出准确的诊断。上面为你所概括的每一条都很重要,可传授给有修养的人。"

扁鹊阴阳脉法第二

原文

脉,平旦曰太阳,日中见阳明,晡时曰少阳,黄昏曰少阴,夜半曰太阴,鸡鸣曰厥阴,是三阴三阳时也。少阳之脉,乍小乍大,乍长乍短,动摇六分。王十一月甲子夜半,正月、二月甲子王。太阳之脉,洪大以长,其来浮于筋上,动摇九分。三月、四月甲子王。

阳明之脉,浮大以短,动摇三分。大前小后,状如科斗,其至跳。五月、六月甲子王。少阴之脉紧细,动摇六分。王五月甲子日,七月、八月甲子王。太阴之脉,紧细以长,乘于筋上,动摇九分。九月、十月甲子王。

厥阴之脉,沉短以紧,动摇三分。十一月、十二月甲子王。厥阴之脉急弦,动摇至六分已上,病迟脉寒,小腹痛引腰,形喘者,死。脉缓者,可治,刺足厥阴入五分。少阳之脉乍短,乍长,乍大,乍小,动摇至六分已上。病头痛,胁下满,呕可治。扰即死。刺两季肋端足少阳也,入七分。

阳明之脉洪大以浮,其来滑而跳,大前细后,状如科斗,动摇至三分已上。病眩头痛,腹满痛,呕可治。扰即死。刺脐上四寸,脐下三寸,各六分。

从二月至八月,阳脉在表;从八月至正月,阳脉在里。附阳脉强,附阴脉弱。至即惊,实则痫痰。细而沉,不痫痰即泄,泄即烦,烦即渴,渴即腹满,满即扰,扰即肠澼,澼即脉代,乍至乍不至。大而沉即咳,咳即上气,上气甚则肩息,肩息甚则口舌血出,血出甚即鼻血出。

变出寸口,阴阳表里,以互相乘。如风有道,阴脉乘阳也。寸口中,前后溢者,行风。寸口中,外实内不满者,三风,四温。寸口者,劳风。劳风者,大病亦发。驶行汗出亦发。软风者,上下微微扶骨,是其诊也。表缓腹内急者,软风也。

猥雷实夹者,飘风,从阴趋阳者,风邪,一来调,一来速,鬼邪也。阴缓阳急者,表有风来人藏也。阴急者,风已抱阳入腹。上逯逯,下宛宛,不能至阳,流饮也。上下血微,阴强者,为漏癖;阳强音,酒癖也。伛偷不过微反阳,滄浆也。

阴,扶骨绝者,从寸口前顿趣于阴,汗水也。来调四布者,欲病水也。阴脉不偷,阳脉伤,复少津。寸口中后大前兑,至阳而实者,癖食。小过阳,一分者,七日癖;二分者,十日癖;三分者,十五日癖;四分者,二十日癖;四分中伏不过者,半岁癖。

敦敦不至胃阴一分,饮埔饵癖也。外勾者,久癖也。内卷者,十日以还。外强内弱者,裹大核也。并浮而弦者汁核。并浮紧而数,如沉,病暑食粥。有内紧而伏,麦饭若饼。寸口脉倚阳,紧细以微,瓜菜皮也。若倚如紧,荠藏莱也。颐颐无数,生肉癖也;附阳者,炙肉癖也。小倚生,浮大如故,生麦豆也。

译文

三阴三阳经脉的运行:寅时到太阳经,午时到阳明经,申时到少阳经,戌时到少阴经,子时到太阴经,丑时到厥阴经,这些是三阴三阳经脉运行的时辰。少阳的脉,忽小,忽大,忽长,忽短,脉动摇的幅度占有六分范围。少阳旺盛,在十一月份甲子夜半子时,而时至正月或二月甲子日,也为少阳旺盛的时期。太阳的脉,洪大且长,其应手在筋的上面,脉动摇的幅度占有九分范围。三月或四月甲子日,太阳旺盛。

阳明的脉,浮大且短,脉动摇的幅度占有三分范围。脉前头大而后面小,似蝌蚪,应手有跳动状。时至五月或六月甲子日,阳明旺盛。少阴的脉,紧细。脉动摇的幅度占有六分范围。少阴旺盛在五月份甲子午时,而时至七月或八月甲子日,也为少阳旺盛的时期。太阴的脉,紧细又长,脉在筋的上面,脉动摇的幅度占有九分范围。时至九月或十月甲子日,太阴旺盛。

厥阴的脉,沉短又紧,脉动摇的幅度,占有三分范围。时至十一月或十二月甲子日,厥阴旺盛。厥阴的脉,又急又弦,脉动摇的幅度若超出六分范围以上,而病程长,又见寒脉,小腹疼痛牵引到腰,则时兼见喘息体形的,主死。如果脉搏和缓,尚可治疗,针刺厥阴经,可刺入五分。少阳的脉,忽短,忽长,忽大,忽小,脉动摇的幅度,达到六分范围以上。症状是头痛胁下满,如果出现呕症,可以治疗。如果烦扰不安很快就会死。针刺两侧季肋末端,足少阳经的穴位,可刺入七分。

阳明的脉,洪大兼浮,如果脉应手出现前头大,后面小,似蝌蚪,脉象滑利而又有跳动,动摇范围在三分以上。有目眩,头痛,腹部又满又痛的症状出现,如果见呕症可以治疗。如果烦扰不安,很快就会死。针刺脐上四寸中脘穴和脐下三寸关元穴,刺入穴内各六分。

从二月到八月,阳脉在表;从八月到正月,阳脉在里。如果脉搏有力,是阳气增加的征象;如果脉搏无力,是阴气增加的征象。阴阳如果极端偏盛,就有惊的症状出现,实邪在内,就见筋脉忽拘急、忽弛缓的症状出现。如果脉沉细,未见拘急或弛缓,而见泄泻,泄泻后就心烦,心烦后就口渴,口渴后就腹胀满,腹胀满就见躁扰,躁扰发痫疾,见代脉,忽动忽不动。如果脉沉大,病人会咳嗽,气上冲,病甚时,呼吸会耸动肩部,再厉害就口舌出血,再继续发展下去鼻部就会出血。

脉搏变化,出现在寸口,它的阴阳表里之间,此消彼长,表现出盛衰的变化。如风的途径;"巽"为风;"巽"下一阴雨乘上二阳,仿此以比风脉,恰合阴脉乘阳之象。寸口脉,前后皆满溢的,是游走风的表现。寸口脉,浮按脉硬,而沉按脉不满,三分为风症,四分为温症。寸口脉,可以诊别劳风。大病并发是它的症状表现,即疾行汗出也会并发。软风病,按尺寸部到骨面,脉微微应指,这是它的脉象。而表症和缓,腹里拘急,才是它的症状表现。

飘风病,脉如连声雷样连续而两侧有力,而风邪病的症状,脉从阴到阳,搏动快速,如果来"脉忽而调和,忽而快速,又是鬼邪病的症状。脉阴缓阳急的,是风邪从外表侵入内脏的缘故。只阴脉急的,是风邪卷抱阳气并侵入腹内的缘故。如果寸脉缓,而尺脉弱,搏动无法达到表层,是流饮病的症状。上下部少血,而阴部脉强的,是漏癖病的症状;如阳部脉强的,是酒癖病。曲背,体质弱,身无病,微脉反而出现在阳部,这是澹浆病的症状。

尺部重接到骨无脉,而寸部至尺部之间搏动疾速,是汗水病的症状。仅仅来"脉调和,如雨露四布,是水病的先兆。尺部不弱,寸部有伤象,病中将再度出现少津液症状。寸口脉,尺部大,寸部搏指到表层出现实象,是癖食病的征象。脉象小,其病在于阳,如脉动摇一分的,是癖块达七天的征象;二分的,是癖块达十天的征象;三分的,是癖块达十五天的征象;四分的,是癖块达二十天的征象;如果脉动摇四分,但隐伏在深部,身无他病,是癖块已达半年。

如右手关部深层,脉搏触指有重感而动摇一分的,是吃粉饼和水引起的癖块。脉表层出现弯钩象,是患癖块很久的缘故。脉深层现拳象,是十天以内的癖块症状。脉经按硬而重按软,是患包着大核的癖块的症状。脉左右手均浮弦,是癖块里有液、有核的缘故。脉左右手浮取现紧数象,恰相似于沉取,是暑病吃稀饭的缘故。脉极重按则到骨才现紧象,是吃麦饭或饼积滞所致。靠近阳部的寸口脉,出现紧细,又似微脉,是吃瓜菜皮积滞所致。如果极重按着骨,似有紧象,是吃久藏荠菜所致。脉接到深部,无法辨别至数,是吃生肉所致的癖块。深部出现阳脉,是吃炙肉所致的癖块。脉深部小,但与时令,面部却有相生迹象,而浮取仍然是大,是吃生麦豆所致的癖块。

扁鹊脉法第三

原　文

扁鹊曰:人一息脉二至谓平脉,体形无苦。人一息脉三至谓病脉。一息四至谓痹者,脱脉气。其眼睛青者,死。人一息脉五至以上,死,不可治也。都息病,脉来动,取极五至,病有六、七至也。扁鹊曰:平和之气,不缓不急,不滑不涩,不存不亡,不短不长,不俯不仰,不从不横,此谓平脉。肾受如此,身无苦也。

扁鹊曰：脉气弦急，病在肝。少食多厌，里急，多言，头眩目痛，腹满筋挛，癫疾上气，小腹积坚，时时唾血，咽喉中干。相病之法，视色听声，观病之所在，候脉要诀岂不微乎。

脉浮如数，无热者，风也。若浮如数，而有热者，气也。脉洪大者，又两乳房动，脉复数，加有寒热，此伤寒病也。若羸长病，如脉浮溢寸口，复有微热，此疰气病也。如复咳又多热，乍剧乍差，难治也。又疗无剧者，易差。不咳者，易治也。

译 文

扁鹊说："人一吸脉搏动二次，这是正常的脉象，说明形体健康，无痛苦。假如一吸脉搏动三次，这是病脉。假如一吸脉搏动四次，这是痹病，脉气脱的缘故。如果病人眼睛出现青色的，为死候。假如病人一吸脉搏动五次以上属死候，就很难起死回生的。喘息病，一吸脉搏动都超过五次，有的竟至六、七次。"

扁鹊说："调和之脉气，既不缓不急，从容不迫。不像滑脉那样往来流利，也不像涩脉那样往来塞涩。脉像似存又亡，似亡又存，表现不显露，轻按脉象不会过于本位，重按本位脉象仍有，不会俯仰不齐，亦不会纵横交叉般散乱无序，才是正常的脉象。如果肾脏出现如此正常的脉象，其他脉位虽有非常，但其根本不乱，说明身体并无大碍，基本还是健康的。"

扁鹊说：脉气弦急，病变在肝。出现食欲不佳，食量减少，里拘急，多言，头眩目痛，腹部胀满，筋脉挛急，巅顶疼痛，气促，小腹积聚癥结，经常吐血，咽喉干燥的症状。诊察之法是通过望色闻声了解病所，要从望色、听声结合脉象来作诊断，所以辨脉的要诀并不是一件简单的事情。

"如果脉浮数，身无发热，此为风邪。如果脉浮数，身有发热，此为邪在气分。如果脉洪大，又兼见两乳房下垂，和脉象又数，且有寒热的，此为伤寒病症状。假如久病衰弱的人，寸口脉浮大，又有微热者，这是疰气的症状。如果又见咳嗽，发热，病情有时剧，有时好的，不易治疗。如果病情表现不严重的易治。无咳嗽症状出现的，更易治疗。"

扁鹊华佗察声色要诀第四

原文

病人五脏已夺，神明不守，声嘶者，死。病人循衣缝，谵言者，不可治。病人阴阳俱绝，揲衣撮空，妄言者，死。病人妄言错乱及不能语者，不治。热病者，可治。病人阴阳俱绝，失音不能言者，三日半死。病人两目皆有黄色起者，其病方愈。

病人面黄目青者，不死。青如草滋，死。病人面黄目赤者，不死。赤如衃血，死。病人面黄目白者，不死。白如枯骨，死。病人面黄目黑者，不死。黑如始，死。病人面目俱等者，不死。病人面黑目青者，不死。病人面青目白者，死。

病人面黑目白者，不死。病人面赤目青者，六日死。病人面黄目青者，九日必死，是谓乱经。饮酒当风，邪入胃经，胆气妄泄，目则为青，虽有天救，不可复生。病人面赤目白者，十日死。忧恚思虑，心气内索，面色反好，急求棺椁。病人面白目黑者，死。此谓荣华已去，血脉空索。

病人面黑目白者，八日死。肾气内伤，病因留积。病人面青目黄者，五日死。病人著床，心痛短气，脾竭内伤，百日复愈。能起傍惶，因坐于地，其立倚床。能治此者，可谓神良。病人面无精光若土色，不受饮食者，四日死。病人目无精光，及牙齿黑色者。不治。病人耳目鼻口有黑色起，入于口者，必死。

病人耳目及颧颊赤者，死在五日中。病人黑色出于额，上发际，下直鼻脊，两颧上者，亦死在五日中。病人黑气出天中，下至年上颧上者，死。病人及健人，黑色若白色起，入目及鼻口，死在三日中。病人及健人，而忽如马肝色，望之如青，近之如黑者，死。

病人面黑，目直视，恶风者，死。病人面黑唇青者，死。病人面青唇黑者，死。病人面黑，两胁下满，不能自转反者，死。病人目直视，肩息者，一日死。病人头目久痛，卒视无所见者，死。病人阴结阳绝，目精脱，恍惚者，死。

病人阴阳绝竭，目眶陷者，死。病人眉系倾者，七日死。病人口如鱼口，不能复闭，而气出多不反者，死。病人口张者，三日死。病人唇青，人中反，三日死。病人唇反，人中反者，死。

病人唇口忽干者，不治。病人唇肿齿焦者，死。病人阴阳俱竭，其齿如熟小豆，其脉驶者，死。病人齿忽变黑者，十三日死。病人舌卷卵缩者，必死。病人汗出不流，去卷黑者，死。

病人发直者，十五日死。病人发如干麻，善怒者，死。病人发与眉冲起者，死。病人爪甲青者，死。病人爪甲白者，不治。病人手足爪甲下肉黑者，八日死。病人荣卫竭绝，面浮肿者，死。病人卒肿，其面苍黑者，死。

病人手掌肿，无文者，死。病人脐肿，反出者，死。病人阴囊茎俱肿者，死。病人脉绝，口张足肿者，五日死。病人足跗上肿，两膝大如斗者，十日死。病人卧，遗屎不觉者，死。病人尸臭者，不可治。肝病皮黑，肺之日庚辛死。

心病目黑，肾之日壬癸死。脾病唇青，肝之日甲乙死。肺病颊赤目肿，心之日丙丁死。肾病面肿唇黄，脾之日戊己死。青欲如苍璧之泽，不欲如蓝。赤欲如绵裹朱，不欲如赭。白欲如鹅羽，不欲如盐。黑欲如重漆，不欲如炭。黄欲如罗裹雄黄，不欲如黄土。

目色赤者，病在心，白在肺，黑在肾，黄在脾，青在肝。黄色不可名者，病胸中。诊目病，赤脉从上下者，太阳病也，从下上者，阳明病也；从外入内者，少阳病也。诊寒热瘰疬，目中有赤脉，从上下至瞳子，见一脉，一岁死。见一脉半，一岁半死。见二脉，二岁死。见二脉半，二岁半死。见三脉，三岁死。

诊龋齿痛，按其阳明之脉来，有过者独热。在右右热，在左左热，在上上热。在下下热。诊血脉者，多赤多热，多青多痛，多黑为久痹。多赤多黑多青皆见者，寒热身痛，面色微黄，齿垢黄，爪甲上黄，黄疸也。安卧，小便黄赤，脉小而涩者，不嗜食。

译文

病人五脏精气衰竭，神志不清，声音低微而嘶哑的，主死。病人循摸衣缝，语无伦次的，属难治的危候。病人阴阳均绝，掣衣撮空，独自乱语的，主死。病人妄言错乱，问不会答的，主死。热病的，主生。病人阴阳均绝,失音无法言语的,三天半死。病人两眼都有黄的气色起的,表明病正趋向痊愈。

病人面色黄而目青的,主生。如果像草滋之色青而带白的,主死。病人面色黄而目见赤色的,主生。如果像败恶凝聚血样,又见赤又黑色的,主死。病人面色黄,而目白色的,主生。如果像枯骸样白色,主死。病人面色黄而目黑色的,主生。如果黑色像煤灰样,主死。病人面目颜色相等的,主生。病人面色黑而目青色的,主生。病人面色青而目白色的,主死。

病人面色黑而目如白色的,主生。病人面色赤而目青色的,六天死。病人面色黄而目青色的,九天必死,这是正气紊乱的征象。饮酒当风,使胃经受到风邪的侵犯,胆气不顺行而妄泄,故目出现青色,这时纵使神医下凡,也是无能为力了。病人面色赤而目白色的,十天死。因为病人忧郁恚怒思虑,致心气内尽,浮阳外露,所以面色反好,这是病人将死的危候。病人面色白而目黑色的,死。这是精气已竭,血脉尽空。

病人面色黑而目白色的,八天死。这是肾气内伤,病因留滞发展所致。病人面色青而目黄色的,五天死。病人无法起床,心痛,呼吸气短,这是脾气衰竭的内伤症状,一百天左右,病症缓解。但只能起床徘徊,无力走步,就坐在地上,纵使站着,也要倚靠床边。脾为后天之本,脾气衰竭,极难治愈,所以只有神医良医方可能治疗此病。病人面部无精神光彩,像泥土色样,饮食不进的,四天死。病人眼睛无精神光彩,牙齿黑色的,属难治的死候。病人的耳目鼻口,有黑色起贯串入口的,必死无疑。

病人的耳、目和颧部、颊部现赤色的,死在五天之内。病人头额,上发际一直向下到鼻梁和两边颧颊部的地方,也是不出五天就会死亡。病人黑气出自天中下至年上到颧上的,死。病人和健康人,出现黑色或白色贯串到眼睛和鼻、口的,三天之内就会死掉。病人和健康人,面部忽然像马肝的颜色,远看像青色,近看像黑色的,主死。

病人的面黑,眼睛直视,怕风的,主死。病人面黑唇青的,主死。病人面青唇黑的,主死。病人面黑,两胁下满闷,不能自转反侧的,主死。病人眼睛直视,气喘抬肩的,一天之内,主死。病人头部和眼睛,疼痛很久,突然看不见东西的,主死。病人寸脉下不至关部,尺脉上不至关部,这是阴结阳绝,目失精光,精神恍惚的,主死。

病人阴阳绝竭,目眶下陷者,主死。病人目系倾侧的,七天死。病人口像鱼口,开着无法再合,呼气多,不容易吸入的,主死。病人口开的,三天死。病人口唇青,人中反的,三天死。病人口唇外翻,人中反的,主死。

病人唇口突然干燥的属不治的死候。病人口唇肿,牙齿焦干的,主死。病人阴阳俱衰竭,牙齿好像煮熟的小豆,脉搏疾速的,主死。病人牙齿突然变成黑色,十三天死。病人舌卷,卵缩,必死无疑。病人汗出黏而不流,舌卷色黑的,主死。

病人头发直竖,十五天死。病人头发像干燥的苤麻,又容易发怒的,主死。病人的头发和眉毛向上直的,主死。病人爪甲发青的,主死。病人爪甲发白的,属不治的死候。病人手足爪甲下肌肉出现黑色的,八天死。病人荣卫二气竭绝,面浮肿的,主死。病人突然浮肿,面部苍黑色,主死。

病人手掌肿到没有手纹的,主死。病人脐肿凸出腹部的,主死。病人阴囊阴茎都肿的,主死。病人脉绝,口开,足肿的,五天死。病人的足跗肿,呕吐,头部重感的,主死。病人足跗以上肿,两膝肿像米斗样,十天死。病人卧在床上,大便拉出不知觉的,主死。病人有似尸体发出的臭腐气味的,属不可治的死候。肝病皮肤出现白色,到肺气当旺之时,庚、辛日死。

心病眼睛黑,时至肾气当旺之时,壬、癸日就会死。脾病口唇发青,时至肝气当旺之时,甲、乙日死。肺病颊部赤色,眼睛肿,到心气当旺之时,丙、丁日死。肾病面肿,唇黄,时至脾气当旺之时,戊、已日死。青色欲像深青色的璧玉那样润泽,不欲像蓝色,赤色欲像白绸裹朱,外见润泽,不欲像赭色泥土。白色欲像鹅毛,白中有光泽,不欲像盐色,黑色饮像浓漆,黑而光亮,不欲像炭色。黄色欲像白沙罗裹着雄黄,外见润泽,不欲如黄土色。

眼睛色赤,病在心;色白病在肺,色黑病在肾,色黄病在脾,色青病在肝。像黄色,又说不出什么样的,表明病在胸中。诊察眼睛病,见赤色箭脉由上向下伸展的,是太阳经病的征象;由下向上伸展的,是阳明经病的征象;由外侧向内侧伸展的,是少阳经病的征象。诊察瘰疬病发寒热,目中有赤色筋脉由上向下伸展到瞳子,有一条这样的筋脉,病人一年死。有一条多的忽脉,一年半死。有二条筋脉,二年死。有二条多筋脉,二年半死。有三条筋脉,三年死。

诊察蛀齿痛,按其阳明之脉来有太过的,单属热病。发现在右,右热;在左,左热;在上,上热;在下,下热。诊其血脉,多赤多病热,多青多病痛,多黑为久痹。赤色、黑色、青色皆出现很多的,是患寒热身痛的征象;面部微黄,齿垢黄,爪甲上面黄,是黄疸病的症状。如果黄疸病患者,喜欢卧床，小便又黄又赤，脉小而涩的，食欲不振。

扁鹊诊诸反逆死脉要诀第五

原 文

扁鹊曰：夫相死脉之气，如群乌之聚，一马之驭系，水交驰之状，如悬石之落。出筋之上，藏筋之下，坚关之里，为在荣卫。伺候交射，不可知也。

脉病人不病，脉来如屋漏、雀啄者，死。又经言：得病七、八日，脉如屋漏、雀啄者，死。

脉来如弹石，去如解索者，死。脉因病人脉如虾之游，如鱼翔者，死。脉如悬薄卷索者，死。脉如转豆者，死。脉如偃刀者，死。脉涌涌不去者，死。脉忽去忽来暂止复来者，死。脉中侈者，死。脉分绝者，死。

脉有表无里者，死。经名曰结，去即死，何谓结？脉在指下如麻子动摇，属肾，名曰结，去死近也。脉五来一止，不复增减者，死。经名曰代。何谓代？脉五来一止也。脉七来是人一息，半时不复增减，亦名曰代，正死不疑。经言：病或有死，或有不治自愈，或有连年月而不已。其死生存亡，可切脉而知之耶？然：可具知也。设病者若闭目不欲见人者，脉当得肝脉，弦急而长，反得肺脉，浮短而涩者，死也。病若开目而渴，心下牢者，脉当得紧实而数，反得沉滑而微者，死。病若吐血，复鼻衄者，脉当得沉细，而反浮大牢者，死。病若谵言妄语，身当有热，脉当洪大，而反手足四逆，脉反沉细微者，死。病若大腹而泄，脉当微细而涩，反得紧大而滑者，死。此之谓也。

经言：形脉与病相反者，死。奈何？然：病若头痛目痛，脉反短涩者，死。病若腹痛，脉反浮大而长者，死。病若腹满而喘，脉反滑利而沉者，死。病若四肢厥逆，脉反浮大而短者，死。病若耳聋，脉反浮大而涩者，死。病若目䀮䀮，脉反大而缓者，死。

左有病而右痛，右有病而左痛，下有病而上痛，上有病而下痛，此为逆，逆者死，不可治。脉来沉之绝濡，浮之不止，推手者，半月死。脉来微细而绝者，人病当死。

人病脉不病者，生。脉病人不病者，死。人病尸厥，呼之不应，脉绝者，死。脉当大反小者，死。服人脉细小。如丝欲绝者，死。羸人得躁脉者，死。人身涩，而脉来往滑者，死。人身滑，而脉来往涩者，死。

人身小，而脉来往大者死。人身短，而脉来往长者死。人身长，而脉来往短者，死。人身大，而脉来往小者，死。尺脉不应寸，时如驰，半日死。肝脾俱至，则谷不化。肝多即死。

肺肝俱至，则痛疽，四肢重。肺多即死。心肺俱至，则痹，消渴懈怠。心多即死。肾心俱至，则难以言，九窍不通，四肢不举，肾多即死。脾肾俱至，则五脏败坏。脾多即死。肝心俱至，则热甚䐃众，汗不出，妄见邪。肝肾俱至，则疝瘕，小腹痛，妇人月使不来。

肝满肾满肺满皆实则为肿。肺之雍喘而两胁满。肝雍，两胁满，卧则惊，不得小便。肾雍，脚下至小腹满，胫有大小，髀胻大破，易偏枯。

心肺满大，痫瘛筋挛。肝脉小急，痫瘛筋挛。肝脉鹜暴，有所惊骇，脉不至，若喑不治自己。肾脉小急，肝脉小急，心脉小急，不鼓，皆为瘕。肾肝并沉，为石水。并浮，为风水。并虚，为死。并小弦，欲惊。肾脉大急沉，肝脉大急沉，皆为疝。

心脉搏滑急为心疝。肺脉沉搏，为肺疝。脾脉外鼓，沉为肠澼，久自己。肝脉小缓为肠澼，易治。肾脉小搏脉沉，为肠澼，下血，血温身热者，死。心肝澼，亦下血。二脏同病者，可治。其脉小沉涩者，为肠澼。其身热者，死。热见七日死。

胃脉沉鼓涩，胃外鼓大，心脉小，紧急，皆隔偏枯。男子发左，女子发右，不喑舌转，可治，三十日起。其顺者喑，三岁起。年不满二十者，三岁死。脉至而搏，血衄身有热者，死。脉来如悬钩，浮为热。

脉至如喘，名曰气厥。气厥者，不知与人言。脉至如数，使人暴惊，三、四日，自已。脉至浮合，浮合如数，一息十至，十至以上，是为经气予不足也。微见，九十日，死。脉至如火新然，是心精之予夺也，草干而死。脉至如散叶，是肝气予虚也。木叶落而死。

脉至如省客，省客者，脉塞而鼓，是肾气予不足也。悬去枣华而死。脉至如泥丸，是胃经予不足也。榆荚落而死。脉至如横格，是胆气予不足也。禾熟而死。

脉至如弦缕，是胞精予不足也。病善言，下霜而死。不言，可治。脉至如交漆，交漆者，左右傍至也，微见，四十日死。脉至如涌泉，浮鼓肌中，是太阳气予不足也,少气,味韭英而死。脉至如委土之状,按之不得,是肌气予不足也,五色先见黑,白垒发死。

脉至如悬雍,悬雍者,浮揣切之益大,是十二俞之予不足也。水凝而死。脉至如偃刀者,偃刀者,浮之小急,而按之坚大急,五脏菀熟,寒热独并于肾也,如此,其人不得坐,立春而死。脉至如九滑,不直手,不直手者,按之不可得也,是大肠气予不足也。枣叶生而死。

脉至如春者,令人善恐,不欲坐卧,行立常听,是小肠气予不足也,李秋而死。

问曰:常以春二月中,脉一病人,其脉反沉。师记言:到秋当死。其病反愈,到七月复病,因往脉之,其脉续沉。复记言:至冬死。问曰:二月中,得沉脉,何以故处之至秋死也?

师曰:二月之时,其脉自当濡弱而弦,得沉脉,到秋自沉,脉见浮即死,故知到秋当死也。

七月之时,脉复得沉,何以处之至冬当死?师曰:沉脉属肾,真脏脉也,非时妄见。经言:王、相、囚、死。冬脉本王脉,不再见,故知至冬当死也。然后至冬复病,正以冬至日死,故知为谛。华佗效此。

译文

扁鹊说:凡诊察死脉的脉气,有的像聚集在一起的群乌,彼啄此跳,有的像受到驾驭的一匹马,驭索在水中跑来跑去,也有的像悬挂的石头,从上落下"。这些死脉,有时出现在筋的上百,有时藏伏在筋的下间,有时好像藏在严密坚固的城关里面,脉气的流行,无法随荣气和卫气流转。在切诊时,纵使通过 举按推寻"以候脉气;"关"前"关"后交互按寻,也不能够明了。出现这些脉象,就是死脉了。

"病脉出现而人无病状,脉来好像屋漏滴水之状,很久才跳动一次,又如麻雀之啄的,脉象多数,节律不调,止而复作,这些也同样为死脉。医经又讲:得病七八天的时候,脉如屋漏、雀啄的,为死脉。'"脉来时,像弹石之硬,去时,像解索之散乱五次序的,为死脉。脉乱,病人脉出现如虾之游,静止之中,忽然一跳,又似翔游的鱼,掉尾动头,而身不移的,为死脉。脉象有似挂帘卷索,这样脉迟钝而微动带紧的,主死。脉如旋转的豆,捉摸不定的,主死。脉像刀仰起,沉而坚大急的,主死。脉像水上溢而没有止息的,主死。脉忽去忽来,暂时停止又来的,主死。脉中部大的,主死。脉上下部分散的,主死。

脉,轻按有,重按无,主死。医经叫作结脉,即刻就会死去。什么叫作结脉呢?是指下如麻子动摇,这是人身之本的肾脏先绝,叫作"结",出现这种脉象,是生气已绝,死期通近的征象。脉跳动五次停止一下,不增也不减重复出现的,主死。医经叫作代脉。什么叫作代脉呢?就是脉跳动五次,又停止一下的脉。如果脉变快,跳动七次停止一下,恰恰在病人一呼一吸的时间里,半时不再有增减变化,也叫作代脉,是必死无疑的死症。

医经说:"病有的死证,有的不加治疗而自愈,有的缠绵到累年累月的时光,而病情仍然没有好转。要断其生死存亡,可否通过切脉而预知?"答:"完全可以知道。假使病人闭着眼睛厌烦见人的,应见强急而长的肝脉,而反见浮短而涩的肺脉,这是肝木为肺金所克的缘故,主死。假如病人开着眼睛,且感到口渴,心胸部以下坚硬的,应见紧张有力而快的实脉,而反见沉滑而微弱无力的虚脉,主死。假如病人吐血,兼有鼻衄,应见沉细的虚脉,若反得浮大有力的,主死。假使病人胡言乱语,身当发热,脉象应当得洪大,若反出现手足厥冷,脉象反沉细而微弱的,主死。假如病人腹部虚满,兼有便泄,脉象应当得细微而涩,若反得紧大而滑的,主死。这就是切脉可以完全了解病症的例子。"

医经说:"人的形态脉象相反于病症的,主死。是怎样呢?"答:"假如出现头痛、眼病,脉反短涩病症的,主死。病若是腹痛,反见浮大而长脉象的,主死。病若是腹部满兼有气喘,反见滑利而沉脉象的,主死。病若是四肢厥冷,反见浮大而短脉象的,主死。病若是耳聋,反见浮大而涩脉象的,主死。病若是眼睛视物如无所见,反见大而缓脉象的,主死。

"左有病,见右侧痛,右有病,见左侧痛,下部有病而上部痛,上部有病而下部痛,这是相反的逆证,相反的逆证属,不可治的死候。脉来,重取细软如无,轻取或推手而脉不至的,半月就会死。脉来触指微细而绝的,人病当死。

"人有病而脉无病的,主生。脉有病而人无病的,主死。尸厥病,见突然昏倒,不省人事,呼而不答,脉搏摸不到症状的,主死。论证应见脉大,反见脉小,主死。胖人脉象细小如丝,欲断绝的,主死。衰弱人反见躁动脉象的,主死。人身形干涩,而脉象往来滑利的,主死。人身形润滑,但脉象往来干涩的，主死。

"人身小，但脉象往来大的，主死。人身短，但脉象往来长的，主死。人身长，但脉象往来短的，主死。人身大，而脉象往来小的，主死。尺部脉不应寸，同时如同奔驰的马，半天死。肝和脾同时出现病脉，症见五谷不能消化。如果肝脉更见有力而克制太过，即死。

"肺和肝同时出现病脉，主生痛疝，且四肢沉重。如果肺脉更见有力而克制过甚，即死。心和肺同时出现病脉，主生痹病，消渴，身体疲倦懈怠。如果心肺更见有力而克制过甚，即死。肾和心同时出现病脉，言难发出，九窍闭塞不通，四肢不得抬举。如果肾脉更见有力而克制太过，即死。脾和肾同时出现病脉，则五脏败坏。如果脾脉更见有力而克制过甚，即死。肝和心同时出现病脉，为热甚所致，可出现筋脉拘急抽搐，汗不出的症状，如见鬼邪般。肝和肾同时出现病脉，症见疝瘕病，小腹痛，妇人月经不来。

"肝、肾、肺之气满溢，脉为邪气壅滞而满实，出现浮肿。如肺脉壅塞，则气喘而两胁胀满。肝脉壅塞，则两胁胀满，睡眠则惊骇不宁，小便不通。肾脉壅塞，可出现从脚下至小腹部胀满，股骨大小不同，如果髀部与胫部肿大，而成足跛，容易偏瘫。

"心脉满大，可引发痫病、筋脉拘急和痉挛。肝脉小急，可引发痫病、筋脉拘急和痉挛。肝脉出现疾速，如受到惊骇，肝脉不至，突然失音，这是因惊引起的，无需治疗，自可痊愈。肾脉、肝脉、心脉小急，虽不鼓指，皆为瘕病。肾和肝脉都见沉象，为石水病的征象。若俱出现浮象，为风水病的征象。若俱现虚象，主死。若俱出现小而弦的，将要发作惊病。肾脉和肝脉出现大急沉，都是疝病的征象。

"心脉搏指而滑急，为心疝病。肺脉沉而搏指，为肺疝病。脾脉见沉而有向外鼓动之象，为痢疾，时间久了，病自会全愈。肝脉小而缓，为痢疾，容易治愈。肾脉沉小而搏指，为痢疾下血，血分热兼有身热的，主死。心肝痢，同样下血。两脏同病可治。若其脉沉小涩，为痢疾。又兼身发热的，主死。如果发热七天不减的，主死。

"胃脉沉鼓指而又带涩，右关以外脉亦大而鼓指，或心脉小，肾脉急，病人可见背部和膈肌出现偏枯。男子发生在左侧，女子发生在右侧，如果未出现喑哑，舌头运转正常，气血还能上输，可以治愈，约三十天可以基本全愈。有上述脉证，兼有音哑，纵使顺从男发左女发右的规律，也要三年左右方可治愈。如为不满二十岁的病人，三年会死。脉触指有搏击象，血衄身上有热的，主死。脉来好像悬挂的钩一样，浮是发热的病症。

"脉触指一来一急，好像在喘气，这是气逆的气厥病征象。气厥的病人，症见气逆而闭，昏晕不能与人问答。脉触指如果很快，会使人突然惊惧，经过三、四天，自然痊愈。脉触指好像波浮水面，游走汇合，泛无常形，如再兼数一呼一吸十至以上，是经气已经衰微的迹象。从开始至九十天，就会死。脉触指好像火才燃烧，来时焰很锐，去时灭很快，是心经的精气已耗损的迹象，到草枯的季节，主死。脉触指有似浮泛无根的散叶，这是肝气已经空虚的片象，到了木叶落地的时候，主死。

"脉触指有似省问的客人，或去或来，来去无定，脉有时闭塞不见，有时又复鼓指，是肾气已经衰微的征象。到了枣花开落的季节，主死。脉触指有似泥丸，是胃中精气衰微的征象。到了榆荚落的季节，死。脉触指有似横木，是胆气已经衰微的征象。到了秋天禾熟的季节，就会死。

"脉触指像弓弦那样紧张，又像细线那样细微，是胞脉精气已经衰微的征象。病者爱讲话，是阴气不藏，虚阳外越，到下霜季节，就会死。如果病人静默不喜讲话，那是阴气还可系住阳气，尚有治愈的希望。脉触指像漆汁下滴，左右绞转，缠绵不清，从始见脉后四十天之内，就会死。脉融指像泉水涌出，有升无降，浮鼓于肌肉之中，是足太阳膀胱之气衰微的征象，病人少气，到吃新韭菜的时候，就会死。脉触指如土委放在地，按之触不到脉，是脾所主的肌肉精气衰微的征象，皮肤出现黑色，故所呈之色外露，到了春天白垩发时候，就会死。

"脉触指如悬空之雍，头小本大，浮取小，沉取大，这是背部的十二经俞穴的气已经空虚的征象。到了水凝时节，就会死。脉触指像偃卧的刀，浮按又小又急，重按又硬又大又急，这是五脏郁热久不解，寒热独并于肾，这样的病，使患者无法起坐，到了立春而死。脉触指像圆形的丸子一样，又滑又小而无根，按之不顺手，这是大肠精气不足。到了初夏枣叶生的季节，就会死。

"脉触指像春臼一样，病人容易恐惧，厌恶坐卧，喜欢行走或站着，倾听周围声音，这是心气怯而不安宁，正是小肠精气衰微。到了九月而死。

问：曾在春天二月中，切诊一个病人的脉象不是浮弦，反见沉脉。老师当时讲，到秋天当死。可是二月中以后反而痊愈，到秋天七月又病，因此又住老师那里,再度切脉,其脉仍然是沉脉。老师又讲:到冬天会死。'问:二月诊得沉脉,为什么决定他到秋天会死?"

老师讲:"二月的时候,脉象应当细软兼弦,这是合时令的平脉,而现在反见沉脉,是在内的精气衰微,无法上升,到了秋天,脉本自沉,今应时而浮,内更不足,即死,所以预知到秋当死。"

又问:"七月时,脉象又见沉脉,为何断定冬天会死?"老师讲:"沉脉属肾,应见于冬,在秋出现单纯沉脉,是无胃脉的真脏脉,不当时而妄见。医经说:时令和脉象的关系,类型有与时令相同的 王',生我的时令的'相',我克的时令的 囚'和克我的时令的 死'等。现在沉脉,到了冬季,应当是 王'脉,但春季秋季都已是沉脉,故到冬时,不可能再现应时的'王'脉,所以知道冬季会死。以后到了冬天又病了,恰到冬至时俱死,此理,在临床上已得到验证。华佗治病,其诊断和治疗就是用得这个方法。"

第六卷

肝足厥阴经病证第一

肝气虚则恐；实则怒。肝气虚则梦见圆苑生草，得其时则梦伏树下不敢起。肝气盛则梦怒。厥气客于肝，则梦山林树木。病在肝，平旦慧，下晡甚，夜半静。

病先发于肝者，头目眩，胁痛支满，一日之脾，闭塞不通，身痛体重。二日之胃，而腹胀。三日之肾，小腹腰首痛，胻酸。十日不已，死。冬日入，夏早食。

肝脉搏坚而长，色不青，当病坠堕若搏，因血在胁下，令人喘逆。若软而散，其色泽者，当病溢饮。溢饮者，渴暴多饮，而溢人肌皮、肠胃之外也。肝脉沉之而急，浮之亦然，苦胁下痛，有气支满，引小腹而痛，时小便难，苦目眩头痛，腰背痛，足为逆寒，对瘹，女人月使不来，时无时有，得之少时，有所坠堕。

青脉之至也，长而左右弹，诊曰有积气在心下支肤，名曰肝痹。得之寒湿，与疝同法，腰痛、足冷、头痛。肝中风者，头目瞤羽，两胁痛，行常伛，令人嗜甘如阻归状。

肝中寒者，其人洗洗恶寒，翕翕发热，面翕然赤，漐漐来有汗，胸中烦热。肝中寒者，其人两臂不举，舌本燥，善太息，胸中痛，不得转侧，时时盗汗，咳，食已吐其汁。肝主胸中喘，怒骂。其脉沉，胸中必窒，欲令人推按之，有热，鼻窒。

凡有所坠堕，恶血留内，若有所大怒，气上而不能下，积于左胁下则伤肝。肝伤者其人脱肉，又卧，口欲得张，时时手足青，目瞑瞳人痛，此为肝脏伤所致也。肝胀者，胁下满而痛，引小腹。肝水者，其人腹大，不能自转侧，而胁下腹中痛，时时津液微生，小便续通。

肺乘肝，即为痈肿；心乘肝，必吐利。肝著者，其病人常欲蹈其胸上，先未苦时，但欲饮热。肝之积，名曰肥气，在左胁下，如覆杯，有头足如龟鳖状。久久不愈，发咳、逆、痎疟，连岁月不已，以季夏戊己日得之，何也？

肺病传肝、肝当传脾，脾适以季夏王，王者不受邪，肝复欲还肺，肺不肯受，因结图为积，故知肥气以季夏得之。

肝病，其色青，手足拘急，胁下苦满，或时眩冒，其脉弦长，此为可治。宜服防风竹沥汤，秦艽散。春当刺大敦，夏刺行间，冬刺曲泉，皆补之。手夏刺太冲，秋刺中郄，皆泻之。又当灸期门百壮；背第九椎五十壮。

肝病者，必两胁下痛，引小腹，令人善怒。虚则目䀮䀮无所见，耳无所闻，善恐，如人将捕之。若欲治之，当取其经。足厥阴与少阳气逆，则头目痛，耳聋不聪，颊肿，取血者。

邪在肝，则两胁中痛。寒中，恶血在腔内，善瘈，节时肿。取之行间，以引胁下；补三里，以温胃中；取血脉，以散恶血；取耳间青脉，以去其瘈。

足厥阴之脉，起于大指聚毛之际，上循足跗上廉，去内踝一寸，上踝八寸，交出太阴之后，上腘内缘，循股阴，入阴毛中，环阴器，抵小腹，挟胃，属肝，络胆，上贯膈，布胁肋，循喉咙之后，上入颃颡，连目系，上出额，与督脉会于巅。其支者，从目系，下颊里，环唇内。其支者，复从肝别贯膈，上注肺中。是动则病，腰痛不可以俯仰，丈夫癀疝，妇人小腹肿、甚则嗌干，面尘，脱色。是主肝所生病者，胸满，呕逆，洞泄，狐疝，遗溺，闭癃。盛者，则寸口大一倍于人迎；虚者，则寸口反小于人迎也。

足厥阴之别，名曰蠡沟，去内踝上五寸，别走少阳。其别者，循经上睾，结于茎。其病气逆，则睾肿卒疝。实则挺长，热、虚则暴痒。取之所别。

肝病，胸满胁胀，善恚怒，叫呼，身体有热，而复恶寒，四肢不举，面目白，身体滑。其脉当弦长而急，今反短涩，其色当青，而反白者，此是金之克木，为大逆，十死不治。

译 文

肝气虚则恐惧；肝气实就会忿怒。肝气虚则梦见花园里生出青草，如果逢肝旺之时，就会梦伏树下不敢起。肝气盛就会梦中多怒。邪气客于肝，就会梦见山林树木。患病在肝，到天刚亮时，神志比较清爽，到傍晚，病情就会加重，到半夜，便安静了。

肝先发病，症见头晕目眩，胁痛胀满，因木克土，故一日传入脾，出现痞满，闭塞不通，身痛、体重。因脾胃表里相传，故二日传入胃，出现腹胀。

因土克水,故三日传入肾,出现小腹痛,腰脊痛,小腿酸楚。如果十日病势未有好转就会死。在冬天多死于酉时,夏天多死于辰时。

肝脉搏坚而长,百部不见青色的,当为跌伤或击伤等病,因瘀血积在胁下,所以会使人喘逆。如其脉软而散,面色反见光泽的,当患溢饮病。溢饮病是由口渴暴饮,以致水气流入肌肉皮肤之间,肠胃之外所引起。寸口肝脉轻取或重取皆急促者,病患胁下痛,有气支撑胀满牵引小腹痛,有时小便难通,目眩头痛,腰背痛,两足厥冷,有时小便癃闭,女人月经不调,时无时有,是在年少时有跌伤病史的缘故。

肝脉来,长而左右弹指,这是病气积聚在心下,支撑眩胁,名叫肝痹。是受了寒湿的缘故,其病理机转同于疝气,有腰痛、足冷、头痛等症状。肝脏受了风邪侵袭,症见头部及眼部的肌肉牵动,两胁疼痛,走路时常曲背,病人喜欢吃甜的食物,似怀孕妇人恶阻偏嗜的状态。

寒邪侵袭肝脏,病人洒淅恶寒,轻浅发热,面热而赤,不断微微汗出,胸中烦热。寒邪侵袭肝脏,病人两只手臂不能上举,舌根部干燥,经常叹气,胸中疼痛,身体无法转动,经常盗汗,咳嗽,吃了食物就吐出汁来。肝病,胸闷而气促,怒骂。如现脉沉,胸中必有窒息感,喜欢叫人推按胸部,有发热,鼻塞的症状。

凡是有跌伤病人,瘀血多会于体内停留,如果大怒,就会使肝气道上而不下,于左胁下积聚而伤肝。肝被损伤,人渐消瘦,睡觉时候张口呼吸,经常手足出现青色,目合眼睛作痛;这些都是肝脏损伤所致症状。肝胀病,胁下胀满疼痛,并向下牵引至小腹部。由肝病产生水气的患者,腹部胀大无法转动,胁下腹中疼痛,一段时间过后,如病情有好转津液微生,小便可以继续通利。

肺金克肝木,会引发肝痛肿;心火侮肝木,会引发吐痢症。患肝着病的人时常要人重重地踏着他的胸前,在疾病痛苦未发作的时候,欲饮热水。肝积病名叫肥气,在左胁以下,如覆下的杯子,触诊似有头足,像龟鳖形状。日久不愈,使人引发咳嗽、气逆、疟疾病变,连年不愈,其病是季夏戊己日得的,这是什么道理呢?因肺病传肝,肝应当传给脾,脾土在季夏正值当旺之际,旺时是不受邪的,肝复要还给肺,肺不肯接受,故留结而为积病,所以知道肥气是季夏戊己日得的。

肝病的人,面色青,四肢拘急,胁下苦满,或时时头晕而郁冒,脉弦长的,可以治疗。治疗时,宜服防风竹沥汤、秦艽散。春天当刺大敦穴,夏天刺行间穴,冬天刺曲泉穴,皆用补的手法。季夏刺太冲穴,秋天刺中郄穴,皆用泻的手法。还要灸期门穴百壮,灸背第九椎五十壮。

肝病患者,两胁下必然疼痛,牵引小腹,并且使人容易发怒,这是属于肝实的症状。如果肝虚,症见两眼昏花,看不清东西,耳朵也听不清声音,容易产生恐惧心理,好像有人来捕他一样。治疗,应当取足厥阴与少阳两经的穴位。足厥阴与少阳的气上逆,则出现头目痛,耳聋不聪,颊肿等症状,治疗时,应该取厥阴、少阳经脉刺其出血。

肝受邪,则两胁疼痛。脾胃虚寒,恶血瘀结在内,胶部容易牵引拘急,关节常肿。治疗时应取行间穴,从下导引肝邪而止胁痛;取足三里穴,用补法,以温胃散寒;刺本经有瘀血的络脉,用放血法,以散恶血;取耳后的青筋,可以使掣引关节疼痛的症状消除。

足厥阴经脉,起于足大趾丛毛的边缘,足背上至内踝前一寸处,再由踝上八寸,交叉到足太阴经之后,上膝弯内缘,沿股内侧,入阴毛中,环绕阴器,至小腹后,又上行挟胃,属肝,络胆,上过膈膜,散布胁肋,沿喉咙后面,过颚骨上窍,连于目系,上出额部,于头顶中央与督脉会合。有一支脉,从目系下行颊里,环行唇内。又一支脉,复从肝脏别贯隔膜,上注于肺中。本经受病,会引发腰痛而无法俯仰,男子癫疝,妇女小腹肿,病重者见咽喉发干,面生垢,颜色不润泽等症状。如属本脏发生病变,则表现为胸中满闷、呕吐、气逆、洞泄、狐疝、遗溺或小便不利等症。这些病邪盛的则寸口脉比人迎脉大一倍;正气虚的则寸口脉反小于人迎脉。

足厥阴的别络,名叫蠡沟,在足内踝上五寸处,别行入于足少阳胆经。这别络上行,循胫骨内侧,上至睾丸,于阴茎终结。若本络邪气上逆,则睾丸肿大,突发疝痛。邪气实则阴茎挺直而长,虚热则阴囊奇痒。治疗时,应取别络的蠡沟穴。

肝病,症见胸满胁胀,容易发怒和呼叫,身体烦热,而又感恶寒,四肢无力,面目由,身体浮而不实。其脉应当弦长而急,今反见短涩,其面色应当青,而反见白,这是金克木的缘故,是大为反常的逆症,必死无疑。

胆足·少阳经病证第二

原 文

胆病者,善太息,口苦,呕宿汁,心澹澹恐,如人将捕之,咽中介介然,数唾。候在足少阳之本末。亦见其脉之陷下者灸火;其寒热,刺阳陵泉。善呕有若汁,长太息,心中澹澹善悲恐,如人将捕之。邪在胆,逆在胃,胆溢则口苦,胃气逆则呕苦汁,故曰呕胆。刺三里以下胃气逆;刺足少阳血络以闭胆;却调其虚实以去其邪也。

胆胀者,胁下痛胀,口苦,太息。厥气客于胆,则梦斗讼。足少阳之脉,起于目兑眦,上抵头角,下耳后,循颈,行手少阳之脉前,至肩上,却交手少阳之后,入缺盆。其支者,从耳后入耳中,出走耳前,至目兑眦后。其支者,别目兑眦,下大迎,合手少阳于頔,下加颊车,下颈,会缺盆,以下胸中,贯隔,络肝,属胆,循胁里,出气街,绕毛际,横入髀厌中。其直者,从缺盆下腋,循胸中,过季胁,下合髀厌中,以下循髀阳,出膝外廉,下外辅骨之前,直下抵绝骨之端,下出外踝之前,循足跗上,出小指次指之端。其支者,跗上人大指之间,循大指歧内,出其端,还贯入爪甲,出三毛。

是动则病口苦,善太息,心胁痛,不能反侧,甚则面微尘,体无膏泽,足外反热,是为阳厥。是主骨所生病者,头角痛,颔痛,目兑眦痛,缺盆中肿痛,腋下肿,马刀挟瘿,汗出,振寒,疟,胸中、胁肋、髀、膝外至胫、绝骨、外踝前及诸节皆痛,小指次不用。盛者,则人迎大一倍于寸口;虚者,则人迎反小于寸口也。

译 文

胆病,症见喜欢叹气,口苦,呕出隔夜食汁,心跳不宁,恐惧,好像有人要捕他,咽喉部感到阻隔不舒,常吐唾液。这些病变主要是由少阳起止的经脉所致。如果经气下陷者灸之;如果寒热者,针刺阳陵泉。如果频呕苦水,喜欢长叹气,心中跳动不宁,无故悲伤恐惧,好像有人要捕他。这是病邪在胆,侵犯于胃,致胃气上逆,胆汁外溢的缘故,故呕吐苦水。治疗的方法,针刺三里穴以降胃气;针刺足少阳经络穴位以安胆腑;然后再调其虚实以驱邪气。

胆胀痛,症见胁下胀满疼痛,口苦叹气。邪气侵犯胆,梦见与人争辩。足少阳经脉,起于眼外角,上行头角,下至耳后,沿颈走手少阳经的前面,至肩上,又交叉到手少阳经的后面,入缺盆。有一支脉,从耳后入耳内,出于耳前面,至眼外角的后方。又一支脉,从眼外角下行至大迎与手少阳经脉会合于眼,下颊车,再下颈会合于缺盆,然后下行至胸中,过膈膜,联络肝脏,入属胆腑,复沿胁里,出小腹下毛际两旁气街穴位,绕阴毛处,横入髀厌中。直行的脉,从缺盆下腋下,沿着胸部过季胁,与前一支脉会合于髀厌中,沿大腿的外侧,下行至膝外缘,下走外辅骨的前方,直下至外踝上方的腓骨凹陷处,出于踝前,入足第四趾的尖端。又一支脉,由足背走大趾之间,沿大趾次趾侧的骨缝,至大趾尖端,再回走穿过爪甲,至甲后的三毛处,这一支脉,相接于足厥阴。

本经受病,就会引发口苦,时常叹气,胸胁部作痛,身体无法转动,病重的面色似微有灰尘一样,全身肌肤失去润泽,足外侧发热等症,这叫作阳厥。本经所主骨发生病变而使经脉受到影响,则为头角痛,额部痛,眼外角痛,缺盆中肿痛,腋下肿,马刀挟瘿,汗出战慄恶寒,疟疾,胸、胁、肋、髀、膝外侧直到胫、绝骨、外踝前以及诸关节都痛,足的第四趾无法运动。这些病,邪气盛的,则人迎脉大于寸口脉一倍;正气虚的,则人迎脉及小于寸口脉。

心·手少阴经病证第三

原文

心气虚,则悲不已;实,则笑不休。心气虚,则梦救火,伤物,得其时则梦燔灼。心气盛,则梦喜笑及恐畏。厥气客于心,则梦兵烟火。病在心,日中慧,夜半甚,平旦静。

病先发于心者,心痛。一日之肺喘咳;三日之肝胁痛支满;五日之脾闭塞不通,身痛体重。三日不已死。冬夜半,夏日中。心脉搏坚而长,当病舌卷不能言。其软而散者，当病消渴而已。心脉沉之小而紧，浮之不喘，苦心下聚气而痛，食不下，喜咽唾，时手足热，烦满，时忘不乐喜太息，得之忧思。

赤脉之至也，喘而坚，诊曰：有积气在中，时害于食，名曰心痹。得之外疾，思虑而心虚，故邪从之。心脉急，名曰心疝，小腹当有形。其以心为阳脏，小肠为之使，故小腹当有形。

邪哭使魂魄不安者，血气少也。血气少者，属于心。心气虚者，其人即畏，合目欲眠，梦远行而精神离散，魂魄妄行。阴气衰者即为癫；阳气衰者即为狂。五脏者，魂魄之宅合，精神之所依托也。魂魄飞扬者，其五脏空虚也，即邪神居之，神灵所使，鬼而下之，脉短而微，其脏不足，则魂魄不安。魂属于肝，魄属于肺。肺主津液，即为涕泣。肺气衰者，即为泣出。肝气衰者，魂则不安。肝主善怒，其声呼。

心中风者，翕翕发热，不能起，心中饥而欲食，食则呕。心中寒者，其人病心如啖蒜状，剧者，心痛彻背，背痛彻心，如虫注。其脉浮者，自吐乃愈。愁忧思虑则伤心，心伤则苦惊，喜忘喜怒。心伤者，其人劳倦即头面赤而下重，心中痛彻背，自发烦热，当脐跳手，其脉弦，此为心脏伤所致也。

心胀者，烦心短气，卧不安。心水者，其人身体重。而少气，不得卧，烦而躁，其阴大肿。肾乘心，必癃。真心痛，手足至节，心痛甚，旦发夕死，夕发旦死。心腹痛，懊憹，发作肿聚，往来上下行，痛有休作，心腹中热，苦渴，涎出者，是蛔咬也。以手聚按而坚，持之，毋令得移，以大针刺之，久持之；虫不动，乃出针。肠中有虫蛔咬，皆不可取以小针。

心之积，名曰伏梁，起于脐上，上至心，大如臂，久久不愈，病烦心，心痛。以秋庚辛日得之，何也？肾病传心，心当传肺，肺适以秋王，王者不受邪，心腹欲还．肾，肾不肯受，因留结为积，故知伏梁以秋得之。

心病，其色赤，心痛短气，手掌烦热，或啼笑骂詈，悲思愁虑，面赤身热。其脉实大而数，此为可治。春当刺中冲，夏刺劳官，季夏刺太陵，皆补之；秋刺间使，冬刺曲泽，皆泻之。又当灸巨阙五十壮，背第五椎百壮。

心病者，胸内痛，胁支满，两胁下痛，膺背肩胛间痛，两臂内痛。虚则胸腹大，胁下与腰背相引而痛。取其经，手少阴、太阳、舌下血者。其变病，刺郄中血者。邪在心，则病心痛，善悲，时眩仆。视有馀不足而调之其俞。黄帝曰：手少阴之脉独无腧，何也？歧伯曰：少阴者，心脉也。心者，五脏六腑之大主也。心为帝王，精神之所含，其脏坚固，邪不能客。客之则伤心，心伤则神去,神去则身死矣。故诸邪在于心者,皆在心之包络。包络也者,心主之脉也,故少阴无腧焉。少阴无腧,心不病乎?对曰:其外经肺病,脏不病,故独取其经于掌后兑骨之端也。

　　手心主之脉,起于胸中,出属心包,下膈,历络三焦。其支者,循胸,出胁,下腋三寸,上抵腋下,循臑内,行太阴少阴之间,入肘中,下臂,行两筋之间,入掌中,循中指出其端。其支者,别掌中,循小指次指出其端。是动则病,手心热,肘臂挛急,腋肿,甚则胸胁支满,心中澹澹大动,面赤目黄,喜笑不休。是主脉所生病者,烦心,心痛,掌中热。盛者,则寸口大一倍于人迎;虚者,则寸口反小于人迎也。

　　手心主之别,名曰内关,去腕二寸,出于两筋间,循经以上,系于心包络,心系气实则心痛,虚则为烦心。取之两筋间。心病,烦闷,少气,大热,热上烫心,呕吐,咳逆,狂语,汗出如珠,身体厥冷,其脉当浮,今反沉濡而滑。其色当赤,而反黑者,此是水之克火,为大逆,十死不治。

译文

　　病人若心气虚,就会悲伤不已;心气实,则大笑不止。心气虚,就会梦见救火、伤物,如果心气虚又恰似心火旺盛的时节,就会梦见有东西被烧炙。心气旺盛,会梦见喜笑和可怕的东西。心部受邪,会梦见兵甲和烟火。病在心,病人在午时精神清爽,子时加重,寅时安静。

　　心部先出现病变,见心痛。如循着相克的次序传变,一天传变到肺部,会出现气喘和咳嗽;三天传变到肝部,出现胁痛胀满;五天传变到脾部,出现痞满闭塞不通,身体疼痛,四肢沉重。如果三天病势未有好转,就会死。在冬天多死于子时,夏天多死于午时。心脉搏指又硬又长,症见舌卷曲,无法言语。心脉软而又散,症见消渴症状。由于心脉软散,心火不炽,所以消渴又会自愈。心脉沉按又小又紧,浮按没有急疾的脉象,见心下有气结聚而疼痛,无法饮食,爱吞口水和吐痰饮,手足常热,心领胸满,善忘,心情不畅,爱叹息的症状,这是因心里忧虑所致。

　　心脉来急疾而坚强,诊断为有气积聚在中脘,常由伤食所致,这病叫作心痹。得自外邪又兼思虑过度,使心气内虚,致外邪乘虚而入。心脉急,病名叫心疝,小腹部位当出现结聚。因为心属阳脏,和小肠互为表里,小肠在小腹部,所以心疝病患者,小腹部当出现结聚。

邪气使病人悲伤哭泣,和心神不安,是气血虚少的缘故。因为气血虚少,是属于心的疾病。由于心气虚,病人常常引发恐怖情绪,闭目欲睡,梦往远方,这是心气虚少,心神失守,精神不安的缘故。阴气衰,就成为癫疾;阳气衰,就为狂病。五脏中,肝藏魂,肺藏魄,肾藏精,心藏神,故五脏为魂魄所在和精神所依附的地方。因此心神失守则飞越,五脏空虚,邪气就会乘虚而入,心神反为鬼邪所制,表现脉短而微。脏气虚弱则魂魄不安。魂属肝,魄属肺,肺主津液,即为涕泣,若肺气衰则涕让出。肝气衰则魂不安,肝在志为怒,故善怒,其声表现为呼。

心经感受风邪,病人翕翕发热,无法起床,心中饥而欲食,食后随即吐出。心经感受寒邪,病人心里如吃大蒜般难受难过,病剧的时候,心痛透到背,背痛透到心,似里面有虫啃着一样。如果病人脉浮,不因服药而自己会吐的,病就会缓解。愁忧思虑会伤心,心伤则神失所守,遇事常为惊恐,记忆衰退,易发怒。心受损伤的病人,稍有劳倦,即见头面发赤,下肢沉重,心中疼痛透到背部,自觉烦热,以手按之其脐有跳动感,脉见弦,这是心脏损伤所致。

心胀痛,症见心中烦闷,呼吸气短,睡卧不安。病人患有心水病,症见身体会感到沉重,呼吸短促,睡卧不安,心烦而躁,阴部肿大。肾水乘心,会见小便不利。真心痛症,手足冷到肘节,疼痛剧烈,早晨发作,到夜晚死,夜晚发作,到翌晨死。心腹部疼痛,胸中烦乱不宁,心下似聚结肿气,往来上下走动,痛有起伏,心腹中热,口渴流涎,是蛔虫上行骚扰的缘故。用手掐聚痛部,紧紧夹住,不使移动,用粗针刺入,留针至一定时间;时至蛔虫无法动时才将针拔出。肠中有蛔虫骚扰,细针刺治法,皆不适宜。

心积病,名叫伏梁,起于脐上,向上到心部,大如手臂,很久不痊愈,使病人心烦而痛。这病是从秋季庚辛日子得的,为什么呢?这是由于肾病传心,心又当传肺,肺金在秋天正值当旺之际,肺金旺是不受邪传的,心复将邪还归到肾,而肾不肯接受,因而留结为积病,故得知在秋天易得伏染病。

心病,症见面色赤,心痛短气,掌心烦热,有时啼哭,嘻笑,骂人或冷言冷语,时而悲伤忧虑。面赤,发热,脉搏有力,既大且数,其病可以治愈。春天应当针刺中冲穴,夏天针刺劳宫穴,六月针刺大陵穴,皆用补法;秋天针刺间使穴,冬天针刺曲泽穴,皆用泻法。又当灸巨阙五十壮,背部第五椎下神道穴一百壮。

病人患有心病,症见胸内疼痛,胁部闷满,两胁下痛,胸背和肩胛痛,两臂内侧痛。如果是虚证,则胸腹部胀大,胁下与腰背相牵引疼痛。取它的相关经脉,即手少阴心经和与它相表里的手太阳小肠经,循经取穴,并在舌下廉泉穴针刺出血。如果疾病有变化,则刺郄中穴出血。邪气在心,则患心痛病,容易产生悲伤,常目眩仆倒。治疗时,应根据病的有余和不足,取俞穴以调和虚实。

黄帝说:"为什么唯独手少阴经脉无偷穴?"歧伯说:手少阴是心脉。心主宰着五脏六腑。好比一君主,是藏精神的所在,其脏器坚固,则不易受邪气侵犯。如果受邪气侵犯则心伤,心伤可致神气离散,神气离散,人即死亡。所以诸邪气侵犯心脏,实际皆在心包络。包络,即心主外卫的脉络,代心受邪,所以手少阴没有偷穴。"问:如果照这样的说法,那么心就不会受病吗?"歧伯说:在脏器之外的经脉和在表之腑引发病变,本脏不受邪,故治疗时,独取手少阴的掌后侧锐骨末端的神门穴。

"心主的脉,自胸中而起,出属心包络,下过横膈膜,顺序联络三焦。它的支脉,由胸部到胁部再行到腋部三寸,上行到腋窝,沿着上臂内侧行于手太阴和手少阴两经的中间,走入肘中,下行到前臂的两筋之间,进入掌中,沿中指直达指尖。又一支脉由掌中沿着无名指直达指尖。本经受邪,症见手心热,肘臂拘挛,腋部肿,甚则胸胁胀满,心中跳动不宁,面赤,目黄,喜笑不止。如果因心经传交所生的病,就会出现心内烦,心部痛,掌中热的症状。如果手心主经络实,则寸口脉大于人迎脉一倍;如果虚,则寸口脉反比人迎脉小。

"手心主厥阴经的别络,名叫内关,在腕后内侧二寸处,从两筋中间出来,循本经上行,系于心包络,心系邪气实,则心痛,正气虚则烦心。针刺治疗,取腕上内侧两筋之间二寸处。心病,症见烦闷,少气,大热,热气上冲心部,呕吐,咳嗽,气逆,言语发狂,汗出如水珠,身体冰冷,这种病,脉搏应当浮,现在反而沉软而滑。面色应当赤,现反黑,这是水克火的缘故,是大为反常的逆症,属不治的死候。"

小肠手太阳经病证第四

原　文

小肠病者,小腹痛,腰脊控睾而痛,时窘乏,复耳前热。苦寒甚,独肩上热,及手小指次指之间热。若脉陷者,此其候也。

小腹控睾,引腰脊,上中心,邪在小肠者。连睾系,属于脊,贯肝肺,络心系。气盛则厥逆,上冲肠胃,动肝肺,散于盲,结于厌。故取之盲原以散之,刺太阴以与之,取厥阴以下之,取巨虚下廉以去之,按其所过之经以调之。

小肠有寒,其人下重,便脓血,有热,必痔。小肠有宿食,常暮发热,明日复止。小肠胀者,小腹膜胀,引腹而痛。厥气客于小肠,则梦聚邑街衢。

手太阳之脉,起之于小指之端,循手外侧,上腕,出踝中,直上循臂骨下廉,出肘内侧两骨之间,上循胸外后廉,出肩解绕肩甲,交肩上,入缺盆,向腋络心,循咽,下膈,抵胃,属小肠。其支者,从缺盆循颈上颊,至目兑眦,却入耳中。其支者,别者,别颊,上䪼,抵鼻,至目内眦,斜络于颧。是动则病嗌痛,颔肿,不可以顾,肩似拔,臑似折。是主液所生病者,耳聋,目黄,颊颔肿、颈、肩、臑、肘、臂外后廉痛。盛者,则人迎大再倍于寸口;虚者,则人迎反小于寸口也。

译　文

小肠盘屈在小腹中,后附腰脊,下连睾丸,所以引发病变则出现小腹痛,腰脊牵引睾丸而痛,同时还感觉不得大小便而窘急,或者沿手太阳经脉循行的部位发病,而耳前发热。假如小肠寒冷过甚,就会出现独肩上发热和手小指与次指的中间发热的症状。同时小肠相应的脉却出现陷下脉象,这是小肠寒甚时所表现的症候。

小腹作痛,而且牵引着睾丸和腰脊,自下向上冲心,这是小肠出现病变的症候。小肠连着小腹和睾,向后联系腰脊,上贯肝肺,联络心系。假如邪气过盛,则逆气上冲到肠胃,振动肝肺,散布到肓原,于会厌聚结。所以治疗时,要取脐下的关元穴以散之,刺手太阴以补肺经之虚,刺足厥阴以下肝经之气,取足巨虚下廉以去小肠的邪气,并按它所经过的经脉,循经取穴以调治病症。

小肠有寒,病人感觉大便不畅,肛门有重坠感,兼有脓血及热感,这是必有痔疮所致。小肠阻滞积食,常常傍晚发热,天明又停止。患有小肠胀的病者,症见小腹部胀满,牵引腹部作痛。小肠受邪,就会梦见人物聚集的城市和交通便利的街道。

手太阳经脉,自手小指末端的外侧而起,沿着手外侧到腕部,过锐骨直上,沿前臂骨下缘,出肘后内侧,在尺骨与上膊骨的肘关节的中间,上循上膊外侧后缘,出肩后骨缝绕行肩胛,左右交于肩上。下入于缺盆,向腋窝后,联络心脏,沿食道下膈膜至胃,下行入属小肠本腑。有一支脉,从缺盆沿颈上颊,至眼外角,转入耳内。又一支脉,从颊别走眼眶下面,至鼻抵眼内角,斜行而络于颧骨部。本经受病就会出现喉咙痛,下颌肿,头部无法左右回顾,肩痛好像被拉着拔着,上膊痛似折断般。如果由于本经传变,则所生疾病属于水液运化方面,症见耳聋、目黄、颊部下颌肿,颈部、肩部、上膊、肘、前臂的外侧后部痛。邪气盛的,人迎的脉比寸口大二倍;正气虚的,人迎的脉反比寸口小。

脾足太阴经病证第五

原 文

脾气虚,则四肢不用,五脏不安;实则腹胀,泾溲不利。脾气虚,则梦饮食不足。得其时,则梦筑垣盖屋。脾气盛,则梦歌乐,体重,手足不单。厥气客于脾,则梦丘陵大泽,坏屋风雨。痛在脾,日昳慧,平旦甚,日中持,下晡静。

病先发于脾,闭塞不通,身痛体重。一日之胃,而腹胀;二日之肾,小腹腰脊痛,胻酸;三日之膀胱,背椎筋痛,小便闭;十日不已,死。冬人定,夏晏食。

脉经 白话精解

脾脉搏坚而长,其色黄,当病少气。其软而散,色不泽者,当病足胫肿,若水状。

脾脉沉之而濡,浮之而虚,苦腹胀,烦满,胃中有热,不嗜食,食而不化,大便难,四肢苦痹,时不仁,得之房内。月使不来,来而频并。

脾脉之至也,大而虚,有积气在腹中,有厥气,名曰厥疝。女子同法,得之疾使四肢,汗出当风。寸口脉弦而滑,弦则为痛,滑则为实。痛即为急,实即为踊,痛踊相搏,即胸胁抢急。

跌阳脉浮而涩,浮即胃气微,涩即脾气衰,微衰相搏,即呼吸不得,此为脾家失度。寸口脉双紧,即为入,其气不出,无表有里,心下痞坚。

跌阳脉微而涩,微即无胃气;涩即伤脾,寒在于膈。而反下之,寒积不消,胃微脾伤,谷气不行,食已自噫,寒在胸膈,上虚下实,谷气不通,为秘塞之病。寸口脉缓而迟,缓则为阳,卫气长;迟则为阴,荣气促。荣卫俱和,刚柔相得,三焦相承,其气必强。

跌阳脉滑而紧,滑即胃气实,紧即脾气伤。得食而不消者,此脾不治也。能食而腹不满,此为胃气有馀。腹满而不能食,心下如饥,此为胃气不行,心气虚也。得食而满者,此为脾家不治。

脾中风者,翕翕发热,形如醉人,腹中烦重,皮肉眴眴而短气也。凡有所击仆,若醉饱人房,汗出当风,则伤脾。脾伤则中气阴阳离别,阳不从阴,故以三分候死生。

脾气弱,病利下白,肠垢大便坚,不能更衣,汗出不止,名曰脾气弱。或五液注下,青、黄、赤、白、黑。病人鼻下平者,胃病也;微赤者,病发痈;微黑者,有热;青者,有寒;白者,不治。唇黑者,胃先病;微燥而渴者,可治;不渴者,不可治。脐反出者,此为脾先落。

肿胀者,善哕,四肢急,体重不能衣。脾水者,其人腹大,四支苦重,津液不生,但苦少气,小便难。跌阳脉浮而涩,浮则胃气强,涩则小便数,浮涩相搏,大便则坚,其脾为约。脾约者,其人大便坚,小便利而反不渴。

凡人病脉以解,而反暮微烦者,人见病者差安,而强与各,脾胃气尚弱,不能消谷,故令微烦。损谷则愈。脾之积,名曰痞气,在胃脘,覆大如盘。久久不愈,病四肢不收,黄疸,食饮不为肌肤。以冬壬癸日得之,何也?肝病传脾,脾当传肾,肾适以冬王,王者不受邪,脾夏秋还肝,肝不肯受,因留结为积,故知痞气以冬得之。

脾病,其色黄,饮食不消,腹苦胀满,体重节痛,大便不利,其脉微缓而长,此为可治。宜服平胃丸、泻脾丸、莱萸丸、附子汤。春当刺隐白,冬刺阴陵泉,皆泻之;夏刺大都,季夏刺公孙,秋刺商丘,皆补之。又当灸章门五十壮,背第十一椎百壮。

脾病者,必身重,苦饥,足痿不收。行善瘈,脚下痛。虚则腹胀,肠鸣,搪泄,食不化。取其经,足太阴、阳明、少阴血者。

邪在脾,则肌肉痛。阳气有余,阴气不足,则热中,善饥;阳气不足,阴气有余,则寒中,肠鸣腹痛;阴阳俱有余,若俱不足,则有寒有热。皆调其三里。

足太阴之脉,起于大指之端,循指内侧白肉际,过核骨后,上内踝前廉,上瑞内,循胻骨后,交出厥阴之前,上循膝股内前廉,入腹,属脾,络胃,上膈挟咽,连舌本,散舌下。其支者,复从胃别上隔,注心中。是动则病舌本强,食则呕,胃管痛,腹胀,善噫。得后与气,则快然而衰,身体皆重。是主脾所生病者,舌本痛,体不能动摇,食不下,烦心,心下急痛,寒疟,溏,瘕,泄,水闭,黄疸,好卧,不能食肉,唇青,强立股膝内痛厥,足大指不用。盛者,则寸口大三倍于人迎;虚者,则寸口反小于人迎也。

足太阴之别,名曰公孙,去本节后一寸,别走阳明。其别者,入络肠胃。厥气上逆,则霍乱。实则腹中切痛;虚则膨胀。取之所别。

脾病,其色黄,体青,失溲,直视,唇反张,爪甲青,饮食吐逆,体重节痛,四肢不单。其脉当浮大而缓,今反弦急;其色当黄,今反青,此是木之克土,为大逆,十死不治。

译文

脾气虚,会使四肢功能失常,五脏失去滋养,致使五脏不安;脾气实,则致腹胀,大小便不利。脾气虚,则梦饮食不饱。如得土旺时节,则梦筑墙垣盖房屋。脾气盛,就梦歌唱欢乐而身体沉重手足不得举落。脾脏受病气侵犯,就会梦见起伏的丘陵和巨大的湖泊,或见风雨破坏房屋。脾生病,午后未时神志比较清爽,在寅时,病情较重,午时维持一般情况,到中时以后便安静了。

脾脏先发疾病,出现脾满闭塞不通,身体疼痛沉重的症状。第一天病传变到胃,表现为腹胀;第二天传变到肾,表现为小腹部、腰部、脊骨都痛,胫部酸;第三天,传变到膀胱,表现为臂部和脊椎的筋痛,小便不通;

如果十天病势仍不减，就会死。冬天多死于戌亥时，人静入睡以后；夏天多死于寅时。

脾脉坚硬而长，脸色黄，是气短而不通畅的病候。如果脉象软而散，面色无润泽，症见足胫浮肿，像水肿。

脾脉沉按细软，浮按无力，症见腹胀烦闷而满，胃中有热，不爱吃东西，吃了也不消化，大便困难，四肢麻痹不仁，这病得自房事之后。若妇女患此病，会出现闭经，或者月经妄行而量多。

脾脉来大而虚，这是腹中有病气积聚的缘故，病人自觉有一股逆气作痛，这种病名叫厥疝。女子亦同样有这种情况，它是由于剧烈劳动，汗出当风所致。寸口脉弦而滑，弦主痛，滑主实。疼痛是筋脉拘急的表现，气实而逆会造成筋肉的扭动，两者相合，就会感觉胸胁紧急窜痛。

跌阳脉浮而涩，浮是胃气微，涩是脾气衰，胃气微与脾气衰相搏，致呼吸不舒适，这是脾胃失其常度的缘故。两寸口都出现紧脉，病的趋向，是走向里面，其气无法外达，病不在表而在里，症见心下痞硬。

跌阳脉微而涩，跌阳是胃脉，脉微是无胃气；脉涩是脾伤的表现，这病是因为寒气在膈所致。在治疗时，若反用攻下法，致使寒气在内积滞，无法消退，致使胃弱脾伤，谷气无法运行，进食后，胃气受阻不能下行，上逆发为噫气。寒滞在胸膈，上虚下实，谷气不得畅通，而传变成闭塞的病症。寸口脉缓而迟，以迟缓而分阴阳，则缓脉属阳，主卫气充盛；迟脉属阴，主荣气丰盈。荣卫和调，刚柔相得的正常脉象，三焦均能受气，故见气强而有力。

跌阳脉滑而紧，滑是胃气实，紧是脾气伤。食后不消化，是脾病而胃无法运化所致。如果能食腹不胀满，这是胃气实而有余的迹象。如果腹满而无法进食，心下有饥饿感，这是胃气不得运行所致，由于心气虚，火不能生土，以致胃气不行。假如食后肢即胀满，这是脾脏受邪，无法运转的缘故。

脾受风邪的侵袭，病人会出现轻微发热，似醉酒般，腹中不适，烦满而重，皮肉跳动，而且出现呼吸短促的现象。凡是由于受到击伤或跌仆，若醉饱后房率不节，汗出当风，则使脾受损。脾伤，则致中气、阴气、阳气相互分离，使阳不恋阴，所以可根据中气、阴气、阳气三部分的是否协调来诊候其死生。

脾气衰弱，病就痢疾色白，有黏液，或大便坚硬闭结不通，汗出不止，这是脾气弱的症状。也有的表现为五液注下,出现泻下青、黄、赤、白、黑的液体症状。病人鼻下平坦的,说明胃受病邪侵袭;鼻下略有赤色的,是感受痈疮病邪;略有黑色的,是热病症候;有青色的是寒病症候。有白色的预后不良。口唇色黑的,胃先发病;口唇略干燥而口渴的,经治疗,预后尚好;口不渴的,不容易治疗。脐翻出的,是脾气先竭的征象。

脾胀病,常发呃逆,症见手足拘急,身体沉重无力,连穿衣服都感困难。脾有水气的患者,腹部肿大,四肢沉重,水气不化,津液不生,呼吸细促,小便困难。趺阳脉浮而涩,浮是胃气强的表现,涩是脾阴不足的表现,会出现小便次数多,浮涩两脉象并见,大便就会坚硬,脾受约束无法为胃行其津液,所以脾约病患者,大便硬,小便利,反而口不渴。

凡是患者病症和脉象都已缓解,而在傍晚时,反有微烦不安的,这是认为病已稍愈,而强与饮食,因脾胃之气还衰弱,无法消化水谷所致。只要减少饮食,就会痊愈。脾的积聚病,名叫痞气,在胃脘部,根大顶凸,像覆着的盘子。很久不愈,病人四肢屈伸不易,传变为黄疸病,饮食无法充养肌肤,这病是在冬天壬癸日得的,道理何在呢?因为肝病传脾,脾应当传给肾,肾水在冬天当旺,旺时是不易受邪的,脾重新还给肝,肝不肯受,故留结在脾而成积,便可得知痞气是在冬天壬癸日得的。

脾病,症见肤色黄,饮食不消化,腹部胀满,身体沉重,关节痛,大便不利,脉象微缓而长的,可以治疗。治疗时,宜服平胃丸、泻脾丸、茱萸丸、附子汤。如在春、冬两季,皆用泻法,即春天应当针刺隐白,冬天应当针刺阴陵泉;夏、秋两季,皆用补法,即夏天应当针刺大都,六月份针刺公孙,秋天针刺商丘。又当灸章门五十壮,背部第十一椎脊中穴一百壮。

脾病患者,症见身体沉重,常会感到饥饿,足痿软难以屈伸。小腿部位会抽筋,腿的下部疼痛。脾虚的,就有腹胀满,肠鸣,泄泻,食不转化的症状出现。治疗方法,取足太阴经脾脉,足阳明经胃脉,足少阴经肾脉,刺其出血。

脾受邪,则出现肌肉疼痛症状。如阳气有余而阴气不足,则出现中消,消谷善饥症状;如阳气不足而阴气有余,则出现内寒,肠鸣,腹痛症状;假如阴阳俱有余,或俱不足,就出现有寒、有热症状。都可以取足三里穴,用有余则泻、不足则补的方法加以调治。

足太阴经脉,自足大趾尖端起,沿大趾内侧赤白内分界处,经过大趾后的核骨的后面,上行于足内踝的前方,再上行于腿肚的内侧,沿胫骨后方,穿过足厥阴肝经的前面,上行于膝股内侧的前缘,直达腹内,属脾脏,连络胃腑,从胃上膈膜挟行咽喉,连于舌根,散于舌下。它的支脉,又从胃分别上行过膈膜,注于心中。这一支脉,相接于手少阴经。本经受病就会引发舌根强硬,食即作呕,胃脘作痛,腹胀,常发噫气。在大便或矢气后,觉得松快并且有食欲,但身体仍感到沉重。本经联属的脾脏引发病变,症见舌根疼痛,身体不能动摇,食不下,心烦不安,心下掣引作痛,寒多微有热或但寒不热的寒疟病,大便溏泄或下痢,或小便不通,或全身及面目发黄而成黄疸,喜欢卧床,厌食肉类,唇部色青,勉强站立,则股膝部内侧痛而兼冷厥,足大趾无法运动。脾气盛,寸口脉大于人迎脉三倍;脾气虚,寸口脉比人迎脉反而小了。

足太阴的别络,名叫公孙,位于大趾本节后一寸处,别行入于足阳明经。其别脉上行入腹,络于肠胃。如果病气上逆,则引发霍乱。邪气盛,则腹中剧痛;正气虚,则腹胀如鼓。在治疗上,要区别对待。

脾病,出现面色黄,肌肤带有青色,遗尿不禁,国直视,唇外翻,爪甲发青,饮食后即吐逆,身体沉重,关节痛,手足无法上举等症。此时脉应当浮大而缓,现在反而弦急;肌肤应当黄色,现在反见青色,这是木克土,是大为反常的逆症,必死无疑。

胃足阳明经病证第六

原 文

胃病者,腹胀,胃院当心而痛,上支两胁,膈咽不通,饮食不下,取三里。饮食不下,隔塞不通,邪在胃院。在上脘,则抑而刺之;在下脘,则散而去之。

胃脉搏坚而长,其色赤,当病折髀。其软而散者,当病食痹,髀痛。胃中有痞,食冷物者,痛,不能食;食热即能食。胃胀者,腹满,胃管痛,鼻闻焦臭,妨于食,大便难。

诊得胃脉,病形何如?曰:胃实则胀,虚则泄。痛先发于胃,胀满;五日之肾,小腹腰脊痛,胚酸;三日之膀胱,背胠筋痛,小便闭;五日上之脾,闭寒不通，身痛体重；六日不已，死。冬夜半后，夏日昳。脉浮而芤，浮别为阳，芤则为阴，浮芤相搏，胃气生热，其阳则绝。

趺阳脉浮者，胃气虚也。趺阳脉浮大者，此胃气微，虚烦圊，必日再行。芤而有胃气者，脉浮之大而软，微按之芤，故知芤而有胃气也。趺阳脉数者，胃中有热，即消谷引食。趺阳脉涩者，胃中有寒，水谷不化。趺阳脉粗粗面浮者，其病难治。趺阳脉浮迟者，故久病。趺阳脉虚，则遗溺；实则矢气。

动作头痛重，热气朝者，属胃。邪气客于胃，则梦饮食。

足阳明之脉，起于鼻交頞中，旁约太阳之脉，下循鼻外，入上齿中，还出侠口，环唇，下交承浆，却循颐后下廉，出大迎，循颊车，土耳前，过客主人，循发际，至额颅。其支者，从大迎前下人迎，循喉咙，入缺盆，下膈属胃，络脾。其直者，从缺盆下乳内廉，下侠脐，人气街中。其支者，起胃下口，循腹里，下至气街中而合。以下髀关，抵伏菟，下人膝膑中，下循胻外廉，不足跗，入中指内间。其支者，下膝三寸而别，以下人中指外间。其支者，别跗上，入大指间，出其端。是动则病凄凄然振寒，善伸，数欠，颜黑。

病至恶人与火，闻木音则惕然而惊，心动，欲独闭户牖而处，甚则欲上高而歌，弃衣而走，贲响腹胀，是为骭厥。是主血，所生病者，狂疟，温淫汗出，鼻衄、口喝、唇紧、颈肿、喉痹，大腹水肿，膝膑痛循膺、乳、街、股、伏菟、胻外廉、足跗上皆痛，中指不用。气盛，则身以前皆热，其有余于胃，则消谷善饥，溺色黄。气不足，则身以前皆寒栗，胃中寒，则胀满。盛者，则人迎大三倍于寸口；虚者，则人迎反小于寸口也。

译文

胃病患者，症见腹胀满，胃脘当中疼痛，上引两胁痛，膈与咽部阻滞不通，饮食不下，取三里穴以治之。饮食不下，膈部阻碍不通，是胃脘部感受病邪的缘故。如果病在上脘，应当用抑制手法而针刺；如果病在下脘，应当用散手法而针刺。

胃脉坚硬而长，面色赤，当是髀痛如折。如果脉软而散，当病食痹，髀区痛。胃中有癥积，吃冷物，则胃痛而无法进食；吃热物，则能食。胃胀病，症见腹部胀满，胃脘疼痛，鼻闻有焦臭气味，不仅饮食受到影响，大便也颇感困难。

"诊得胃有病脉,病的症状怎样?"答:"胃脉实而有力,会出现胀满,如果虚而无力,会出现泄泻。"胃先受邪,症见胀满,五天传入肾,症见小腹、腰、脊痛,胫部酸;再三天又传入膀胱,症见背和脐的筋痛,小便不通;复经五天病又上传入脾,症见痞满闭塞不通,身痛,体重;若连续六天不已,主死。冬天于子时而死;夏天于未时而死。脉浮而芤,浮是阳象,芤是阴象,浮芤脉相搏,胃气引发热象,阳气无法入阴,被隔绝在外。

趺阳脉浮,是胃气虚弱所致。趺阳脉浮而大,这是胃气微弱,病人感到虚烦,每天必两次大便。芤脉而有胃气的,应当是轻按大而软,稍重按,又得中空软而两边实,这样则可测知芤脉是有胃气的。趺阳脉数是胃中有热,消化力强,容易饥饿。趺阳脉涩是胃中有寒,水谷不化。趺阳脉粗大而浮的,这病难治。趺阳脉浮迟的,是患久病的症候。趺阳脉虚,则遗溺;脉实,则频作矢气。

病人动作时,头痛而重,发热有时间的,病在胃部。胃部受邪,常梦见进饮食。

胃足阳明经脉,起于鼻梁上端凹陷处,旁人足太阳经脉,向下循着鼻的外侧入上齿龈内,重新环绕口唇而出,交于唇下承浆穴,再退沿腮下后方出大迎穴,沿颊车穴,上行耳前,过客主人穴,沿发际,至额颅。其分出的支脉,从大迎穴前百,向下走人迎穴,沿喉咙向左右进入缺盆穴,下膈膜,入属胃腑,络于脾脏。其直行的脉,由缺盆下行于乳部的内缘,向下挟脐而入气街中。又一支脉,从胃的下口,循腹内,下至气街穴,汇合于前脉。由此下行至髀关穴,经伏兔穴,下至膝膑,沿胫骨前外侧至足背,入足中趾内侧与次趾之间。又一支脉,从膝下三寸处,别走中趾外侧。又一支脉,从足背走入足大趾,出大趾尖端,这一支脉,相接于足大阴经脉。本经受病邪侵袭,症见全身虚弱感觉阵阵寒慄,常伸腰挺足以舒筋骨,常常呵欠,颜面暗黑。

病发作的时候,厌恶见人和火光,听到水的声音,就惊恐不安,只想关闭门窗,独居室内,若发作剧烈的,欲登高歌呼,脱衣奔跑,肠鸣,腹胀,这叫作骭厥。由本腑所主血引发的病变,则为狂疾、疟疾、温热、大汗出、鼻塞不通,或鼻血,口角抽掣歪斜,口唇紧张,颈部肿,喉部肿闭,气不畅行,腹内有水积滞而肿大,膝盖痛,沿胸侧、乳部、气街、股部、伏兔、胫外缘、足背均痛,中趾无法屈伸。本经气盛有余,身前均发热。如胃气盛而有余，则消化力强盛，容易饥饿，小便黄。胃气虚而不足，出现身前均恶寒振慄，胃中寒，则引发胀满。胃气盛，人迎脉比寸口脉大三倍；胃气虚，人迎脉反比寸口脉小。

肺手太阴经病证第七

原文

肺气虚，则鼻息利少气；实，则喘喝，胸凭仰息。肺气虚，则梦见白物，见人斩血藉藉，得其时，则梦见兵战。肺气盛，则梦恐惧哭泣。厥气客于肺，则飞扬，见金铁之器奇物。病在肺，下晡慧，日中甚，夜半静。

病先发于肺，喘咳；三日之肝，胁痛支满；一日之脾，闭塞不通，身痛体重；五日之胃，腹胀；十日不已，死。冬日入，夏日出。肺脉搏坚而长，当病唾血。其濡而散者，当病漏汗至今不复散发。

肺脉沉之而数，浮之而喘，苦洗洗寒热，腹满，肠中热，小便赤，肩背痛，从腰以上汗出，得之房内，汗出当风。白脉之至也，喘而浮大，上虚下实，惊，有积气在胸中，喘而虚，名曰肺痹，寒热，得之困醉而使内也。肺中风者，口燥而喘，身运而重，晕而肿胀。

肺中寒者，其人吐浊涕。形寒寒饮则伤肺，以其两寒相感，中外皆伤，故气逆而上行。肺伤者，其人劳倦则咳唾血。其脉细紧浮数，皆吐血，此为躁扰嗔怒得之，肺伤气壅所致。肺胀者，虚而满，喘咳逆倚息，目如脱状，其脉浮。

肺水者，其人身体重而小便难，时时大便鸭溏。肝乘肺，必作虚喘。脉软而弱，弱反在关，软反在颠；浮反在上，弱反在下。浮则为阳，弱则血不足。必弱为虚，浮弱自别，浮则自出，弱则为人。浮则为出不人，此为有表无里；弱则为人不出，此为无表有里。阳出极汗，齐腰而还，此为无表有里，故名曰厥阳。在当汗出不汗出。

趺阳脉浮缓，少阳微紧，微为血虚，紧为微寒，此为鼠乳，其病属肺。肺之积，名曰息贲，在右胁下，覆大如杯。久久不愈，病洒洒寒热，气逆喘咳，发肺痈。以春甲乙日得之，何也？心痛传肺，肺当传肝，肝适以春王，王

脉经白话精解

者不受邪,肺复欲还心,心不肯受,因留结为积,故知息贲以春得之。

肺病,其色白,身体但寒无热,时时咳,其脉微迟,为可治。宜服五味子大补肺汤、泻肺散。春当刺少商,夏刺鱼际,皆泻之;季夏刺大渊,秋刺经渠,冬刺尺泽,皆补之。又当灸膻中百壮,背第三椎二十五壮。

肺病者,必喘咳,逆气,肩息,背痛,汗出,尻、阴、股、膝挛、髀、腨、胻足皆痛。虚则少气,不能报息,耳聋,咽干。取其经手太阴,足大阳之外、厥阴内、少阴血者。邪在肺,则皮肤痛,发寒热,上气,气喘,汗出,咳动肩背。取之膺中外俞,背第三椎之傍,以手痛按之,快然,乃刺之;取之缺盆中以越之。

手大阴之脉,起于中焦下络大肠,还循胃口,上膈属肺,从肺系横出腋下,下循臑内,行少阴、心主之前,下循臂内上骨下廉,入寸口,上鱼,循鱼际,出大指之端。其支者,从腕后直次指内廉,出其端。是动则病肺胀满,膨膨而喘咳,缺盆中痛,甚则交两手而瞀、是为臂厥。是主肺所生病者,咳,上气喘喝,烦心胸满,臑臂内前廉痛,掌中热。气盛有余,则肩背痛,风汗出,小便数而欠;气虚,则肩背痛寒,少气不足以息,溺色变,卒遗失无度。盛者则寸口大三倍于人迎;虚者,则寸口反小于人迎也。

手太阴之别,名曰列缺,起于腕止分间,别走阳明。其别者,并太阴之经,直入掌中,散入于鱼际。其实则手兑掌热;虚则欠咳,小便遗数,取之去腕一寸半。肺病,身当有热,咳嗽,短气,唾出脓血。其脉当短涩,今反浮大,其色当白,而反赤者,此是火之克金,为大逆,十死不治。

泽 文

肺气虚,鼻息虽通畅,但气短不足;肺气实,则气促声粗,胸部满闷壅塞而仰面呼吸。肺气虚,则梦见白物,或见血溅四处,杂乱众多,如逢肺旺之时,则梦见刀兵战争。肺气盛,则梦中恐惧,哭泣。肺部受邪,则梦腾空飞扬,或见金属及奇异的物品。肺受病邪侵袭,在傍晚时神志比较清爽,到中午病情加剧,半夜以后较为安静。

肺先发病,则喘促,咳嗽;三日传入肝,胁痛,支撑胀满;再一日又传入脾,出现脾满闭塞不通,身痛,体重;五日又传入胃,腹胀;如果十日病势未有好转,主死。如在冬天,多死于西时,夏天多死于卯时。肺脉搏坚而长的,是肺火盛,应当出现病吐血。如脉软而散,会汗出不止,而发散的方法，就不再适宜于其治疗了。

肺脉沉取而数，浮取而急，病人出现恶寒发热，腹满，肠中热感，小便赤，肩背痛，腰以上汗出，得自房事后汗出受风所引起的。肺脉来急而浮大，这是上虚下实，善惊，这是胸中有气积聚的缘故，所以气喘而肺虚，称为肺痹，或寒热。它的病因是由于酒醉入房所致。风邪侵袭肺脏，导致口中干燥而气喘，身体活动感到沉重，头晕而肿胀。

寒邪侵袭肺脏，病者吐浊涕。形体受寒或饮冷，皆会伤肺，因为两寒相迫，中外皆伤，所以气道而上行。肺气受伤的病人，稍劳倦则咳血、唾血。脉细紧浮数，均会吐血，是操劳烦扰嗔怒，引起肺伤气雍所致。肺胀病，出现胸中虚满，咳嗽气促，倚息不能平卧，目肿如脱状，脉浮。

肺水患者，出现身体沉重，小便困难，时常水粪夹杂而下，像鸭子的稀便。肝木侮肺，会作虚满。脉软而弱，应三部及浮沉俱见，今仅见关部，沉取是弱，浮取是软；而寸部反出现浮脉，尺部反出现弱脉。浮为在上，主阳以候卫，弱脉在下，主虚，为阴血不足。浮主上盛，弱主下虚，自有分别。寸脉浮是阳气外出而不入阴，故为有表无里；尺脉弱是里阴虚，阴气向入而不外出，故为无表有里。阳气外出，大汗出到腰部为止，病不在表，亦属无表有里，这是孤阳无阴而附，名叫厥阳。由于当汗出而不能汗出而致病。

趺阳脉浮缓，少阳脉微紧，微为血虚，紧为微寒，这是因为气血虚，风寒于皮毛肌肉搏结，而发为鼠乳，亦属于肺经。肺积病名叫息贲，在右胁下，覆大如杯子一般。日久不愈，使人洒洒恶寒发热，气逆喘咳，发为肺痈。其病是春天甲乙日得的，这是什么道理呢？因心病传肺，肺当传给肝，肝木在春天当旺之际是不易受邪的，肺复欲还心，心不肯受，故留结而成为积病，所以知道息贲是春季得的。

肺病患者，出现面色苍白，自觉畏寒无热，时时作咳，脉象微迟，此病可以治愈。应该服五味子大补肺汤、泻肺散。春天当刺少商穴，夏天针刺鱼际穴，都用泻的手法；季夏针刺大洲穴，秋天针刺经渠穴，冬天针刺尺泽穴，都用补的手法。同时灸膻中百壮，背第三椎二十五壮。

肺病患者，必出现咳喘气逆抬肩呼吸，背痛，出汗，尻、阴、股、膝疼挛、髀骨、腓肠、胻、足等均有疼痛。如果肺虚，有短气不足，呼吸无法接续，耳聋不聪，咽部干燥。取手太阴、足太阳经脉的外侧，厥阴经脉的内侧少阴经，刺出血。肺受邪，则出现皮肤疼痛，发热恶寒，气上逆而喘，汗出，咳急引动肩背。取肺经的中府、云门，及背部第三椎傍，以手重压这部位，若患者觉得爽快，然后再进针；同时又取缺盆大以激越肺中的邪气。

手太阴经的脉自中焦而起，下联络大肠，由大肠向上又循胃的上口贲门，上贯膈膜，入属肺经，从肺系，横出腋下，沿上臂内侧向下，从手少阴与手厥阴二经的前方，下循前臂内侧上骨的下缘，至寸口前行至鱼，循鱼际，出拇指的尖端。支脉从腕后直走食指内侧(拇指侧)的尖端。本经受病会发生肺部胀满，膨胀满闷而喘咳，缺盆中痛，甚至叉手抱胸，视物不清，这叫臂厥。凡是本脏所发生的病变而使经脉受到影响的，就会出现咳嗽，气上逆而喘，声音粗急，心烦不安，胸部烦闷，臑臂部的内侧前缘作痛，掌心热等症。本经气盛而有余的，就会出现肩背疼痛，如中于风，则自汗出，小便频数而量少等；本经气虚，就会出现肩背疼痛，如由受寒而致会见气短呼吸急促，小便变色，大便忽然失禁无度。这些病，邪气盛的则寸口脉大于人迎脉三倍；正气虚的则寸口脉反比人迎脉小。

手大阴经的别络，名叫列缺，起于腕上分肉之间而起，本络即从此处入于手阳明经。其别络与本经并行，直入手掌的内侧而散布于鱼际。如本络的邪气实，症见手掌心热；正气虚则见多呵欠伸腰，小便不禁而频繁症状，治疗时，应该计取腕后一寸半的列缺穴。肺病，症见发热，咳嗽气促，咳唾脓血。其脉应当短涩，今反出现浮大脉，其面色应当皎白而反赤，这是火来克金的征象，是大为反常的逆症，必死无疑。

大肠手阳明经病证第八

原 文

大肠病者，肠中切痛而鸣濯濯，冬日重感于寒则泄。当脐而痛，不能久立。与胃同候，取巨虚上廉。肠中雷鸣，气上冲胸，喘，不能久立，邪在大肠。刺盲之原、巨虚上廉、三里。

大肠有寒，鹜溏；有热，便肠垢。大肠有宿食，寒栗发热，有时如疟状。大肠胀者，肠鸣而痛，寒则泄，食不化。厥气客于大肠，则梦田野。

手阳明之脉，起于大指次指之端外侧，循指上廉，出合谷两骨之间，上入两筋之中,循臂上廉,上入肘后廉,循臑外前廉,上肩,出髃骨之前廉,上出柱骨之会上,下入缺盆,络肺,下膈,属大肠。其支者,从缺盆直入上颈,贯颊,入下齿缝中,还出侠口,交人中,左之右,右之左,上侠鼻孔。是动则病齿痛,颊肿。是主津所生病者,目黄,口干,鼻衄,喉痹,肩前臑痛,大指次指痛不用。气盛有余,则当脉所过者热肿;虚,则寒栗不复。盛者,则人迎印大三倍寸口;虚者,则人迎反小于寸口也。

译文

　　患大肠病者,肠中绞痛,伴有如水流动的声音,若是冬天再感受寒邪,就会引起泄泻。腹部当脐疼痛,甚则无法久立。其诊治同于胃经,即取上巨虚穴位以治之。如果腹中雷鸣,气上冲胸,气促无法久立者,这是大肠受邪的症候。治疗时,刺关元、上巨虚、足三里。

　　大肠有寒,多水粪夹杂而下,似鸭的大便;大肠有热,会有黏液排出。大肠有宿食,则恶寒残慄,发热,有时如疟状。大肠胀的,肠鸣疼痛,若感受寒邪,则大便泄泻和饮食不化。邪气于大肠积留,则梦田野。

　　手阳明经脉,自大指、食指尖端外侧而起,沿着食指(拇指侧)上缘出合谷,通过第一、二掌骨的中间,前入腕上至拇指后,从两筋中间凹陷处,沿前臂上方,至肘外侧,再沿上臂外侧前缘前肩,出肩峰前缘,上出于背,于柱骨大椎穴上与诸阳经相会,下入缺盐,联络肺脏,下膈,入属大肠腑。其支脉从缺盆直入上颈,贯通须部,下入齿龈中,回转重绕上唇,左脉向右,右脉向左,交叉于人中,复夹行鼻孔两侧。本经受病,就会发生牙齿痛、颈部肿。凡本脏所主津液而引发的病变,使经脉受到影响,症见眼睛发黄,口中发干,鼻塞或出血,喉中肿闭,肩前及臑内作痛,拇指和食指疼痛,无法屈伸。本经气盛而有余,在经脉循行的部位上,发热而肿;经气虚不足,则恶寒战慄,其温暖不易恢复。正气盛的,则入迎脉比寸口脉大三倍;正气虚的,则入迎脉反比寸口脉小。

肾足·少阴经病证第九

原文

肾气虚,则厥逆;实,则胀满,四肢正黑。肾气虚,则梦见舟船溺人,得其时,梦伏水中,若有畏怖。肾气盛,则梦腰脊两解不相属。厥气客于肾,则梦临渊,没居水中。病在肾,夜半慧,日乘四季甚,下晡静。

病先发于肾,小腹腰脊痛,胻酸;三日之膀胱,背脊筋痛,小使闭;二日上之心,心痛;三日之小肠,胀;四日不已,死。冬大食,夏晏晡。肾脉搏坚而长,其色黄而赤,当病折腰。其软而散者,当病少血。

肾脉沉之大而坚,浮之大而紧,苦手足骨肿,厥,而阳不兴,腰脊痛,小腹肿,心下有水气,时胀闭,时泄。得之浴水中,身未干而合房内,及劳倦发之。黑,脉之至也,上坚而大,有积气在小腹与阴,名曰肾痹。得之沐浴清水而卧。

凡有所用力举重,若入房过度,汗出如浴水,则伤肾。肾胀者,腹满引背,央央然,腰髀痛。肾水者,其人腹大,脐肿,腰重痛,不得溺,阴下湿如鼻头汗,其足逆寒,大使反坚。肾著之为病,从腰以下冷,腰重如带五千钱。

肾著之病,其人身体重,腰中冷如冰状,反不渴,小便自利,食饮如故,是其证也。病属下焦,从身劳汗出,衣里冷湿故,久久得之。肾之积,名曰奔豚,发于小腹,上至心下,如豚奔走之状,上下无时。久久不愈,病喘逆,骨痿,少气。以夏丙丁日得之,何也?脾病传肾,肾当传心,心适以夏王,王者不受邪,肾复欲还脾,脾不肯受,因留结为积,故知奔豚以夏得之。

水流夜疾,何以故?师曰:土休,故流疾而有声。人亦应之,入夜卧则脾不动摇,脉为之数疾也。

肾病,其色黑,其气虚弱,吸吸少气,两耳苦聋,腰痛,时时失精,饮食减少,膝以下清,其脉沉滑而迟,此为可治。宜服内补散、建中汤、肾气丸、地黄煎。春当刺涌泉,秋刺伏留,冬刺阴谷,皆补之;夏刺然谷、季夏刺太溪,皆泻之。又当灸京门五十壮,背刺第十四椎百壮。

肾病者,必腹大,胫肿痛,喘咳,身重,寝汗出,憎风。虚即胸中痛,大腹、小腹痛,清厥,意不乐。取其经,足少阴、太阳血者。邪在肾,则骨痛,阴痹。阴痹者,按之而不得,腹胀,腰痛,大便难,肩背、颈项强痛,时眩。取之涌泉、昆仑,视有血者尽取之。

足少阴之脉,起于小指之下,斜趣足心,出然骨穴之下,循内踝之后,别入跟中,以上腨内,出腘中内廉,上股内后廉,贯脊,属肾,络膀胱。其直者,从肾上贯肝膈,入肺中,循喉咙,挟舌本。其支者,从肺出络心,注胸中。是动则病饥而不欲食,面黑如炭色,咳唾则有血,喉鸣而喘,坐而欲起,目䀮䀮无所见,心悬若饥状。气不足则善恐,心惕惕若人将捕之,是为肾厥。是主肾所生病者,口热,舌干,咽肿,上气,嗌干及痛,烦心,心痛,黄疸,肠澼,脊股内后廉痛,痿厥,嗜卧,足下热而痛。灸则强食生肉,缓带被发,大杖重履而步。盛者,则寸口大再倍于人迎;虚者,则寸口反小于人迎也。

足少阴之别,名曰大钟,当踝后绕跟,别走太阳。其别者,并经上走于心包,下贯腰脊。其病气逆则烦闷,实则闭癃,虚则腰痛,取之所别。肾病,手足逆冷,面赤目黄,小便不禁,骨节烦疼,小腹结痛,气冲于心。其脉当沉细而滑,今反浮大;其色当黑,而反黄,此是土之克水,为大逆,十死不治。

译 文

肾气虚,则四肢寒冷;肾气实,则胀满,四肢纯黑色。肾气虚,则梦见舟船翻复,有人淹没,如得水气旺盛时,则梦伏在水中,感到恐怖。肾气盛,则梦腰部和脊椎两相散解不相连属。肾脏受邪,梦涉深水,或淹没在水中。病在肾,子时精神清爽,在每日夜的辰、戌、丑、未四个时辰,病势加重,傍晚中时开始恢复安静。

肾先发病,症见小腹,腰部,脊椎疼痛,小腿酸;三天病传膀胱,背部和脊部筋痛,小便闭塞;再过二天,病传到心,心区痛;再过三天,病传到小肠,小肠局部胀;如果四天病势未见好转,主死。冬天多于未时死,夏天多于戌时死。肾脉坚硬有力而长,病人颜色黄而赤,应当出现腰痛如折症状。若脉软而散,当患血少。

肾脉重按大而坚，轻按紧而大，症见手足骨节冷而肿，阳痿不举，腰脊痛，小腹肿，心下有水气，腹胀便闭，时泄泻。是自浴后身未干时，而行房事，以及劳力过度所致。肾脉来上都部而大，有邪气于小腹与阴部积聚，病叫肾痹。自洗冷水后入睡所致。

凡用力举重或入房过度，汗出如浴水样，则会损伤肾脏。肾胀痛，腹满牵引背部扩大到腰、股骨部都痛起来。肾水病患者，症见腹部胀大，脐部肿，腰部沉重而痛，小便不利，阴部湿润似牛鼻出汗，足部逆冷，大便反而坚硬。肾著的病，病人自感腰部以下寒冷，腰部沉重，好像带五千铜钱那样重。

肾著的病症，病人身体沉重，腰中寒冷如冰样，口反不渴，小便自利，饮食如常，这就是肾著的症候了。病属下焦，是身体过劳，汗出衣服湿冷的缘故，经久这样而得病的。肾积病名叫奔豚，发于小腹，上至心下，好像猪豚奔走的样子，或上或下，无定时。久而不愈，则病气逆而咳，骨痿软，少气。这病是在夏天丙丁日而得的，道理何在呢？因脾病传肾，肾病当传给心，心火在夏天当旺，旺时不易受邪，肾复欲还脾，脾不肯受，故留结而为积，所以知道奔豚病是夏季得的。

"水的流行，夜里较快，是什么缘故？"师答：土能够壅遏水流，夜里土气安静，所以水流较快而有声。因为人的身体，常受自然界的影响，在夜里睡觉，则脾部如夜里土气般安静而不输动，所以脉搏也像水流一样变为疾数。"

肾病，病人面色黑，其气虚弱，症见气短无法连续，两耳聋，腰痛，时常遗精，饮食减少，膝盖以下清冷，脉沉滑而迟，此病可以治愈。治疗时，应服内补散、建中汤、肾气丸、地黄煎。春天应针刺涌泉，秋天针刺复溜，冬天针刺阴谷，皆用补的手法；夏天针刺然谷，季夏针刺太溪，皆用泻的手法。又应当灸京门穴五十壮，背部第十四椎命门穴一百壮。

肾病患者，必出现腹部大，胫部肿痛，气喘，咳嗽，身体沉重，睡中出汗，怕风症状。如果肾虚，就会出现胸中疼痛，大腹与小腹均感疼痛，身体厥冷，心中不乐症状。治疗时，取本经足少阴、足太阳两经出血。肾受邪，则骨痛而引发阴痹病。阴痹的症状是按压身体，触不到具体痛的部位，出现腰痛、腹胀、大便难，肩、颈、项强痛，常常头眩。治疗时，取涌泉、昆仑等有血脉处，都进行针刺出血。

足少阴经脉，自小趾下面而起，斜走足心，出然骨穴之下，沿着内踝骨的后面,转走足跟,由此上小腿肚内侧,出膝弯内缘,上股内侧后面,贯穿脊椎,入属肾脏,联络膀胱。直行的脉,从肾脏贯过肝膈,入肺中,循喉咙,挟舌根。支脉从肺出,联络心脏,再灌注于胸中。本经受病,症见饥饿而不欲食,面黑如木炭的颜色,咳嗽唾痰有血,喘气咽喉有声,坐不安定,视物不清,心似悬虚,状如饥饿。气不足,则多恐惧心中动荡,像有人要捕捉他,这是肾厥病的症候。如属本脏传变所引发之病,会见口热舌干,咽肿,气上逆,喉咙干而痛,心烦,心痛,黄疸,痢疾,脊股内后缘作痛,痿软厥冷,嗜卧,足下热而痛的症状。用灸法治疗,并应令多食牲畜之内,并宽缓衣带,披散头发,大杖重履,缓步而行,使气得流通,与灸法相配合。如本经气盛,寸口脉大于人迎脉二倍;气虚,则寸口脉反小于人迎脉。

足少阴经的别络,名叫大钟。从足内踝,环绕足跟,入手足太阳经。它的另外一条支络,合并于本经,向上走于心包,下贯穿腰脊。本经受邪,其病症为,气上逆,则心烦闷乱,邪气盛实,则小便闭塞或淋沥不通;正气虚,则腰痛,在治疗上,应取本经别络大钟穴。肾病,症见手足寒冷,面赤目黄,小便不禁,骨节烦疼,小腹部拘急而痛,气上冲心。其脉象应是沉滑细,今反浮大;病人颜色应当黑色,反见黄色,属于土克水,是大为反常的逆证,必死无疑。

膀胱足太阳经病证第十

原文

膀胱病者,小腹偏肿而痛,以手按之,则欲小便而不得,肩上热。若脉陷,足小指外侧及胫踝后皆热。若脉陷者,取委中。膀胱胀者,小腹满而气癃。

病先发于膀胱者,背脊筋痛,小便闭;五日之肾,小腹、腰脊痛,胫酸;一日之小肠,胀;一日之脾,闭塞不通,身痛体重;二日不已,死。冬鸡鸣,夏下晡。厥气客于膀胱,则梦游行。

足太阳之脉,起于目内眦,上额,交巅上。其支者,从巅至耳上角。其直者,从巅入络脑,还出别下项,循肩膊内,挟脊,抵腰中,人循膂,络肾,属膀胱。其支者，从腰中下会于后阴，下贯臀，入腘中。其支者，从膊内，左右别，下贯髋，过髀枢，循髀外后廉，过腘中，以下贯腨内，出外踝之后，循京骨，至小指外侧。是动则病冲头痛，目似脱，项似拔，脊痛，腰似折，髀不可以曲，腘如结，腨如列，是为踝厥。

是主筋所生病者，痔，疟，狂，颠疾，头脑顶痛，目黄，泪出，鼻衄，项、背、腰、尻、腘、腨、脚皆痛，小指不用，盛者，则人迎大再倍于寸口；虚者，别人迎反小于寸口也。

译 文

膀胱受病，症见小腹部偏侧肿痛，用手按压，则有尿意，但又无法排出，肩上热。如发现脉下陷，足小趾外侧及胫、踝后部皆热。脉陷的，取委中以治之。膀胱胀病，小腹部胀满，气闭而小便不通。

膀胱先受病，背脊筋痛，小便不通；五天传至肾，出现小腹、腰、脊痛，胫酸；再过一天，传至小肠，出现小腹胀；再过一天，传到脾，出现痞满闭塞不通，身体痛而沉重；如果二天病势未有好转，就会死亡。冬天多死于鸡鸣时；夏天多死于下晡时。膀胱受邪，会梦到处游走。

足太阳经脉，自眼内角而起，上行额部，交于巅顶。支脉从巅顶到耳上角。其直行的脉，从巅顶入内络脑，复从脑后下行项后，挟脊柱的两旁，沿肩胛骨的内侧，平行于脊柱的两旁，直达腰中，络于肾脏而再入属膀胱本腑。又从腰中分出一支脉，下会于后阴，穿过臀部，直入膝腘窝中。又一支脉，从左右肩胛骨分出，下行通过筋髋骨，过至髀枢，再沿髀枢外侧后缘向下行，与前一支脉于膝腘窝中会合，由此再向下通过小腿肚，出外踝骨的后方，沿小趾本节后的京骨，至小趾外侧尖端。本经受病就会引发气上冲而头痛，疼痛剧烈时，眼睛像要脱出，项部僵直似有物牵引，脊柱疼痛，腰似折断，大腿无法伸屈，膝腘窝像被捆住，小腿肚似撕裂般疼痛，这叫踝厥。

本经所主筋引发病变，会见痔疮、疟疾、发狂、癫疾，头脑顶痛，眼睛发黄，流泪，鼻流涕或出血，项、背、腰、尻、腘、腿肚、脚等部都发生疼痛，足小趾也无法活动的症状。本经气旺盛，则人迎脉比寸口脉大三倍；气虚弱，则人迎脉反而比寸口脉小。

三焦手·少阳经病证第十一

原文

　　三焦病者，腹胀气满，小腹尤坚，不得小便，窘急，溢则为本，留则为胀。候在足太阳之外大络，在太阳、少阳之间，亦见于脉。取委阳。小腹痛肿，不得小便，邪在三焦。约取太阳大络，视其络脉与厥阴小络，结而血者。上及胃脘，取三里。

　　会合三焦胀者，气满于皮肤，壳壳然而不坚，不疼。手少阳之脉，因咳，为肺痿，热在中焦因腹坚；热在下焦，因溺血。

　　会合手少阳之脉，起于小指次指之端，上出两指之间，循手表腕，出臂外两骨之间，上贯肘，循臑外，上肩，而交出足少阳之后，入缺盆，布膻中，散络心包，下膈，偏属三焦。其支者，从膻中上出缺盆，上项，侠耳后，直上出耳上角，以屈下额，至颇。其支者，人耳后人耳中，出走耳前，过客主人前，交颊。至目兑眦。

　　会合是动则病耳聋，辉辉焞焞，嗌肿，喉痹。是主气所生病者，汗出，目兑眦痛，颊肿，耳后、肩、臑、肘、臂外皆痛，小指次指不用。盛者，则人迎大一倍于寸口；虚者，则人迎反小于寸口也。

译文

　　三焦病，腹胀满，小腹尤为硬满，因小便不利而感到痛苦迫急，水溢于皮肉则导致水肿，滞留则导致腹胀。诊察此病，要在足太阳经外侧之大络，大络在足太阳，足少阳之间，亦可见于筋脉。治疗时取委阳穴。小腹肿，小便不利，这是三焦受邪，气化失常的缘故。治疗时取太阳大络，要察其结脉与厥阴小络，若因血结而肿。上连胃脘者，取三里以治之。

　　三焦胀痛，皮肤中充满气体，以手按之外坚硬而中空，无疼痛感。上焦发热，因咳嗽而成肺痿；中焦发热，因而腹部硬满。下焦发热，因而尿血。

　　手少阳经脉，自无名指的尖端而起，上行沿无名指的外侧，循手背至手腕部,上行出前臂外侧两骨中间,向上穿过肘,沿上臂外侧上肩,交出足少阳经之后,进入缺盆向下,分布于两乳之间的膻中部,散络于心包络,下膈膜,循序属于上中下三焦。支脉从膻中上出缺盆,上走项连于耳后,直上至耳上角,由此曲而下行,绕颊,至眼眶下。又一支脉,从耳后,入耳中,再出走耳前,过客主人穴的前方,和前一条支脉于颊部交会,再至眼外角。

本经受病,就会出现耳聋或听觉不清、喉咙肿痛、喉痹等症。如因本腑主气所引发的病变而使经脉受损,则为自汗出,眼外角痛,颊肿,耳后、肩、臑、肘、臂等部外侧皆痛,无名指不能运动。这些病邪气盛的,则人迎脉大于寸口脉一倍;正气虚的,则人迎脉反比寸口脉小。

第七卷

病不可发汗证第一

原 文

少阴病，脉细沉数，病为在里，不可发其汗。脉浮而紧，法当身体疼痛，当以汗解。假令尺中脉迟者，不可发其汗，何以故然？此为荣气不足，血做少故也。少阴病，脉微，不可发其汗，无阳故也。

脉濡而弱，弱反在关，濡反在颠，微反在上，涩反在下。微则阳气不足，涩则无血。阳气反微，中风汗出，而反躁烦；涩别无血，厥而且寒。阳微发汗，躁不得眠。

动气在右，不可发汗。发汗则衄而渴，心苦烦，饮即吐水。动气在左，不可发汗。发汗则头眩，汗不止，筋惕肉𤸷。动气在上，不可发汗。发汗则气上冲，正在心端。

动气在下，不可发汗。发汗则无汗，心中大烦，骨节苦疼，目运恶寒，食即反吐，谷不得前。咽中闭塞，不可发汗。发汗则吐血，气微绝，手足逆冷，欲得踡卧，不能自温。诸脉数，动微弱，并不可发汗，发汗则大便难，腹中干，胃燥而烦。脉濡而弱，弱反在关，濡反在颠，弦反在上，微反在下。弦为阳运，微为阴寒，上实下虚，意欲得温。微弦为虚，不可发汗，发汗则寒栗，不能自还。咳者则剧，数吐涎沫，咽中必干，小便不利，心中饥烦，晬时而发，其形似疟，有寒无热，虚而寒栗。咳而发汗，踡而苦满，腹中复坚。

厥，不可发汗，发汗则声乱，咽嘶，舌萎，谷不得前。诸逆发汗，微者难愈，剧者言乱，睛眩者死，命将难全。太阳病，得之八九日，如疟状，发热而恶寒，热多寒少，其人不呕，清便续自可，一日再三发，其脉微而恶寒，此为阴阳俱虚，不可复发汗也。

太阳病，发热恶寒，热多寒少，脉微弱则无阳也，不可复发其汗。咽干燥者，不可发汗。亡血家，不可攻其表，汗出则寒栗而振。衄家，不可攻其表，汗出必额陷，脉上促急而紧，直视而不能明，不得眠。

汗家，重发其汗，必恍惚心乱，小便已，阴疼，可与禹余粮丸。淋家，不可发汗，发其汗，必便血。疮家，虽身疼痛，不可攻其表，汗出则痓。冬时发其汗,必吐利,口中烂,生疮。

下利完谷,不可攻其表,汗出必胀满。咳而小便利,若失小便,不可攻其表。汗出则厥逆冷。汗出多极,发其汗,亦坚。

伤寒一、二日至四、五日,厥者必发热,前厥者后必热,厥深者热亦深,厥微者热亦微。厥应下之,而反发其汗,必口伤烂赤。病人脉数,数为有热,当消谷引食。反吐者,医发其汗,阳微,膈气虚,脉则多数,数为客阳,不能消谷,胃中虚冷,故今吐也。

伤寒四、五日,其脉沉,烦而喘满。脉沉者,病为在里,反发其汗,津液越出,大便为难,表虚里实,久则谵语。伤寒头痛,翕翕发热,形象中风,常微汗出。又自呕者,下之益烦心,懊如饥;发汗则致痉,身强难以屈伸;熏之则发黄,不得小便,久则发咳唾。

太阳病,发其汗,因致痉。伤寒脉弦细,头痛而反发热,此属少阳,少阳不可发其汗。太阳与少阳并病,头项强痛,或眩冒,时如结胸,心下痞坚者,不可发其汗。少阴病,咳而不利,谵语者,此被火气劫故也。小便必难,以强责少阴汗也。

少阴病,但厥无汗,而强发之,必动其血,未知从何道出,或从口鼻,或从目出者,是为下厥上竭,为难治。

伤寒有五,皆热病之类也,同病异名,同脉异经。病虽俱伤于风,其人自有痼疾,则不得同法。其人素伤于风,因复伤于热,风热相薄,则发风温,四肢不收,头痛身热,常汗出不解,治在少阴、厥阴,不可发汗,汗出谵言独语,内烦,躁扰不得卧,善惊,目乱无精,治之复发其汗,如此者医杀之也。

伤寒湿温,其人常伤于湿,因而中暍,湿热相薄,则发湿温,病若两胫逆冷,腹满叉胸,头目痛苦,妄言,治在足太阴,不可发汗,汗出必不能言,耳聋不知痛所在,身青,面色变,名曰重暍,如此者,死。医杀之也。

译文

少阴病,脉细沉而数,这是病在里,发汗解表法对其不适用。脉浮而紧,这是太阳伤寒证的主脉,应该伴有身体疼痛的证状,治疗时,当用发汗解表法。如果尺脉迟,发汗解表法则不适用,为什么呢?这是由于荣气不足、血少的缘故。少阴病,脉微,不可发汗,因为阳气已经衰弱的缘故。

脉濡而弱，主要仅在关部，沉取是弱，浮取是濡，寸部反见微脉。尺部反见涩脉，寸部脉微是阳气不足的征象，尺部脉涩则表明阴血亏损。阴阳不协调，阳气反微，再发其汗，则中风汗出而反躁烦；涩则无血，故出现手足厥冷，阳微不可发汗，发汗则烦躁不得安眠的症状。

病人脐右有动气，是肺气虚的缘故，不可发汗。误汗则导致鼻衄，口渴，心里烦闷，饮水下去，随即吐出的症状出现。病人脐左有动气，是肝虚的征象，勿施汗法。误汗则出现头晕目眩，汗出不止，筋肉跳动等症状。病人脐上有动气，是心阳虚的征象，勿施汗法。误汗则导致逆气向上次冲，直达心下的部位。

病人脐下有动气，是肾气虚，勿施汗法。即使用发汗方法，也不会有汗出，反使病人出现心里发烦，骨节非常疼痛，头昏目眩，形寒怕冷，进食以后反吐出来，谷不得进的症状。咽喉闭塞的病证，勿施汗法。如果误汗，则导致吐血，呼吸极度困难，四肢发冷，喜欢蜷曲而卧，而且总觉得不温暖的症状出现。凡是脉数，按之微弱无力，亦不可用发汗法，如果误汗，会导致大肠津液干燥，大便困难，胃中不和而躁烦等证。

脉濡而弱，主要仅在关部，沉取是弱，浮取是濡，寸部反见弦脉，尺脉反见微脉。弦为肝阳上逆，微是阴邪自盛，这是上实下虚之证，所以病人想得到温暖，才觉舒畅。微弦脉均属虚证，勿施汗法，如果误汗，那就会导致厥逆寒慄而不能自己出现恢复温暖的变局。出现咳嗽很剧烈，常吐涎沫，咽喉一定会感到干燥，小便不通畅，心中感觉饥而烦，一年后而发，很像疟疾，但仅有寒冷，并不发热的症状，这是因为体虚而产生的寒栗。如果在开始咳嗽阶段，误用发汗法，反而引起阳气虚，导致蜷卧，胸腹满闷而坚的病变的症状出现。

四肢厥逆，勿施汗法，如果误汗，则会导致语言散乱，声音嘶哑，舌萎，谷不得进的症状出现。凡是四肢厥逆的病人，不可发汗，轻者不易治愈，重者会导致言语错乱、目眩等证，这属危险之候，多主死。已患太阳病八九天了，仍像患疟疾那样发热恶寒，热的时间长，寒的时间短，不呕吐，二便正常，一天之中寒热发作二三次，脉微并有恶寒的现象，这是表里俱虚所致，不可再施发汗法。

太阳病，发热恶寒，热的时间长，寒的时间短，脉微弱，这是阳虚的征象，不能再用发汗法。因病人咽喉干燥，故不可发其汗。常有失血的病人，不能峻发其汗，如果误汗，则会导致恶寒战慄的恶果。常有流鼻血的病人，不能峻发其汗，如果误汗，就会导致额部下陷，筋脉拘急，两眼直视，眼珠无法转动，也不能安眠症。

常会出汗的人，不能峻发其汗，如果误汗则会导致心神恍惚，难以自主，小便以后，溺道作疼等症状，治疗时，可用禹余粮丸。素患小便淋沥剧痛的病人，不可用发汗法，如果误汗则会导致尿血。素患疮疡的人，即使身体疼痛，也不能峻发其汗，如果误汗则会引发筋脉强急，角弓反张等变症。冬天患病的人，如果误用发汗会导致呕吐，下利，口唇糜烂生疮等症状。

下利完谷不化的病人，虽有外感表邪，也不能峻发其汗，如果误汗则会导致脘腹胀满症状出现。咳而溺出，或小便失禁的病人，不能峻发其汗。如果误汗则会导致四肢厥冷。病人汗已出，大便多硬，或再发其汗后，则更会促使大便硬结。

伤寒病已经一、二天至四、五天了，出现四肢冷，厥冷前必曾发热，如果先前发热，其后必会引起四肢厥冷，厥冷程度严重者，说明郁伏的热邪就深重，厥冷程度轻微者，郁伏的热邪也就轻微。这种厥冷是由于阳热深郁于里所致，应治以泻下利，如果发其汗，必导致口舌生疮、红肿糜烂等症出现。病人脉数，数为有热，病人应该善饥索食。而反见呕吐症状的，是医生误发其汗所致，使阳气衰微，膈气虚弱，脉现数象，这种数脉是虚阳，无法消谷，由于胃阳虚冷，故见呕吐。

伤寒病已四、五天，脉沉，心领而喘满。脉沉是病邪入里，应治其里，如果反发其汗，会致津液外泄，肠中干燥，而大便排出困难，这是表虚里实的症候，如治疗不及时，久则引发谵语症状。伤寒头痛，轻微发热，像太阳中风证，常微汗出。又自呕吐的，用泻药攻下，则更觉烦闷，心中难过作饥饿状；用发汗则会引起痉症，身体强直难以屈伸；若用火熏治疗，则引起全身发黄，而小便不通，病久不愈，就会引起咳唾。

太阳病，本应汗解，但发汗过多，也会导致痉病。伤寒病，头痛，脉弦细，反发热的，属少阳病征候，少阳病不可发汗。太阳与少阴并病，头项强痛，或头昏目眩，有时似结胸状，心下痞硬，勿施发汗法。少阴病，咳嗽，下利、谵语的，这是误用火熏的方法。强发少阴之汗，致使津液损伤，所以出现小便难的症状。

少阴病，症见四肢厥冷，不出汗，假使强发其汗，必然扰动其血，而引起出血,但其血出的通道并不确定,有的从口鼻而出,有的从眼睛而出,这是下厥上竭的病变,不易治疗。

伤寒有五种,都是属于热病的类型,其表现症状很相像,但其病因不同,同属热病,而名称亦有区别,脉象大体相同,而症状表现并不是同一个经。虽然都是伤于风邪而致病,但各自的旧病不同,其治疗的方法就应该有所区别了。假使病人素伤风邪,这次又伤于热邪,造成风邪与热邪相煎迫,病发叫作风温,症见四肢无力,头痛,身热,常自汗出而热不退,应在少阴与厥阴两经论治,不可用发汗法,如果误汗,则会导致谵语,心烦,躁扰不得安卧,易惊,两目昏乱无神的症状出现,治疗此病,如再发汗,这就是医生的过失。

伤寒中的湿温病,是病人素体易伤湿邪,又中暑热,造成湿邪与热邪相煎迫,病发叫作湿温,出现两下肢厥冷、腹部胀满、双手喜压胸前、头痛、目眩、乱语等症,要从足太阴脾经论治,不可用发汗法,如果误汗,会导致失语,耳聋,说不出痛在何处,肌肤发青,面色改变,名叫重暍病,这样,会致病人于死地。亦是医生治疗的不得当的恶果。

病可发汗证第二

原文

大法,春夏宜发汗。

凡发汗,欲令手足皆周至,絷絷一时间益佳,但不欲如水流离。若病不解,当重发汗。汗多则亡阳,阳虚不得重发汗也。凡服汤药发汗,中病便止,不必尽剂也。

凡云可发汗而无汤者,丸散亦可用,要以汗出为解,然不如汤随证良。太阳病,外证未解,其脉浮弱,当以汗解,宜桂枝汤。太阳病,脉浮而数者,可发其汗,属桂枝汤证。阳明病,脉迟,汗出多,微恶寒,表为未解,可发其汗,属桂枝汤证。

夫病脉浮大,问病者,言但便坚耳。设利者为虚,大逆。坚为实,汗出而解,何以故?脉浮,当以汗解。伤寒,其脉不弦紧而弱,弱者必渴,被火必谵语。弱者发热脉浮，解之，当汗出愈。病者烦热，汗出即解。复如疟状，日晡所发热，此属阳明。脉浮虚者，当发其汗，属桂枝汤证。

病常自汗出，此为荣气和，荣气和而外不解，此卫不和也。荣行脉中，为阴主内；卫行脉外，为阳，主外。复发其汗，卫和则愈，属桂枝汤证。病人脏无他病，时发热自汗出，而不愈，此卫气不和也。先其时汗即愈，属桂枝汤证。

脉浮而紧，浮则为风，坚则为寒，风则伤卫，寒则伤荣，荣卫俱病，骨节烦疼，可发其汗，宜麻黄汤。太阳病不解，热结膀胱，其人如狂，血必自下，下者即愈。其外未解者，尚未可攻，当先解其外，属桂枝汤证。

太阳病，下之，微喘者，表未解故也，属桂枝加厚朴杏子汤。伤寒病，脉浮紧，发其汗，因衄，属麻黄杨。阳明病，脉浮，无汗，其人必喘，发其汗则愈，属麻黄汤。

太阴病，脉浮者，可发其汗，属桂枝汤。太阳病，脉浮紧，无汗而发热，其身疼痛，八、九日不解，表候续在，此当发其汗，服汤微除。发烦目瞑，剧者必衄，衄乃解。所以然者，阳气重故也，属麻黄汤。

脉浮者，病在表，可发其汗，属桂枝汤。伤寒不大便六七日，头痛有热，与承气汤。其大便反清，此为不在里故，在表也，当发其汗。头痛者，必衄，属桂枝汤。下利后，身体疼痛，清便自调，急当救表，宜桂枝汤。

太阳病，头痛发热，汗出恶风，若恶寒，属桂枝汤。太阳中风，阳浮而阴濡弱，浮者热自发，濡弱者汗自出。啬啬恶寒，渐渐恶风，翕翕发热，鼻鸣干呕，属桂枝汤。

太阳病，发热汗出，此为荣弱卫强，故使汗出，欲救邪之，气上撞，可与桂枝汤，不撞，不可与之。大阳病，初服桂枝汤，而反烦不解者，法当先刺风池、风府，却与桂枝汤则愈。

烧针令其汗，针处被寒，核起而赤者，必发贲豚。气从小腹上撞心者，灸其核上一壮，与桂枝加桂汤。太阳病，项背强几几，反汗出恶风，属桂枝加葛根汤。

太阳病，项背强几几，无汗恶风，属葛根汤。太阳与阳明合病，而自利不呕者，属葛根汤。太阳与阳明合病，不下利，但呕，属葛根加半夏汤。

太阳病，桂枝证，医反下之，遂利不止，其脉促者，表未解，喘而汗出，属葛根黄芩黄连汤。太阳病，头痛发热，身体疼，腰痛，骨节疼痛，恶风，无汗而喘，属麻黄汤证。

太阳与阳明合病，喘而胸满，不可下也，属麻黄汤证。太阳中风，脉浮紧，发热恶寒，身体疼痛，不汗出而烦躁，头痛，属大青龙汤。脉微弱，汗出恶风，不可服之，服之则厥，筋惕肉瞤，此为逆也。

伤寒脉浮缓，其身不疼，但重，乍有轻时，无少阴证者，大青龙汤发之。伤寒表不解，心下有水气，干呕，发热而咳，或渴，或利，或噎，或小便不利，小腹满，或微喘，属小青龙汤。

伤寒心下有水气，咳而微喘，发热不渴，服汤已而渴者，此寒去为欲解，属小青龙汤证。

阳明中风，脉弦浮大而短气，腹部满，胁下及心痛，久按之气不通，鼻干不得汗，嗜卧，一身及目悉黄，小便难，有潮热，时时哕，耳前后肿，刺之小差，外不解，病过十日，脉续浮，与小柴胡汤；但浮无余证，与麻黄汤。不溺，腹满加哕，不治。

太阳病，十日以去，脉浮细，嗜卧，此为外解。设胸满胁痛，与小柴胡汤；脉浮者，属麻黄汤。中风，往来寒热，伤寒五六日以后，胸胁苦满，嘿嘿不欲饮食，烦心喜呕，或胸中烦而不呕，或渴，或腹中痛，或胁下痞坚，或心中悸，小便不利，或不渴，外有微热，或咳者，属小柴胡汤。伤寒四五日身体热，恶风，颈项强，胁下满，手足温而渴，属小柴胡杨。伤寒六七日，发热，微恶寒，支节烦疼，徽呕，心下支结，外证未去者，属小柴胡汤。少阴病，得之二、三日，麻黄附子甘草汤微发汗，以二、三日无里证，故微发汗也。脉浮，小便不利，微热，消渴与五苓散，利小便发汗。

译 文

一般的治疗法则，春夏季节，多宜发汗。

凡是服发汗剂，都要使病人汗出透到四肢，并要微汗，一个时辰左右，最为适宜，但勿出水淋漓般的大汗。假若病仍不愈，应当再发汗。但要注意，汗出太多，则阳气散亡，所以对于阳虚的病人，汗法则不再适宜。凡服汤药发汗，应中病即止，不一定非把全剂服完。

凡是适用发汗法患者，无汤剂时，用丸、散代替也可以，主要是求得汗出邪解，但是丸、散剂组成是比较呆板的，不如汤剂可以随症加减的方法。太阳病，表证未解，脉浮弱者，应当以汗解，宜服桂枝汤以治之。太阳病，脉浮数者，可发其汗，用桂枝汤。阳明病，脉迟有力，汗出多，微恶寒者,为太阳表邪未解,仍需发其汗,亦属桂枝汤治疗范畴。

病人脉浮大,问病人大便硬吗?假使大便不硬,为里虚,治疗时,不要使用汗法,否则会引起逆症,这是与治疗原则相违背的。坚为里实,可用汗解,为什么呢?因为脉浮大,是邪在表,汗出耶解而里自和,大便自然会通。伤寒病,脉不弦紧而弱,脉弱的病人必口渴,如果用火熏治疗,一定会引起谵语。如果脉象浮弱,有发热者,仍有表邪,应以汗解,汗出耶解而愈。病者出现烦热症状,应汗出即解。如果病又发作,寒热如疟,每至傍晚时发热,这是阳明的症候。脉仍浮虚者,为表邪未尽,仍当发其汗,亦属桂枝汤治疗范畴。

病人时常自汗出,这是荣气自和,既然是荣气自和,外邪为何不解?是因卫气不和。荣属阴,行于脉内,主内;卫属阳,行于脉外,主卫外。治疗时应再发其汗,使其卫外功能重新恢复正常,则病自解,治疗时,可以桂枝汤。病入内脏无其他病变,但时常发热自汗出不愈的,这是卫气不和的缘故。应该在发热之前,先发其汗则愈,可用桂枝汤治疗。

脉象浮紧,浮主外感风邪,紧主外感寒邪,风邪则伤卫气,寒邪则伤荣气,荣卫出现病变,引发病人骨节烦疼,可发汗解表,当用麻黄汤来治疗。太阳病未解,邪热内传结于膀胱,病人出现神识如狂,必自下血,邪由下解而愈。如果表邪仍在,还不宜用攻法,仍当先服发汗药以解外邪,可用桂枝场治疗。

太阳病,若误下,症见微喘,这是表邪未解的缘故,可用桂枝加厚朴杏子汤治疗。太阳伤寒证,症见脉象浮紧,当发汗而不发其汗,因而发生鼻衄,治疗时,仍可用麻黄汤来发汗解表。阳明病,脉浮而不出汗,必引起病人呼吸喘促,可发汗而愈,用麻黄汤来治疗。

太阴病,脉浮,如邪在表,可以发汗,用桂枝汤来治疗。太阳病,症见脉浮紧,无汗,发热,身疼痛,已经八九日病还未愈,表症仍未解,还是应当发汗,宜服麻黄汤,服药后病势稍减。但仍见心中烦乱,日闭不欲睁开,严重的还会出现鼻衄,衄后则病解。这是因为热邪太重的缘故,可用麻黄汤来治疗。

脉浮的,表明邪在表,可发汗,用桂枝汤治疗。伤寒六七天没有大便,头痛,发热的,可用攻下法,宜服承气汤疗治疗。假如大便清利的,为邪不在里,仍在表,应当发汗。如果头痛的,一定会出现鼻衄,可用桂枝汤治疗。伤寒下利以后,仍出现身体疼痛,大便正常的,这时急当治表证,可用

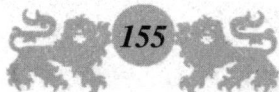

脉经
白话精解

桂枝汤治疗。

太阳病,出现头痛发热,汗出,恶风或恶寒的,可用桂枝汤治疗。太阳经中风证,脉轻按则浮,重按则弱,脉浮是由发热而成,脉弱是汗自出的缘故,病人出现啬啬然怕冷,渐渐然恶风,发热好似皮毛被覆在身上一样,并伴有鼻鸣,干呕等症状,这种病当用桂枝汤治疗。

太阳病,发热汗出的,是因为荣气弱,卫气强,所以汗出,服用桂枝汤可治疗这种邪风所致疾病。太阳病,误下后,病人自觉胸中有逆气上冲,可以用桂枝汤治疗,如果病人不觉得冲逆,则不要用。太阳病,初服桂枝汤,病解,反加烦闷的,应先针刺风池、风府,然后再服桂枝汤,病就会痊愈。

用烧针的方法发汗,如果针刺的部位受到寒邪侵袭,而起红色核块的,则必发贲豚气,症见气从小腹上冲心胸,可在核上艾灸一壮,配合内服桂枝加桂汤治疗。太阳病,出现项背部强直拘急,俯仰无法自如,这种病,本来应当无汗,现在反见出汗恶风,可以用桂枝加葛根汤来治疗。

太阳病,出现项背部强直拘急,俯仰无法自如,无汗恶风,可以用葛根汤来治疗。太阳与阳明合病,有下利,而不呕吐的,应用葛根汤来治疗。太阳与阳明合病,不下利而呕吐的,可用葛根加半夏汤来治疗。

太阳病,桂枝证,医反攻下,引起下利不止,脉象急促的,为表邪尚在,喘而汗出,可用葛根黄芩黄连汤来治疗。太阳病,头痛发热,身体病,腰痛,骨节疼痛,恶风,无汗而喘的,可用麻黄汤来治疗。

太阳与阳明合病,喘促而胸满,不可用下法治疗,可用麻黄汤发汗治疗。太阳中风症,症见脉浮紧,发热恶寒,身体疼痛,无汗,烦躁,头痛,可用大青龙汤来治疗。如果脉微弱,汗出恶风,不可服用大青龙汤,误服之,可引起四肢厥冷、筋肉跳动的变症。

伤寒,脉浮缓,出现身体不疼痛,但觉得沉重,有时稍轻,无少阴病的见症,可以用大青龙汤发其汗。伤寒,表症未解,心下有水气,出现于呕,发热咳嗽,或有口渴,或有下利,或有噫气,或小便不利,小腹胀满,或微喘,可用小青龙汤来治疗。

伤寒,心下有水气,出现咳嗽,微有喘息,发热,口不渴的症状,可用小青龙汤治疗,治疗后,转口渴,说明寒邪已去,病将愈,这属小青龙汤治疗的表症。

阳明中风,脉浮大而弦,出现呼吸短促,腹部胀满,两胁及心下疼痛,按之更觉气闷不通,鼻干燥,无汗,嗜卧,全身以及面目尽黄染,小便不利,发潮热,时作干哕,耳前后肿,用针刺法就可减轻症状,但外邪仍未解,虽然病程已过十天之久,而脉仍浮者,治疗时,仍可用小柴胡汤。假如只见脉浮,无以上见症者,可用麻黄汤以治疗。假如小便不利,腹部胀满,再加呃逆的,属不治之症。

太阳病,过了十天,脉仍浮细,嗜卧,这是表邪已解。如果病人感到胸胁胀满,可用小柴胡汤以治疗。如果脉浮者,治疗时,仍要用麻黄汤。太阳中风,见往来寒热,五、六天以后,出现胸胁胀满,静默而厌恶说话,不思饮食,心烦喜呕,或心烦不呕,或口渴,或腹痛,或两胁胀满而硬,或心悸,小便不利,或口不渴,外有微热,或咳嗽,治疗时,皆可用小柴胡汤。

伤寒病已四五天,症见身热,恶风,颈项强硬,胁下胀满,手足温暖,口渴,可用小柴胡汤来治疗。伤寒病已六、七天,出现发热,微恶寒,骨节烦疼,微呕,胃脘部胀闷不舒,表症未解,可用小柴胡汤来治疗。少阴病,得病二、三天,可用麻黄附子甘草汤微发其汗,虽已得病二三天了,但无里症,故可以微发其汗。病人脉浮,小便不利,微热,消渴,可用五苓散,发汗利小便。

病发汗以后证第三

原 文

二阳并病,太阳初得病时,发其汗,汗先出,复不彻,因转属阳明,续自微汗出,不恶寒。若太阳证不罢,不可下,下之为逆,如此者,可小发其汗。设面色缘缘正赤者,阳气怫郁在表,当解之,熏之。若发汗不大彻,不足言,阳气怫郁不得越。当汗而不汗,其人躁烦,不知痛处,乍在腹中,乍在四肢,按之不可得,其人短气但坐,汗出而不彻故也,更发其汗即愈。何以知其汗不彻,脉涩故以知之。

未持脉时,病人又乎自冒心,师因教试令咳而不即咳者,此必两耳无所闻也。所以然者,重发其汗,虚故也。发汗后,饮水多者,必喘。以水灌之,亦喘。发汗后,水药不得入口,为逆。若更发其汗,必吐下不止。

阳明病，本自汗出；医复重发其汗，病已瘥，其人微烦，不了了，此大便坚也，以亡津液，胃肠干燥，故令其坚。当问小便日几行，若本日三四行，今日再行者必知大便不久出，今为小便数少，津液当还入胃中，故知必当大便也。发汗多，又复发其汗，此为亡阳，若谵语，脉短者，死；脉自和者，不死。

伤寒发其汗，身目为黄，所以然者，寒湿相搏在里，不解故也。病人有寒，复发其汗，胃中冷，必吐蛔。太阳病，发其汗，遂漏而不止，其人恶风，小便难，四肢微急，难以屈伸，属桂枝加附子汤。

服桂枝汤，大汗出，若脉但洪大，与桂枝汤。若其形如疟，一日再三发，汗出便解，属桂枝二麻黄一汤。服桂枝汤，大汗出，大烦渴不解，若脉洪大，属白虎汤。

伤寒，脉浮，自汗出，小便数，必烦微恶寒，而脚挛急。反与桂枝汤，欲攻其表，得之便厥，咽干，烦躁，吐逆，当作甘草干姜汤，以复其阳。厥愈足温，更作芍药甘草汤与之，其脚即伸，而胃气不和，谵语，可与承气汤。重发其汗，复加烧针者，属四逆汤。

伤寒，发汗已解，半日许复烦，其脉浮数，可复发其汗，属桂枝汤。发汗后，身体疼痛，其脉沉迟，属枝枝加芍药生姜人参汤。发汗后，不可更行桂枝汤，汗出而喘，无大热，可以麻黄杏子甘草石膏汤。

发汗过多已后，其人叉手自冒心，心下悸，而欲得按之，属桂枝甘草汤。发汗后，其人脐下悸，欲作贲豚，属获苓桂枝甘草大枣汤。发汗后，腹胀满，属厚朴生姜半夏甘草人参汤。

发其汗不解，而反恶寒者，虚故也，属芍药甘草附子汤。不恶寒但热者，实也，当和其胃气，宜小承气汤。太阳病，发汗，若大汗出，胃中燥烦不得眠，其人欲饮水，当稍饮之，令胃中和则愈。发汗已，脉浮而数，复烦渴者，属五苓散。

伤寒，汗出而渴，属五苓散；不渴，属茯苓甘草汤。太阳病，发其汗，汗出不解，其人发热，心下悸，头眩，身瞤而动，振振欲擗地，属真武汤。伤寒，汗出解之后，胃中不和，心下痞坚，干噫食臭，胁下有水气，腹中肠鸣而利属生姜泻心汤。

伤寒发热，汗出不解后，心中痞坚，呕而下利，属火柴胡汤。太阳病三日，发其汗不解，蒸蒸发热者，属于胃也，属承气汤。大汗出，热不去，内拘急，四肢疼，下利，厥而恶寒，属四逆汤。发汗多，亡阳谵语者，不可下，与柴胡桂枝汤，和其荣卫，以通津液后自愈。

译 文

太阳与阳明同时生病，是太阳初得病的时候，由于发汗不透，病邪转属阳明，仍持续微汗出，不怕冷的缘故。如果太阳表症仍不除者，勿施攻下，只能微发其汗。假使病人面色红连绵不断，是表邪郁遏在卫分所致，就应用解表或熏法去治疗。若汗出不尽透，或汗出不够，那么表邪遏郁无法外解。这是应该发汗而未发汗，病人就会出现烦躁，浑身疼痛，又无法确定疼痛的部位，一忽儿痛在腹中，一忽儿痛在四肢，用手按摩也没有什么明显征象，而且病人气喘不得倚息，这都是汗出不透的缘故，只要再用发汗方法去治疗，病即可愈。怎么知道是因为汗出不透所引起的呢？因为病人脉象涩，说明邪郁于内，致使荣卫不调，所以知道是由于汗出不透所造成。

未诊脉时，病人叉手覆盖在心胸部位，如果医生让病人咳嗽，而病人并未立即作出反应，说明病人耳聋。这是因为发汗大过，以致内虚所致。发汗以后，饮水过多，会导致气喘。如果用水洗浴，也会导致气喘。经发汗以后，汤药无法口，这是一种不良的现象。如果再发其汗，更会导致呕吐下利不止症状出现。

阳明病，本来就有汗出症状，医生又重发其汗，病虽然已瘥，但病人仍觉微烦不爽适，这是大便干燥的缘故，因为汗出太多，损耗津液，胃肠干燥，所以大便干硬。这时候医生只要询问病人小便的情况，就可以推测大便硬的程度，如果小便本来一天三四次，现在一天只有二次，就知道大便不久会自通，因为小便次数减少，说明津液回流胃肠之中，故大便不久则自通。病人因使用发汗法治疗，而汗出过甚，又复发其汗，就会导致亡阳，如果出现谵语，脉短的，主死；如果脉象调和的，主生。

伤寒发汗后，身目黄染，为什么呢？这是因为寒湿相搏于里，不得解散的缘故。病人素体偏寒，又复用发汗药治疗，致使胃中更加寒冷，一定会吐出蛔虫。太阳病，用药发汗，从此出现漏汗不止，病人出现恶风，小便难出，四肢微有拘急，难以屈伸的症状，可用挂枝加附子汤来治疗。

服桂枝汤后，大汗出，如果只见脉洪大，仍可用桂枝汤来治疗。如果出现疟疾般症状，一天寒热发作二、三次，只要复用发汗法，汗一出病就解,可用桂枝二麻黄一汤来治疗。太阳中风症,服桂枝汤后,见大汗出,心烦,口大渴不解,脉洪大,可用白虎汤来治疗。

伤寒病,脉浮,症见自汗出,小便频数,心烦,微恶寒,两腿拘急难伸的,反用桂枝汤来解表,这是错误的疗法。服了桂枝汤以后,出现四肢厥冷、咽干、烦躁、呕逆症状的,应当用甘草姜汤来治疗,以使其阳气恢复。服药后如果手足转为温暖,再用芍药甘草汤来治疗,两腿即伸;服药后如果胃气不和,谵语,可用承气汤来治疗。如果再服发汗药,并加烧针促其发汗,则导致亡阳,可用四逆汤来救治。

伤寒病,发汗后症状已解,过了半天,病人又觉烦扰,脉浮数者,可再发汗,治疗时,宜用桂枝汤。太阳病,经发汗后,身体疼痛,脉沉迟,治疗时,可用桂枝加芍药生姜人参汤。发汗后,不可再用桂枝汤,如汗出而喘,外无大热者,治疗时,可用麻黄杏子甘草石膏汤。

发汗后,出汗过多,病人两手交叉覆盖在心胸部,心悸喜欢用手按捺方感舒适,治疗时,可用桂枝甘草汤。发汗后,觉得脐下跳动,是将要发作贲豚气征兆,治疗时,可用茯苓桂枝甘草大枣汤。发汗后,出现腹部胀满者,治疗时,可用厚朴生姜半夏甘草人参汤。

病人经过发汗以后,病仍不解,反见恶寒的,这是虚的缘故,治疗时,可用芍药甘草附子汤。如果不恶寒,反觉发热的,为实证的征象,当调和胃气,治疗时,宜用小承气汤。太阳病,发汗,假假若出汗太多,胃中干燥,病人烦躁,睡眠不安,喜欢喝水,应当少量与之,使胃燥得润,胃气调和,则病自愈。发汗以后,脉浮数,又心烦口渴的,治疗时,可用五苓散。

伤寒病,汗出以后出现口渴,治疗时,可用五苓散;如果口不渴,治疗时,可用茯苓散,或者用茯苓甘草汤亦可。太阳病人,经过发汗,汗发病不解,病人出现发热心悸,头晕目眩,全身筋肉跳动,几乎支持不住要跌倒的样子,治疗时,可以用真武汤。伤寒病,汗出,邪解以后,因胃气不和,致胃脘痞硬,嗳气食臭,胁下有水气,腹中肠鸣下利,治疗时,可用生姜泻心汤。

伤寒病,发热,汗出而热不解,复见胃脘痞闷坚硬,呕吐,下利,治疗时,可用大柴胡激发。太阳病已三天,汗出后,病仍不解,反而蒸蒸发热,这是邪已传入胃腑所致,可用承气汤来治疗。病人大汗出后,热仍不退,更加腹中挛急,下利四肢顾冷,恶寒肢痛症状,可用四逆汤来治疗发汗过多,阳气外亡,谵语的病症,勿再施攻下法,应该用柴胡桂枝汤,目的在于调和其荣卫,通畅其津液,病可获愈。

病不可吐证第四

原 文

太阳病,当恶寒而发热,今自汗出,反不恶寒发热,关上脉细而数,此医吐之过也。若得病一日二日吐之,腹中饥,口不能食;三日四日吐之,不喜糜粥,欲食冷食,朝食暮吐,此医之所致也,此为小逆。

太阳病,吐之者,但太阳病当恶寒,今反不恶寒,不欲近衣,此为吐之内烦也。少阴病,饮食入则吐,心中温温欲吐,复不能吐,始得之,手足寒,脉弦迟,此胸中实,不可下。若膈上有寒饮,干呕者,不可吐,当温之。诸四逆厥者,不可吐之,虚家亦然。

译 文

太阳表证,应当有恶寒发热,现在只是自汗出,反而没有出现恶寒发热症状,关部脉细数,这是医生误吐引起的病变。在得病一二天误吐的,感到腹中饥饿,但口中无食欲;在得病三四天误吐的,病人厌食糜粥,欲食冷食,早晨吃下去,晚上吐出来,这些都是医生误用吐法所导致的变症,但尚不十分严重,所以叫作小逆。

太阳病,吐以后,太阳病本应有恶寒症状出现,现在反而不恶寒,并且不欲近衣,这是误吐后心中烦闷的征象。少阴病,饮食入口就吐出,心中自觉泛泛不安,欲吐又吐不出来,刚得病的时候,出现四肢发冷,脉搏弦迟,这是胸中有实邪,治疗时,勿施下法,应当用吐法。但是如果因胸膈之上有寒饮而引发干呕的,吐法就又不适用了,应当用温法治疗。一般四肢厥冷和身体虚弱的患者,不可用催吐药。

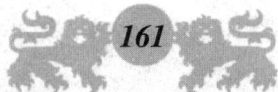

病可吐证第五

原文

大法,春宜吐。凡服汤吐,中病便止,不必尽剂也。病如桂枝证,其头不痛,项不强,寸口脉微浮,胸中痞坚,气上撞咽喉,不得息,此为胸有寒,当吐之。病胸上诸实,胸中郁郁而痛,不能食,欲使人按之,而反有浊唾,下利日十余行,其脉反迟,寸口微滑,此可吐之,利即止。

少阴病,饮食入则吐,心中温温欲吐,复不能吐,当遂吐之。宿食在上管,当吐之。病者手厥冷,脉乍紧,邪结在胸中,心下满而烦,饥不能食,病在胸中,当吐之。

译文

一般的治疗法则,春天多宜用吐。凡是用吐药,病已愈的,即应停服,不一定服完全剂。病的症状似桂枝汤症,但头部不痛,项部不强,寸口的脉搏略显浮象,胸中痞满而硬,气上逆,冲咽喉,呼吸不畅的,这是寒饮宿食等有形之邪,于胸中阻滞的缘故,应当用吐法治疗。凡实邪于上焦壅塞,以致胸中闷闷作痛而无法进食,欲让人按其胸部,而反有污浊的涎沫唾出,一天腹泻十多次,脉搏反迟,但寸口脉微滑,这样的病,可用吐法,吐后,腹泻则止。

少阴病患者,进食后就吐出来,心里感觉泛泛欲吐,又吐不出来,治疗时,当用吐法。饮食于上脘部停滞的,应当用吐法治疗。病人手足发冷,脉突然现紧象的,为邪气结在胸中,症见心下满闷而烦,腹中饥饿而不能食,这是病邪在胸的缘故,当用吐法。

病不可下·证第六

原 文

脉濡而弱,弱反在关,濡反在巅,微反在上,涩反在下。微则阳气不足,涩则无血。阳气反微,中风汗出,而反躁烦;涩则无血,厥而且寒。阳微不可下,下之则心下痞坚。动气在右,不可下。下之则津液内竭,喉燥鼻干,头眩心悸。

动气在左,不可下,下之则腹里拘急,食不下,动气反剧,身虽有热,卧反欲蜷。动气在上,不可下。下之则掌握热烦,身浮冷,热干自泄,欲水自灌。动气在下,不可下。下之则腹满,卒起头眩,食刚下清谷,心下痞坚痞硬。

咽中闭塞,不可下。下之别上轻下重,水浆不下,卧则欲蜷,身体急痛,复下利日十数行。诸外实,不可下。下之则发微热,亡脉则厥,当脐握热。诸虚,不可下,下之则渴,引水者易愈,恶水者剧。

脉濡而弱,弱反在关,濡反在巅,弦反在上,微反在下。弦为阳运,微为阴寒,上实下虚,意欲得温。微弦为虚,虚者不可下,微则为咳,咳则吐涎沫。下之咳则止,而利不休,胸中如虫咬,粥入则出,小便不利,两胁拘急,喘息为难,颈背相牵,臂则不仁,极寒反汗出,躯冷若冰,眼睛不慧,语言不休,谷气多入,则为除中,口虽欲言,舌不得前。

脉濡而弱,弱反在关,濡反在巅,浮反在上,数反在下。浮则为阳虚,数则为无血,浮则为虚,数则生热。浮则为虚,自汗两恶寒。数则为痛,振而寒栗。微弱在关,胸下为急,喘满汗流,不得呼吸。呼吸之中,痛在于胁,振寒相搏,其形如疟。医反下之,令脉急数,发热,狂走见鬼,心下为痞,小便淋沥,小腹甚坚,小便血出。

脉濡而紧,濡则阳气微,紧则荣中寒。阳微卫中风,发热而恶寒。荣紧胃气冷,微呕心内烦。医以为大热,解肌而发汗,亡阳虚烦躁,心下苦痞坚,表里俱虚竭。卒起而头眩。客热在皮肤,怅怏不得眠。不知胃气冷,紧寒在关元,技巧无所施,汲水灌其身。客热应时罢,栗栗而振寒,重被而覆之，汗出而冒巅，体惕而又振，小便为微难。寒气因水发，清谷不容间，呕变反肠出，颠倒不得安，手足为微逆，身冷而内烦。迟欲从后救，安可复追还？

脉浮而大，浮力气实，大为血虚。血虚为无阴，气实为孤阳，当小便难，胞中虚。今反小便利而大汗出，法卫家当微，今反更实，津液四射，荣竭血尽，干烦不眠，血薄内消，而咸暴液。医复以毒药攻其胃，此为重虚，客阳去有期，必下如污泥而死。

趺阳脉迟而缓，胃气如经。趺阳脉浮而数，浮则伤胃，数则动脾，此非本病，医特下之所为也。荣卫内陷，其数先微，脉反但浮，其人必坚，气噫而除。何以言之？脾脉本缓，今数脉动脾，其教先微，故知脾气不治，大便坚，气噫而除。今脉反浮，其数改微，邪气独留，心中则饥，邪热杀谷，潮热发渴。数脉当迟缓，脉因前后度数如法，病者则饥。数脉不时，则生恶疮。

脉数者，久数不止，止则邪结，正气不能复，正气却结于脏，故邪气浮之，与皮毛相得。脉数者不可下，下之必烦，利不止。少阴病，脉微，不可发其汗，无阳故也。阳已虚，尺中弱涩者，复不可下之。

脉浮大，应发其汗，医反下之，此为大逆。脉浮而大，心下反坚，有热属脏，攻之，不令发汗。属腑，溲数则坚，汗多即愈，汗少便难。脉迟，尚未可攻。二阳并病，太阳初得病时，发其汗，汗先出，复不彻，因转属阳明，欲自汗出，不恶寒。若太阳证不罢，不可下，下之为逆。

结胸证，其脉浮大，不可下，下之即死。太阳与阳明合病，喘而胸满，不可下之。太阳与少阳并痛，心下痞坚，颈项强而眩，勿下之。诸四逆厥者，不可下之，虚家亦然。病欲吐者，不可下之。太阳痛，有外证未解，不可下，下之为逆。

病发于阳，而反下之，热入因作结胸；发于阴，而反下之，因作痞。痞脉浮紧而下之，紧反入里，因作痞。夫病阳多者热，下之则坚。本虚，攻其热必哕。无阳，阴强而坚，下之必清谷而腹满。太阴之为病，腹满而吐，食不下，下之益甚，腹时自痛，胸下结坚。

厥阴之为病，消渴，气上撞，心中疼热，饥而不欲食，甚者则欲吐，下之不肯止。少阴病，其人饮食入则吐，心中温温欲吐，复不能吐。始得之，手足寒，脉弦迟，此胸中实，不可下也。

伤寒五六日，不结胸，腹濡，脉虚，复厥者，不可下，下之亡血死。伤寒，发热，但头痛，微汗出。发其汗则不识人；熏之则喘，不得小便，心腹满；下之则短气在腹满，小便难，头痛背强；加温针则必衄。

伤寒，其脉阴阳俱紧，恶寒发热，则脉欲厥。厥者，脉初来大，渐渐小，更来渐大，是其候也。恶寒甚者，翕翕汗出，喉中痛；热多者，目赤，睛不慧。医复发之，咽中则伤；若复下之，则两目闭。寒多清各，热多便脓血；熏之则发黄；熨之则咽燥。小便利者可救。难者必危殆。

伤寒发热，口中勃勃气出，头痛目黄，衄不可制。贪水者必呕，恶水者厥。下之咽中生疮。假令手足温者，下重便脓血。头痛目黄者，下之日闭。贪水者，下之其脉必厥，其声嘤，咽喉塞。发其汗则战栗，阴阳俱虚。恶水者，下之里冷不嗜食，大便完谷出；发其汗，口中伤，舌上苔滑，烦躁。脉数实，不大便六七日，后必便血；复发其汗，小便即自利。

得病二三日，脉弱，无太阳柴胡证，而烦躁，心下硬。至四五日，虽能食，以承气汤少与微和之，今小安。至六日，与承气汤一升。不大便六七日，小便少者，虽不大便，但头坚后溏，未定成其坚，攻之必溏。当须小便利，定坚，乃可攻之。

脏结无阳证，寒而不热，其人反静，舌上苔滑者，不可攻也。伤寒呕多，虽有阳明证，不可攻之。

阳明病，潮热，微坚，可与承气汤；不坚，不可与。若不大便六七日，恐有燥屎，欲知之法可少与小承气汤。腹中转矢气者，此为有燥屎，乃知攻之。若不转矢气者，此但头坚后溏，不可攻之，攻之必腹满不能食。欲饮水者，即哕。其后发热者，必复坚，以小承气汤和之。若不转矢气者，慎不可攻之。

阳明病，身汗色赤者，不可攻也。必发热色黄者，小便不利也。阳明病，当心下坚满，不可攻之。攻之，遂利下止者，死；止者愈。

阳明病，自汗出，若发其汗，小便自利，此为内竭，虽坚不可攻之。当须自欲大便，宜蜜煎导而通之，若土瓜根及猪胆汁，皆可以导。下利，其脉浮大，此为虚，以强下之故也。设脉浮革，因尔肠鸣，属当归四逆汤。

译文

病人脉濡而弱，主要仅在关部，沉取是弱，浮取是濡，寸部反见微脉，尺部反见涩脉的。寸部脉微是阳气不足的表现，尺部脉涩，是营血亏虚的表现。阳气反微,中风汗出,而反躁烦;涩脉是阴血亏损,无法与阳气相接,故手足厥,而且形寒怕冷。阳气衰则勿施下法,若误用攻下就会导致心下痞硬。动气在脐的右边,勿攻下。如果误用攻下,则内伤津液,而引起咽喉和鼻中干燥、头眩晕、心跳等症。

动气在脐的左边,勿施攻下。如果误用攻下,会引起腹中拘挛急迫,饮食不下,动气反而更加严重,虽然身上有热,仍喜欢蜷曲而卧。动气在脐的上面,勿施攻下,如果误用攻下,则掌心烦热,身上外表发冷,却有热汗自漏泄而出,还欲大量喝水。动气在脐下,勿施攻下,如误攻下,会引起腹中能满,如骤然站立,即感觉头晕,食不消化,而下利清谷,并觉心中痞硕。

咽喉闭塞的患者,勿施攻下,如误用攻下会引起头轻脚重,水浆无法下咽,卧则喜欢蜷缩,身体拘急疼痛,一天腹泻十几次。凡是表有实邪,勿施攻下,如误用攻下,则外发微热,脉按不到两手足厥冷,脐部发热。凡是属虚的病症,攻下法皆不适用,如果误用攻下,会引起口渴,如口渴而想饮水的,是痊愈的征兆,渴而厌恶饮水的,是病情更趋严重的征象。

病人脉濡而弱,主要仅在关部,沉取是弱,浮取是濡,而寸部见弦脉,尺部反见微脉。弦脉说明肝阳上逆,而致头目眩晕,微为肾气下寒,而阴邪自盛,这是上实下虚的表现,所以病人欲得温暖。总之,微脉、弦脉是属正气虚,正气虚,则不可攻下,脉象微是阴寒盛的征象,症状是咳嗽,咳嗽则吐出涎沫。如误用攻下,咳嗽虽然停止,却引起下利不止,胸中似有虫咬般的疼痛,食粥后随即吐出,小便不利,两胁部感到拘急,气喘,呼吸困难,颈与背部牵引不舒,臂部失去知觉,病虽虚寒已极,而反汗出,身冷如冰,眼睛视物不清,言语不休,若反大量饮食,即为除中病的症候,口虽想说话,而舌却失去正常向前活动的本能。

病人脉濡而弱,主要仅在关部,沉取是弱,浮取是濡,寸部反见浮脉,尺部反见数脉。浮脉是阳虚,数脉是血少,浮既然属虚,数就是主热。浮是虚,就会引起自汗出而怕冷。数主痛,会引起振战寒慄。如果关部见微弱的脉,则胸部以下感到拘急,气喘,胸满,汗自流,呼吸困难。呼吸时,胁部感到疼痛,身体振战,又感到寒冷,似疟疾症状。若医者误用攻下法,便会引起脉搏急数,发热,发狂,到处奔走,出现幻觉似遇鬼神,心下痞硬,小便淋沥不爽,小腹硬满,或尿血。

病人脉濡而紧,濡主阳气微,紧主营血寒。阳气衰微故引起卫气受风,发热而怕冷。营血为寒所伤,则胃中虚冷,稍有呕吐,心烦。医生认为是肌表大热,用解肌发汗,以致汗出亡阳,里虚而烦躁不安,心中觉得痞硬不舒,这是表里都虚竭的表现。骤然站立,即感头眩,皮肤虚热,心里不乐,不得安眠。医生不知其胃气虚冷和寒气在关元,未能使用正确的治疗技术,反用冷水浇灌病人身上。外热虽然随之而退,却恶寒战栗,再用厚被盖上,又引起汗出头晕,筋肉跳动,小便微觉不畅。里寒是由于水灌而引起,致下利清谷不止,上呕吐出异味,下直肠脱出,颠倒不得安宁,手足微有逆冷,身上寒冷而内心烦躁,若治疗不及时,虽然以后抢救,又怎么能挽救得了其损失呢?

病人脉浮大,浮是气实,大是血虚。血虚为无阴气,实为孤阳,应当见小便短涩而胞中空虚。现反见小便通利而大汗出,这样就应当卫气虚微,而反见卫实现象,大量津液外泄,酿成荣血竭尽,故虚烦不眠,血少,内脏津液消耗,如受火热所煎熬。这时医生若再误用攻下药攻其胃,使虚上加虚,虚阳无所依附,离脱去的时间不远,会引起下污泥样肠垢而趋向死亡的恶果。

跌阳脉迟而缓,说是胃气正常。假如跌阳脉浮而数,浮是胃气受伤,数是脾气被扰,这不是本来病状,是医生误用泻下药所致。荣卫之气内陷,数脉变微,但只现浮脉,必然导致病人大便坚硬,发出嗳气就觉爽适。这究竟如何解释呢?脾脉本来是缓象,现脉数主热扰动脾气,数脉很快变微,所以知道脾弱而无法运化,故大便硬,嗳气始觉爽适。现在脾象反浮而数变微,这是由于惟胃中留有邪气,胃中饥饿,是邪热消谷,同时还会出现潮热口渴等症状。总之,数脉当迟缓下未,脉象和未病之前与病退之后的度数一样正常,病者知饥能食那是病势向愈。如果不时出现数脉,就会引起恶疮。

脉数的病人,数象一直很久不止,如果出现脉歇止,说明邪气结滞,正气无法恢复而问结在脏,邪气反浮动在外面,相应于皮毛部。脉数是不可用泻下法,如果误用,会引起心烦而下利不止。少阴病脉微,勿施发汗法,这是阳气虚的缘故。如果阳气已虚,再出现尺部弱涩,说明阴气亦虚,不但发汗法不适用,下法也同样不适用。

脉象浮大,治疗时,宜用汗法,医生反用攻下,这是严重的误治。脉浮而大,心下部反而硬满,如内脏出现热病,治疗时要注意,不要用发汗剂。在腑的就不要使小便次数频多,如小便次数增多,大便就会硬结,汗多则热邪随汗出而病愈,若汗过少,则热邪不得泄,热为津伤便结,可酌用下法。如果见到迟脉,尚不能攻下。太阳与阳明同时生病,在太阳病初起的时候,用发汗的方法治疗,假如汗出不透,则邪热可以由太阳转到阳明,此时应该见病人续自汗出,而不再恶寒。如果太阳症仍未解,不可用攻下的方法,误用,就是错误的治法。

结胸症,脉象浮大的,勿施攻下,如果误用攻下,就会导致死亡。太阳与阳明合病,症见气喘而胸部满胀的,勿施攻下。太阳病未解,又并发了少阳病,出现胃院部痞硬,颈项部强直,而头目昏眩等症时,切不可用攻下的方法。一般四肢厥冷的患者,不可用攻下,身体虚弱,攻下治疗同样不适用。病人要想呕吐的,不可用攻下法治疗。太阳病,表症未解时,勿施攻下的方法,如果误用攻下,就是错误的治法。

病发为阳症,误用下法,热邪内陷就会成为结胸;病发为阴症,误用下法,就会成为痞证。脉象浮而紧的,误用了下法之后,因而变为沉紧,遂成痞证。凡病人阳气盛的,则多热,误下之后,引起心下坚硬。病人中气本虚,若误攻下,必然会引发呃逆。阳虚阴盛而大便硬结的,攻下之后,必然会下利完谷不化和腹中胀满。太阴病所表现的症状,为腹胀满而呕吐,饮食不下,如用攻下则加重腹满、呕吐、饮食不下等症状,且腹部时觉疼痛,胃脘部痞结胀硬。

厥阴病,症见饮水多而渴仍不解,觉气上冲,心里感到又疼又热,虽然觉得饥饿,又不想吃东西,甚则欲吐,如误用攻下,就会导致腹泄不止。少阴病患者,进食则吐,心里感到泛泛不适,欲吐又吐不出来。刚得病的时候,出现四肢发冷,脉搏弦迟,这是胸中有实邪所致,此时攻下法并不适用。

伤寒病五、六天,无结胸征象,腹部软,脉象虚,而又见四肢厥冷的,勿施攻下法,如果误用攻下,会引起失血而导致死亡。伤寒病,出现发热,惟有头痛,微汗出的现象。如果用发汗,则神志不清不识人;如果用火薰,则气喘而不得小便。心下和腹部服满,如果用攻下法治疗,则致呼吸短促而腹部胀满,小便困难,头痛,背部牵强;如用温针,则会引起鼻衄。

伤寒病,脉阴阳俱紧,见恶寒发热症状,将成为厥脉。厥脉的脉象是初来时大,逐渐变小,后来又渐渐变大,这就是厥脉的表现。如果病人严恶寒,可出现微微出汗,咽喉疼痛;如果热多则目赤,眼睛视物不清楚。医者复用发汗,就会伤及咽喉;如果再用攻下,则眼倦懒开。寒多则下利完谷不化,热多则下利便脓血;若用火熏,则致身发黄;若用火熨,则致咽中发燥。如小便利的,尚可救治。如小便难的,则属危候。

伤寒,发热,口中有很难遏止的热气冲出,头痛目黄,鼻衄无法制止。如果病人欲大量喝水的,必引起呕吐;如果厌恶水的,会引起四肢厥冷。误用攻下,则致咽中生疮。假如病人手足温暖的,服攻下药,就会引起里急后重而大便脓血。如果病人头痛目黄的,一经服攻下药,就会两目懒于张开。如果病人喜欢喝水的,服攻下药,就会出现厥脉,发音很小,咽喉闭塞;如再用发汗药,则致振寒战栗,导致阴阳俱虚。如果怕水的,一经服攻下药,则引起中焦虚冷而不想饮食,大便完谷不化;如再用发汗药,会致口中生疮,舌现滑苔,烦躁不宁。如果病人脉数而有力,又是六七天不大便的,日后必见脓血随使而出;如果又再发汗,下焦失于约束,小便会自利。

得病二三天,脉弱,未见太阳桂枝症和少阳柴胡症,而出现烦躁,心下硬满。到了四五天,虽能够饮食,也只能少与小承气汤,微微和下之,使病势稍为缓和。到第六天,再给服承气汤一升。假如六七天不解大便,小便少的,可推测大便开始干硬,后必溏便,但尚未完全达到坚硬,不可用攻下剂,如果误用,必会导致泄泻。一定要等小便利,大便完全燥结时,方可以用攻下法。

脏结未见阳热的症状,只寒而不热,病人反而安静,舌苔见滑的,治疗时,误施攻下药。伤寒病,如果呕吐比较厉害,虽有阳明腑症状,不可用泻下药。

患阳明病,发潮热,大便微硬的,治疗时,可用承气汤;不硬的,即承气汤不适用。假如已经六七天不大便,恐有燥屎停积,欲探测是否属实,可给少量小承气汤。服后,肠中积气下泄,这是有燥屎的表现,此时可用攻下药以治之,如无积气下泄,这仅仅大便开始干硬,后必溏薄,那就无须用攻下药。如误用攻下药,一定会引起腹部胀满,无法进食等症。如病人喜欢喝水,就会引起呃逆。假使后来又见发热,必然大便又转硬结,这时可用小承气汤来微和胃气。假如积气未下泄,大便未完全干硬,峻下药物必须慎用。

阳明病,身上出汗和面部潮红的病人,病尚在上、在表,勿施攻下法。如果误用攻下,必然引起发热更甚,肌肤发黄且小便不利。阳明病,心下部硬满的,勿施攻下药。如果误用攻下,引起腹泻不止的,病人就会有生命危险；如果腹泻能止，还可痊愈。

阳明病，已经汗出，假使再发其汗，病人小便反而畅利的，要防体内津液衰竭，大便虽硬，但泻下剂仍不适用。应当等待病人自觉有便意的时候，用蜜煎导法以润肠通便，或土瓜根、猪胆汁亦也代之润导。泄泻的病人，脉搏有浮大象，这是正气虚的表现，由于强行攻下所造成。如果脉见浮革，见肠鸣症状的，可以用当归四道汤来治疗。

病可下·证第七

原文

大法，秋宜下。凡可下者，以汤胜丸散，中病便止，不必尽三服。阳明病，发热汗多者，急下之，属大柴胡汤。少阴病，得之二三日，口燥咽干者，急下之，属承气汤。少阴病六七日，腹满不大便者，急下之，属承气汤证。

少阴病，下利清水，色青者，心下必痛，口干燥者，可下之，属大柴胡汤、承气汤证。下利三部脉皆平，按其心下坚者，可下之，属承气汤证。阳明与少阳合病而利，脉不负者为顺，负者失也。互相克贼为负。滑而数者，有宿食，当下之，属大柴胡汤、承气汤证。

伤寒后脉沉，沉为内实，下之解，属大柴胡汤证。伤寒六七日，目中不了了，睛不和，无表里证，大便难，微热者，此为实，急下之，属大柴胡汤、承气汤证。太阳病未解，其脉阴阳俱沉，必先振，汗出解。但阳微者，先汗之而解；但阴微者，先下之而解，属大柴胡汤证。

脉双弦迟，心下坚，脉大而紧者，阳中有阴，可下之，属承气汤证。结胸者，项亦强，如柔痉状，下之即和。病者无表里证，发热七、八日，虽脉浮数，可下之，属大柴胡汤证。

太阳病六、七日，表证续在，其脉微沉，反不结胸，其人发狂，此热在下焦，小腹当坚而满，小便自利者，下血乃愈。所以然者，以太阳随经，瘀热在里故也，属抵当汤。

太阳病，身黄，其脉沉结，小腹坚，小便不利，为无血；小便自利，其人如狂者，血证谛，属抵当汤证。伤寒有热而小腹满，应小便不利，而反利者,此为血,当之下,属抵当丸证。

阳明病,发热而汗出,此为热越,不能发黄。但头汗出,其身无热,齐颈而还,小便不利,渴引水浆,此为瘀热在里,身必发黄,属茵陈蒿汤。

阳明证,其人喜忘,必有蓄血。所以然者,本有久瘀血,故今喜忘,虽坚大便必黑,属抵当汤证。汗出而谵语,有燥屎在胃中,此风也。过经乃可下之。下之若早,语言乱,以表虚里实故也。下之别愈,属大柴胡汤、承气汤证。

病者烦热,汗出即解,复如疟状,日晡所发者,属阳明。脉实者,当下之,属大柴胡汤、承气汤证。阳明病,谵语,有潮热,而反不能食者,必有燥屎五六枚;若能食者,但坚耳,属承气汤证。

太阳中风,下利呕逆,表解,乃可攻之。其人漐漐汗出,发作有时,头痛,心下痞坚满,引胁下痛,呕则短气,汗出不恶寒,此为表解里未和,属十枣汤。

太阳病不解,热结膀胱,其人如狂,血自下,下者即愈。其外未解,尚未可攻,当先解其外;外解,小腹急结者,乃可攻之,属桃仁承气汤。

伤寒七八日,身黄如橘,小便不利,小腹微满,属茵陈蒿汤证。伤寒十余日,热结在里,复往来寒热,属大柴胡汤证。但结胸,无大热,此为水结在胸胁,头微汗出,与大陷胸汤。伤寒六七日,结胸热实,其脉沉紧,心下痛,按之如石坚,与大陷胸汤。

阳明病,其人汗多,津液外出,胃中燥,大便必坚,坚者必谵语,属承气汤证。阳明病,不吐下而心烦者,可与承气汤。

阳明病,其脉迟,虽汗出而不恶寒,其体必重,短气腹满而喘,有潮热,如此者,其外为解,可攻其里。若手足濈然汗出者,此大便已坚,属承气扬。其热不潮,未可与承气汤;若腹满大而不大便者,属小承气汤,微和胃气,勿令至大下。

阳明病,谵语,发潮热,其脉滑疾,如此者,属承气汤。因与承气汤一升,腹中转矢气者,复与一升;如不转矢气者,勿更与之。明日又不大便,脉反微涩者,此为里虚,为难治,不可更与承气汤。

二阳并病,太阳证罢,但发潮热,手足微汗出,大便难而谵语者,下之愈,属承气汤证。病人小便不利,大便乍难乍易,时有微热,喘冒不能卧者,有燥屎也,属承气汤。

译　文

　　一般的治疗法则是，秋天宜用泻下法。凡病症可以用攻下药的，用汤剂，此用丸剂、散剂方便得多，服攻下药得大便一通，就当停止，不一定服完全剂。阳明腑实证，出现发热，汗出得很多，应急用攻下，宜用大柴胡汤治疗。少阴病，得病二三天，出现口燥咽干的，应急用攻下，可用承气汤治疗。少阴病，发病已六七日，腹部胀满，大便不通的，应急用攻下治法，宜用承气汤治疗。

　　少阴病，症见泻下稀水，颜色纯青，其胃脘部必然疼痛，口中干燥，可以用下法治疗，宜用大柴胡汤和承气汤。腹泻病人，寸关尺三部脉象都正常，按其心下坚硬的，可以用泻下法，宜用承气汤治疗。阳明和少阳合病，引起下利，若脉象不负，是顺证。如果脉象负，就是失，互相克贼就是负。脉象滑数的，这是肠中有积滞的表现，应当攻下，治疗时，可用大柴胡汤、承气汤。

　　患伤寒病后，脉沉，沉是内实的脉象，用泻下法可解，属大柴胡汤治疗范畴。伤寒病六、七天，病人视物模糊，眼睛转动不灵活，未见头痛恶寒的表症和腹满谵语的里症，大便困难，身上微热，这是阳明腑实证，应急用攻下，属大柴胡汤、承气汤的治疗范畴。太阳病未愈，其尺寸的脉搏都很均匀，此时必先作战慄，而后汗出病解；只见寸口脉微弱的，可以先通其汗出而病解；如果只见尺部脉微弱的，可以下后而病解，治疗时，可用大柴胡汤。

　　脉左右皆弦迟，心下痞硬，若脉象大而紧的，是阳中有阴的表现，可用下法，宜用承气汤治疗。结胸症，项部也有强直的现象，如同柔痉症状，以攻下治疗，则可转为柔和。病人无其他表里征象，但发热已经七八天，虽然脉搏浮数，也可用攻下，宜用大柴胡汤治疗。

　　已经患太阳病六、七天，仍未解表症，脉搏微见沉，并未出现结胸的症状，只见病人狂躁不安，这是热邪蓄于下焦的缘故，小腹部应当坚硬胀满，小便自利的，血下才可痊愈。这是因为太阳之邪随经入里，瘀热在里的缘故，治疗时，可用抵当汤。

　　太阳病，出现全身发黄，脉象沉结，小腹坚硬，小便不畅利的，未见蓄血；小便自利，神识如狂的，则是蓄血的确据，宜用抵当汤治疗。伤寒病发热,而小腹满的,应小便不利,而反通利,这是下焦蓄血所致,应当下其瘀血,治疗时,可用抵当丸。

阳明病,发热汗出的,是里热能够随汗外泄,而不会导致发黄的症状。如果只有头部汗出,颈以下部位完全没有汗出,而且小便不利,口渴欲饮汤水,这是邪热郁滞于里的缘故,必然导致全身发黄,治疗时,可用菌陈蒿汤。

阳明症,病人健忘的,是体内本有蓄血的缘故。原因是早就有瘀血,故引起健忘,大便虽硬,但色必黑,属于抵当汤治疗的范围。病人汗出而言语谵妄的,是因肠中有燥屎阻结,这是兼有风邪所致。必须等待表证已罢,方可攻下。如果过时攻下,必致言语错乱,这是表虚里实的缘故。故下可愈,治疗时,可用大柴胡汤、承气汤。

病人烦热,汗出之后,已经解除,可是病又发作,像疟疾一样,每至傍晚,定时发热,这是阳明里热的缘故。脉有实象的,可以泻下,宜用大柴胡汤、承气汤。阳明病,出现谵语潮热而无法进食的,肠中一定积滞燥屎五、六枚;如果能进饮食,就只是在内有大便阻结的缘故,可用承气汤治疗。

太阳中风,自利而呕逆的,治疗时,须待表邪已解,才能用攻下。病人微微汗出,发作有一定的时间,头部疼痛,心下痞闷而硬满,牵引胁下作痛,呕而呼吸短促,汗出不恶寒,这是表邪已解而里未和的表现,治疗时,可用十枣汤。

太阳病,表症未解,邪热结于膀胱,病人出现类似发狂的现象,自下血,下后就可得痊愈。其表症还未解除,尚不能攻里,应当先解其表;待表解之后,小腹尚有硬满拘急的,方可攻下,治疗时,可用桃仁承气汤。

已患,伤寒七八天,周身发黄像橘子色,小便不利,小腹部微微胀满的,宜用茵陈蒿汤。患伤寒十多天,热邪于里郁结,而又往来寒热的,宜用大柴胡汤。但出现结胸症状,外表无大热的,这是水结于胸胁的缘故,仅头部微微汗出,用大陷胸汤治疗。伤寒六七天,出现结胸证属热属实的,脉象沉而且紧,心下疼痛,按之如同石头一样坚硬,可用大陷胸汤治疗。

阳明病,汗出太多,引起津液大量外泄,致胃中干燥,必引起大便硬结,大便硬结的,必兼见谵语,治疗时,可用承气汤。阳明病,不吐不下,而心烦不安的,宜服承气汤治疗。

阳明病,脉迟,虽有汗出,但不怕冷,身体沉重,呼吸短促,腹部胀满,兼喘,并有潮热,这是表症已解的表现,可以用泻下药攻其里实。如手足持续汗出，这是大便已硬的确据，属于用承气汤治疗的范围。如出现以上症状，但未见潮热，此时不宜用承气汤；假如腹部胀满而大，大便不通的，属于小承气汤的治疗范围，稍稍调和胃气，不要泻下过甚。

阳明病，出现言语谵妄，发潮热，脉滑疾证候的，属于承气汤的治疗范围。给病人吃承气汤一升，腹中有矢气转动的，可以再服一升；如不转气的，切不可再服。明日仍不大便，脉搏转现微涩的，这是里气已虚的表现，为难治之症，不可再服承气汤。

太阳、阳明并病，太阳症状已经解除，只发潮热，手足不断微微汗出，大便难出而且谵语的，可用攻下法，宜用承气汤治疗。病人出现小便不利，大便忽难忽易，时有微微发热，喘息而不能安卧的，这是胃肠中有燥屎的缘故，宜用承气汤治疗。

病发汗吐下以后证第八

原文

师曰：病人脉微而涩者，此为医所病也。大发其汗，又数大下之，其人亡血，病当恶寒而发热，无休止时，夏月盛热而与著复衣，冬月盛奉而与裸其体。所以然者，阴徽即恶寒，阴弱即发热，医发其汗，使阳气微，又大下之，令阴气弱。五月之时，阳气在表，胃中虚冷，以阳气内微，不能胜冷，故与著复衣；十一月之时，阳气在里，胃中烦热，以阴气内弱，不能胜热，故与裸其体。又阴脉迟涩，故知亡血。

太阳病三日，已发其汗，吐下、温针而不解，此为坏病，桂枝复不中与也。观其脉证，知犯何逆，随证而治之。脉浮数，法当汗而愈，而下之，则身体重，心悸，不可发其汗，当自汗出而解。所以然者，尺中脉微，此里虚，须表里实，津液和，即自汗出愈。

凡病苦发汗，若吐，苦下，若亡血，无津液而阴阳自和者，必愈。大下后，发汗，其人小便不利，此亡津夜，勿治，其小便利，必自愈。下以后，复发其汗，必振寒，又其脉微细。所以然者，内外俱虚故也。

太阳病，先下而不愈，因复发其汗，表里俱虚，其人因冒。冒家当汗出自愈。所以然者,汗出表和故也。表和,然后下之。

得病六七日,脉迟浮弱,恶风寒,手足温。医再三下之,不能食,其人胁下满。面目及身黄,颈项强,小便难,与柴胡汤,后必下重,大渴饮水而呕,柴胡汤不复中与也,食谷者哕。

太阳病,二三日,终不能卧,但欲起者,心下必结,其脉微弱者,此本寒也。而反下之,利止者,必结胸;未止者,四五日复重下之,此挟热利也。

太阳病,下之,其脉促,不结胸者,此为欲解。其脉浮者,必结胸;其脉紧者,必咽痛;其脉弦者,必两胁拘急;其脉细而数者,头痛未止;其脉沉而紧者,必欲呕;其脉沉而滑者,挟热利;其脉浮而滑者,必下血。

太阳少阳并病,而反下之,成结胸,心下坚,下利不复止,水浆不肯下,其人必心烦。脉浮紧,而下之,紧反入里,则作痞。按之自濡,但气痞耳。

伤寒吐下、发汗,虚烦,脉甚微,八九日心下痞坚,胁下痛,气上冲咽喉,眩冒,经脉动惕者,久而成痿。阳明病,不能食,下之不解,其人不能食,攻其热必哕。所以然者,胃中虚冷故也。

阳明病,脉迟,食难用饱,饱即发烦,头眩者,必小便难,此欲作谷疸。虽下,其腹满如故耳,所以然者,脉迟故也。太阳病,寸缓关浮尺弱,其人发热而汗出,复恶寒,不呕,但心下痞者,此为医下之也。

伤寒,大吐大下之,极虚,复极汗者,其人外气怫郁,复与之水,以发其汗,因得哕。所以然者,胃中寒冷也。吐、下、发汗后,其人脉平,而小烦者,以新虚不胜谷气故也。

太阳病,医发其汗,遂发热而恶寒。复下之,则心下痞。此表里俱虚,阴阳气并竭,无阳则阴浊。复加火针,因而烦,面色青黄,肤瞤,如此者,为难治。今色微黄,手足温者,易愈。

服桂枝汤,下之,头项强痛,翕翕发热,无汗,心下满微痛,小便不利,属桂枝去桂加茯苓术汤。

太阳病,先发其汗,不解,而下之,其脉浮者,不愈。浮为在外,而反下之,故令不愈。今脉浮,故在外,当解其外则愈,属桂枝汤。

下以后,复发其汗者,则昼日烦燥不眠,夜而安静,不呕不渴,而无表证,其脉沉微,身无大热,可用干姜附子汤。伤寒吐、下、发汗后,心下逆满,气上撞胸,起即头眩,其脉沉紧,发汗即动经,身为振摇,属茯苓桂枝术甘草汤。

发汗、吐、下以后,不解,烦燥,属茯苓四逆汤。伤寒发汗、吐、下后,虚烦不得眠。剧者，反复颠倒，心下懊恼，属栀子汤；若少气，栀子甘草汤；若呕，栀子生姜汤；若腹满者，栀子厚朴汤。

发汗若下之，烦热，胸中塞者，属栀子汤证。大阳病，过经十余日，心下温温欲吐，而胸中痛，大便反溏，其腹微满，郁郁微烦，先时自极吐下者，与承气汤。不尔者，不可与。欲呕，胸中痛，微溏，此非柴胡汤证，以呕故知极吐下也。

太阳病，重发其汗，而复下之，不大便五六日，舌上燥而渴，日晡小有潮热，从心下至小腹坚满而痛，不可近，属大陷胸汤。

伤寒五六日，其人已发汗，而复下之，胸胁满微结，小便不利，渴而不呕，但头汗出，往来寒热，心烦，此为未解，属柴胡桂枝干姜汤。伤寒汗出，若吐下，解后，心中痞坚，噫气不除者，属旋复代赭汤。大下以后，不可更行桂枝汤。汗出而喘，无大热，可以麻黄杏子甘草石膏汤。

伤寒大下后，复发其汗，心下痞，恶寒者，表未解也。不可攻其痞，当先解表，表解，乃攻其痞，解表属桂枝汤，攻痞属大黄黄连泻心汤。伤寒吐下后，七八日不解，热结在里，表里俱热，时时恶风，大渴，舌上干燥而烦，欲饮水数升，属白虎汤。

伤寒吐下后未解，不大便五六日至十余日，其人日晡所发潮热，不忍寒，独语如见鬼神之状。若剧者，发则不识人，循衣妄撮，怵惕不安，微喘直视，脉弦者生，涩者死。微者，但发热谵语，属承气汤。若下者，勿复服。

三阳合病，腹满身重，难以转侧，口不仁，面垢，谵语，遗溺。发汗则谵语，下之则额上生汗，手足厥冷。自汗，属白虎汤证。

阳明病，其脉浮紧，咽干口苦，腹满而喘，发热汗出，而不恶寒，反偏恶热，其身体重。发其汗即躁，心愦愦而反谵语，加温针，心怵惕，又烦躁不得眠；下之，即胃中空虚，客气动膈，心中懊恼，舌上苔者，属栀子汤证。

阳明病，下之，其外有热，手足温，不结胸，心中懊恼，若饥不能食，但头汗出，属栀子汤证。

阳明病，下之，心中懊恼饮而烦，胃中有燥屎者，可攻。其人腹微满，头坚后溏者，不可下之。有燥屎者，属承气汤证。大阳病，吐、下、发汗后，微烦，小便数，大便因坚，可与小承气汤和之，则愈。

大汗若大下，而厥冷者，属四逆汤证。太阳病，下之，其脉促胸满者，属桂枝去芍药汤。若微寒，属桂枝去芍药加附子汤。伤寒五六日，大下之，身热不去，心中结痛者，未欲解也，属栀子汤证。

伤寒下后,烦而腹满,卧起不安,属栀子厚朴汤。伤寒,医以丸药大下之,身热不去,微烦,属栀子干姜汤。伤寒,医下之,续得下利清谷不止,身体疼痛,急当救里;身体疼痛,清便自调,急当救表。救里宜四逆汤,救表宜桂枝汤。

太阳病,过经十余日,反再三下之,后四五日,柴胡证续在,先与小柴胡汤。呕止小安,其人郁郁微烦者,为未解,与大柴胡汤,下者止。

伤寒,十三日不解,胸胁满而呕,日晡所发潮热,而微利,此本当柴胡汤下之,不得利,今反利者,故知医以丸药下之,非其治也。潮热者,实也,先再服小柴胡汤,以解其外,后属柴胡加芒硝汤。

伤寒十三日,过经而谵语,内有热也,当以汤下之。小便利者,大便当坚,而反利,其脉调和者,知医以如药下之,非其治也。自利者,其脉当微厥,今反和者,此为内实,属承气汤证。

伤寒八九日,下之,胸满烦惊,小便不利,谵语,一身不可转侧,属柴胡加龙骨牡蛎汤。火逆下之,因烧针烦躁,属桂枝甘草龙骨牡蛎汤。

太阳病,脉浮而动数,浮则为风,数则为热,动则为痛,数则为虚。头痛发热,微盗汗出,而反恶寒,其表未解。医反下之,动数则迟,头痛即眩,胃中空虚,客气动膈,短气躁烦,心中懊恼,阳气内陷,心下因坚,则为结胸,用大陷胸汤。若不结胸,但头汗出,其余无有,齐颈而还,小便不利,身必发黄,属柴胡栀子汤。

伤寒五六日,呕而如热,柴胡汤证具,而以他药下之,柴胡证仍在,复与柴胡汤。此虽已下,不为逆也。必蒸蒸而振,却发热圩济而解。若心下满坚痛者,此为结胸,属大陷胸汤。若但满而不痛者,此为痞,柴胡复不中与也,属半夏泻心汤。本以下之,故心下痞,与之泻心,其病不解,其人渴而口燥,小便不利者,属五苓散。

伤寒中风,医反下之,其人下利日数十行,谷不化,腹中雷鸣,心下痞坚而满,干呕而烦,不能得安。医见心下痞,为病不尽,复重下之,其痞益甚,此非结热,但胃中虚,客气上逆,故使之坚,属甘草泻心汤。

伤寒,服汤药,而下利不止,心下痞坚,服泻心汤已。复以他药下之,利不止,医以理中与之,利益甚。理中理中焦,此利在下焦,属赤石脂禹余粮汤。若不止者,当利其小便。

太阳病,外证未除,而数下之,遂挟热而利不止,心下痞坚,表里不解,属桂枝人参汤。伤寒吐后,腹满者,与承气汤。

病者无表里证,发热七八日,脉虽浮数者,可下之。假令下已,脉数不解,今热则消谷喜饥,至六七日不大便者,有瘀血,属抵当汤。若脉数不解,而不止,必夹血,便脓血。太阳病,医反下之,因腹满时痛,为属太阴,属桂枝加芍药汤。大实痛,属桂枝加大黄汤。

伤寒六七日,其人大下后,脉沉迟,手足厥逆,下部脉不至,喉咽不利,唾脓血,泄利不止,为难治,属麻黄升麻汤。伤寒,本自寒呕,医复吐之,寒格更遂吐,食入即出,属干姜黄芩黄连人参汤。

译 文

老师说:病人脉微而涩,这是被医生误治所致。如大发其汗,又屡用峻下,致病人营血虚弱,病当是初起恶寒,继而发热,且无休止发作,在炎热的夏季欲穿很多的衣服,在严寒的冬天反而想赤膊露体。出现这种情况,是由于阳气衰弱的恶寒,阴气不足而发热,又被医生误发其汗,致阳气虚弱,又误峻下更令阴气不足的缘故。在五月时节,阳气在外,胃中虚冷,便因阳气内微,无法胜寒,所以要多穿衣服;十一月时节,阳气在里,胃中烦热,因阴气不足,无法胜热,所以反而想赤膊露体。而且病人尺脉迟涩,都说明营血不足。"

患太阳病三天,经过发汗或吐、下、温针等的治疗,病仍不解,这叫坏病,已不能再用桂枝汤了。应该察其脉证,找出病因,随症治疗。脉浮数的病,照理应当汗出而解,若误用下法,引起身体重,心跳,就不要再发汗,病当自汗出而愈。所以这样,是因为尺脉微弱,里气不足,要等待表里之气逐渐恢复,津液充沛,便会自汗出而愈。

凡病用发汗、催吐、泻下的方法治疗,而致产生亡血、亡津液的症候,如果阴阳两气能渐趋调和,病则可自然痊愈。峻烈泻下以后,又发其汗,病人小便不利的,是津液不足的缘故,无需治疗,待其津液恢复,小便通利,便即可愈。泻下以后,就会导致振慄恶寒,脉象微细。这是由于表里阴阳俱虚的缘故。

太阳病,先泻下,病不愈,又发其汗,因此内外皆虚,以致病人发生昏冒。昏冒的病人,当会汗出而自愈。这是由于汗出则表气得和的缘故。如果里气未和,可用下法治疗。

患病六七天,脉迟而浮弱,恶风寒,手足温。医生屡用泻下以后,引起无法进食、胁下胀满、面目及周身发黄、颈项强急、小便不利等症状，若用柴胡汤来治疗，以后便会出现大便里急后重，口大渴，饮水而呕，食后呃逆等症状，这是用柴胡汤误治的的后果。

患太阳病，已经二三天，无法安卧，总想起床，胸脘之间必然痞结，其脉微弱，是病人平时内有寒饮的缘故。反以攻下治疗，即使下利自动停止，也必将引起结胸；如下利不止，四五天以后再行攻下，就会形成挟热下利。

太阳表症，用下法治疗以后，脉现促象。如果未见结胸的症状，就是病将痊愈的表现。如果脉仍现浮象，必然出现结胸；脉现紧象，必然出现咽痛；脉现弦象，必然出现两胁牵引作痛；脉现细数，出现头痛不止；脉现沉紧，必定欲呕；脉现沉滑，会出现协热下利；脉现浮滑，必然大便下血。

太阳与少阳并病，反用泻下治疗，致成结胸症，症见胃脘部坚硬，下利不止，欲入水浆不能运化，病人必烦躁不安。脉象本来是浮而紧，误用下法之后，因而变为沉紧，遂成痞症。按之柔软，这仅是气分的痞结。

伤寒经过吐下后，又复发汗，出现虚烦不安，脉象非常微弱，到八九天的时候，又出现胃脘部痞硬，胁下疼痛，并觉有气上冲咽喉，头目晕眩，全身经脉跳动，时间久了，就会传变为痿症。阳明病，无法进食，用下法后病仍不解，其人无法食，若用苦寒药攻其热，必引起呃逆。所以这样，是因胃中虚冷的缘故。

阳明病，脉迟，不能饱食，饱食就微烦不安，头眩晕，必小便不利，这是将要发为谷疸。虽用泻药治疗，而腹部胀满，仍然和原来一样，这是脉迟所致。太阳病，寸脉缓，关脉浮，尺脉弱，发热出汗，恶寒，并不呕吐，但觉心下痞满的，这是医生误下的变症。

伤寒病，经过大吐大下后，已经极虚，又极度发汗，但因已极虚，无力泄邪，表仍怫郁，医生又用水以发其汗，遂致引起了呃逆。所以会发生这样的变化，是胃中虚冷的缘故。医生在用过吐、下、发汗以后，病人脉象已平和，仅感微烦的，这是因为体力未复，无法消化食物的缘故。

太阳病，医生用过汗法以后，仍发热恶寒。而又用攻下法，以致心下痞塞。此时表里皆虚，阴阳气因受到损耗而已全部衰竭，阳衰则浊阴不化，因而内陷成痞。此时，若以烧针复治，是错上加错，无疑雪上加霜，因而又导致了胸中烦闷，面部颜色青黄，肌肉瞤动症状的出现，这病为难治之候。若面部颜色微黄，而且手足温暖，还容易治愈。

服桂枝汤以后，或又用下法，仍然感到头项部强直而痛，翕翕发热，无汗，胸脘之间满闷而微感疼痛，小便不利，治疗时，可用桂枝去桂加茯苓白术汤。

太阳病，先发其汗，病未解除，又用了下法，脉象浮的，病将无法痊愈。因脉浮是邪仍在表的征象，表证反用下法，所以病不愈。现在脉仍浮，表明表症未除，当解其表邪可愈，属桂枝汤治疗的范围。

泻下以后，又发其汗，病人白天烦躁不眠，夜间安静，未出现呕吐、口渴的里症，也无头身痛、恶寒的表症，脉象沉微，肌无大热，当用姜附子汤治疗。伤寒，经用吐法、下法、汗法后，觉得胸脘之间，满闷不适，并有逆气上冲胸膈，起立时即觉头目眩晕，脉象沉而紧，如果此时再行发汗，即将扰动经脉，而导致身体振动摇摆的现象出现，可用茯苓桂枝白术甘草汤。

经过汗、吐、下方法治疗以后，病仍不解，烦躁，治疗时，可用茯苓四逆汤。伤寒，经过发汗吐下以后，心烦无法入眠。严重者，甚至翻来复去，心中闷烦不宁，治疗时，可用栀子汤；如果呼吸时气息不足的，治疗时，可用栀子甘草汤；如果兼呕吐的，治疗时，可用栀子生姜汤；如果兼见腹部胀满的，治疗时，可用栀子厚朴汤。

经过发汗，或泻下以后，出现心烦而热，觉胸中痞塞不通的，治疗时，可用栀子汤。太阳病，已经过十多天，心中泛泛欲吐，而胸中疼痛，大便反而清薄，腹部有些胀满，精神有些郁郁微烦，上述情况，如果是由于大吐下所致，治疗时，可用承气汤。否则，这个方法就不适用。但欲吐，胸中痛，大便微溏，不能误认是柴胡汤症，从要吐的情况判断，本症是由于大吐下所致。

太阳病，经过了多次发汗，又行攻下，不大便已五六天，舌上干燥而渴，傍晚时小发潮热，从心下至小腹部硬满而痛，手无法触近，治疗时，可用大陷胸汤。

伤寒五六天，发汗后，又用泻下，现胸胁胀满微结，小便不利，渴而不呕，只见头部有汗，寒热往来，心中烦扰不安的，这是病仍未解除的征象，可用柴胡桂枝干姜汤治疗。伤寒病，经过发汗，或经涌吐，或攻下等方法，原有的大部分症候已经解除，惟觉心下痞硬，噫气不减的，可用旋复代储汤治疗。峻下以后，桂枝汤就不可再服了。如果汗出而气喘，外表无大热，可用麻黄杏仁甘草石膏汤治疗。

伤寒，大下之后，又用过发汗的方法，心下痞塞不舒，恶寒的，这是痞症已形成而表症未除的征象，此时的治疗，应当先解表邪，待表邪解除之后，方可治疗痞证，解表当用桂枝汤，治痞当用大黄黄连泻心汤。伤寒，经过吐法或下法后，七八天仍未解除，热邪蕴结在里，使内外都热，时有怕风的感觉，并出现口大渴，舌上干燥，烦躁，饮水的数量非常多，可用白虎汤治疗。

伤寒，经过催吐或攻下以后，病仍未解，已五、六天至十多天未大便，傍晚时发潮热，不恶寒，如遇鬼神般自言自语。若病情严重的，病发作时不识人，两手循摸衣角或床边，惊惕不安，鼻息微喘，眼睛直视，此时如脉呈弦象的，尚有生机，如脉涩的，主死。如病情较轻的，只有发热谵语，当用承气汤治疗。如一服后大便自利，应停止后服。

三阳合病，症见腹部胀满，身体沉重，转侧困难，言语不利，食不知味，面部油污垢浊，神昏谵语，遗尿。如误用发汗，则加重神昏谵语，误下就会引起额部出汗，四肢厥冷等症；假使自汗出，当用白虎汤治疗。

阳明病，症见脉象浮紧，咽喉干燥，口觉苦味，腹部胀满，呼吸短促，发热汗出，不恶寒，反恶热，周身沉重。如重发其汗，就会引起烦躁，心中扰乱，反见谵语。如误用温针，必然导致惊惕不安，烦躁失眠等变症。如误用泻下，会使胃气受伤，邪热扰于胸膈，从而引起心中烦闷不舒，舌有黄白薄腻的苔垢，当用栀子汤治疗。

阳明病，泻下后，体表仍有热，手足温暖，未见结胸现象，但感觉心中懊恼不舒，若嘈杂如饥，但又无法进食，惟头部汗出的，当用栀子汤治疗。

阳明病，泻下以后，心中烦闷不舒，肠中有燥屎郁结的，可以继续用泻下法。如果腹部微满，大便初硬后溏的，不可攻下。如果有燥屎内结的，当用承气汤治疗。太阳病，经过催吐，或者攻下发汗以后，出现轻微烦闷，小便频数，而导致大便硬结的，可用小承气汤微和胃气，就可痊愈。

因大发其汗，或大泻下，而手足厥冷者，当用四逆汤治疗。太阳表症，因误施下法，脉现促象，又见胸满的，可用桂枝去芍药汤来治疗。如果微微恶寒者，可用桂枝去芍药加附子汤来治疗。伤寒已五六天，大泻下以后，不但未退身热，而且自觉心胸部支结疼痛的，可用栀子汤来治疗。

伤寒，用下法以后，出现心中烦乱，腹部胀满，坐卧都感到不舒适的，当用栀子厚朴汤治疗。伤寒，医生用丸剂泻药大下，以致身热不退，胸中微觉烦乱不舒的，当用栀子干姜汤来治疗。伤寒，经过医生误下之后，又引起下利，完谷不化，身体疼痛的，此时急需攻里；身体疼痛，大便正常后,再治其表症。治里症当用四逆汤,治表症当用桂枝汤。

太阳病,已经过了十多天,反数次攻下,下后四五天,柴胡证仍未解的,可先服小柴胡汤。如果呕吐缓解,病人感到郁郁微烦的,表明邪热未解而内陷,欲传阳明,可再用大柴胡汤攻下,便可痊愈。

伤寒,经过十三天未愈,出现胸胁胀满呕吐,傍晚时发作潮热及轻度下利等症,这病本来属柴胡汤治疗范围,不应出现下利,现在反见下利,这是医生误用丸药攻下的结果。潮热,是内实的见证,应先用小柴胡汤解外邪,然后可用柴胡加芒硝汤来治疗。

伤寒,十三天,病离太阳转入阳明,而出现谵语者,表明内有热邪,应当用汤药泻下。如果小便通利,大便应当坚硬,如果反而下利,脉象调和者,是医生误用丸药攻下的结果,是一种错误的治法。如果是病人自下利,脉象微而四肢厥,今脉反调和的,这是内实的症候,当用承气汤治疗。

伤寒,八九天,泻下以后,出现胸部胀满,烦扰惊惕,小便不利,谵语,全身沉重无法转侧的,当用柴胡加龙骨牡蛎汤治疗。误用火法,导致病势逆转,而烧针引起病人烦燥不安,当用桂枝甘草龙骨牡蛎汤治疗。

太阳病,脉浮而动数,浮主风邪在表,数主身体有热,动则主痛,数又主虚。头痛发热,微有盗汗,而反有恶寒的,这是表邪未解的征象。医生反用下法,以致动数的脉变为迟脉,引起头痛目眩,这是因攻下而致胃气空虚,邪气陷于胸膈部位,所以呼吸短促,躁扰不安,胸中懊恼,由于邪内陷,心下因而硬满,以致成为结胸症,用大陷胸汤治疗。若误下后未成结胸,只是头上出汗,其他部位都没有汗,小便不利者,必然导致身体发黄,属于柴胡栀子汤治疗的范围。

伤寒已经五六天,呕吐发热,已经具备小柴胡汤症的主要症状,而用了其他药物攻下,假如柴胡证仍在,仍可用柴胡汤治疗。虽然误下,但病情尚未改变,故再用小柴胡汤治疗,必然会出现蒸蒸而振,然后发热汗出,病亦随之而愈。假如误下后,心下满而硬痛的,这是结胸的征象,当用大陷胸汤来治疗。假如误下之后,只觉心下满闷,而不痛的,这是痞证,已经不属于柴胡汤的治疗范围了,当用半夏泻心汤治疗。本来是因为误下而导致心下痞满,泻心汤治疗后,痞却未能解除,病人出现口渴而燥,小便不利的,属于五苓散治疗的范围。

患伤寒或中风,医生误用攻下法治疗,以致造成下利一天数十次之多,完谷不化,腹中漉漉鸣响,胃脘部痞硬而满,干呕心烦不安。医生见到心下痞硬,以为是病还未完全解除的缘故,又复用下法,下后病人的心下痞硬更加严重,这并不是热结,而是因为胃中虚,邪气上逆,所以既痞且硬,属于甘草泻心汤来治疗范围。

伤寒表证服汤药攻下以后,引起腹泻不止,心下痞硬,服过泻心汤之后,又以其他药物攻下,腹泻仍然不止,医生又误用理中汤来治疗,导致腹泻加剧。这是因为理中汤是调理中焦虚寒的方剂,现在的腹泻是因下焦滑脱,所以无效,应当用赤石脂禹余粮汤来治疗。假如再不止的话,还应当用利其小便的疗法。

太阳病,在未解表症的情况下,就屡用攻下,于是就出现挟热而下利的症状,如果下利继续不断,而胸脘之间痞塞坚硬,此时兼具表证与里证,用桂枝人参汤来治疗。伤寒病,用过吐法后,感到腹中胀满的,可以用承气汤治疗。

病人未见其他表里征象,而发热已经七八天,虽然脉浮数,也可用攻下。假如下后脉数不解,今虽热而病人容易饥饿喜欢饮食,六七天不大便的,这是有瘀血所致,宜用抵当汤治疗。假如脉数不减,而腹泻不止,必挟热而便脓血。太阳病,医生反用攻下药,因而引起腹胀满,并时时疼痛的,这是因误下致使邪陷太阴的缘故,用桂枝加芍药汤治疗。假使肠中有积滞而大实痛的,用桂枝加大黄汤治疗。

伤寒病,六七天,病人经用峻下药以后,脉沉迟,手足厥冷,且摸不到尺部的脉,咽喉吞咽不利,有脓血吐出,而又腹泻不止的,属危候,不易治愈,用麻黄升麻汤治疗。伤寒病本因里寒而呕吐,医生又用吐法,以致里寒更甚,反而格热于上,使呕吐更加厉害,饮食入口即吐,用干姜黄芩黄连人参汤治疗。

病可温证第九

原文

大法,冬宜温热药及灸。师曰:病发热头痛,脉反沉,若不瘥,身体更疼痛,当救其里,宜温药,四逆汤。下利,腹满,身体疼痛,先温其里,宜四道汤。自利,不渴者,属太阴,其脏有寒故也,当温之,宜四逆辈。

少阴病,其人饮食入则吐,心中温温欲吐,复不能吐。始得之,手足寒,脉弦迟。着膈上有寒饮,干呕者,不可吐,当温之,宜四逆汤。少阴病,脉沉者,急当温之,宜四逆汤。下利,欲食者,就当温之。

下利,脉迟紧,为痛末欲止,当温之。得冷者满,而便肠垢。下利,其脉浮大,此为虚,以强下之故也。设脉浮革,因尔肠鸣,当温之,宜当归四逆汤。

少阴病,下利,脉微涩者,即呕汗出,必数更衣,反少,当温之。伤寒,医下之,续得下利清谷不止,身体疼痛,急当救里,宜温之,以四逆汤。

译文

基本的治疗法则是,冬天宜服温热药物及用灸法。师说:"病人发热头痛,而脉反见沉象,若病势未见好转,身体加重疼痛的应先治其里症,可以用温药四逆汤。腹泻腹满,身体疼痛,当先温其里,宜用四逆汤。自发腹泻,而口不渴的,属于太阴病,这是本胜虚寒的缘故,治疗里,应当以温补的方法,可以服用如四道汤一类方药。

"少阴病病人,进饮食后就吐出,心里感觉泛泛,欲吐,又吐不出来。初得病时四肢冷,脉弦迟。如果因胸膈上有寒饮而引起干呕的,勿用吐法,应当用温法,宜用四逆汤治疗。少阴病,脉沉的,应急用温法治疗,宜用四逆汤。腹泻,欲进食的,就应当用温的方法。

"腹泻,脉迟紧的为腹痛未止,应当用温法。如果误用寒凉则导致胀满,大便垢腻。腹泻,脉浮大,此为虚象,是因医生强为攻下所致。如果脉见浮革,因而肠鸣的,应当用温的方药,宜服当归四道汤。

"少阴病,腹泻,脉微涩的,呕而出汗,必大便频数,而数量反而很少,当用灸法以温之。伤寒病,经医生误下后,继续泄泻完谷水止,身体疼痛的,急需攻里,可用温的方药,用四道汤主治。"

病不可灸证第十

原文

微数之脉,慎不可灸,因火为邪,则为烦逆。追虚逐实,血散脉中,火气虽微,内攻有力,焦骨伤筋,血难复也。脉浮,当以汗解,而反灸之,邪无从去,因火而盛,病从腰以下必当重而痹,此为火道。若欲自解,当先烦,烦乃有汗,随汗出而解。何以知之?脉浮,故知汗当解。脉浮,热甚,而灸之,此为实,实以虚治,因火而动,咽燥必唾血。

译文

微数的脉,灸法治疗法是不对的,因火为害,会引起领乱上逆的变症。误用灸法会劫伤已虚之阴,助已实之热,火邪迫血,在脉中流散,,火气虽然微小,而内攻甚剧,导致筋骨受损,血液虚耗,不易恢复。脉浮,当用汗法而愈,误用艾灸,使病邪无法随汗而出,反因火而加重,病人从腰部以下,必沉重而麻痹,这是火逆所致。如自动转愈的,必当先发心烦,烦后就有汗出随之而解,怎样知道呢?因为脉浮,所以知道汗出而愈。脉浮,热重的病人,这本是实证,实证被误认为虚证而反用灸法治疗,血液被火热迫灼,一定会引起咽燥吐血。

病可灸证第十一

原文

烧针令其汗,针处被寒,核起而赤者,必发贲豚。气从小腹上撞者,灸其核上一壮,与桂枝加桂汤。少阴病,得之一二日,口中和,其背恶寒者,当灸之。

少阴病,其人吐利,手足不逆,反发热,不死。脉不足者,灸其少阴七壮。少阴病,下利,脉微涩者,即呕汗出,必数更衣,反少,当温其上,灸之。诸下利,皆可灸足大都五壮,商邱、阴陵泉皆三壮。

下利,手足厥,无脉,灸之不温,反微喘者,死。少阴负趺阳者,为顺也。伤寒六七日,其脉微,手足厥,烦躁,灸其厥阴。厥不还者,死。伤寒,脉促,手足厥逆,可灸之,为可灸少阴、厥阴,主逆。

译 文

用烧针的方法发汗,如果使针刺的部位受到寒邪侵袭,而起红色核块的,则必发奔豚气。出现气从小腹上冲的症状,治疗时,可在核上艾灸一壮并内服桂枝加桂汤予以配合。得了少阴病一二天,口中和,其背部觉得怕冷的,可用灸法。

少阴病人,呕吐下利,但手足并不逆冷,反而有时发热,这病可以治愈,无生命危险。如果脉搏一时无力欲断的,可灸足少阴太溪穴七壮。少阴病,腹泻,脉微涩,呕而出汗,必大便频数,而量反很少,当温其上,即用灸法。凡腹泻病,治疗时,皆可以灸足上大都穴五壮,商邱、阴陵泉各三壮。

腹泻,手足厥冷,按不到脉搏的,用灸法治疗,灸后,手足仍不转温,反加微喘的,属死候。但如果少阴的太溪脉,略小于足趺阳脉,这仍是可治的,为顺候。伤寒病已有六七天,脉微,四肢厥冷,而又烦躁不安,治疗时,应急灸厥阴经的俞穴。如灸后四肢仍是厥冷,而无转温趋势的,主死。伤寒,促脉,手足厥冷的,可用灸法来治疗,灸少阴、厥阴两经,用药可以四逆汤为主以治之。

病不可刺证第十二

原 文

大怒无刺,已刺无怒。新内无刺,已刺无内。大劳无刺,已刺无劳。大醉无刺,已刺无醉。大饱无刺,已刺无饱。大饥无刺,已刺无饥。大渴无刺,已刺无渴。无刺大惊,无刺熇熇之热,无刺漉漉之汗,无刺浑浑之脉。

身热甚,阴阳皆争者,勿刺也。其可刺者,急取之,不汗则泄。所谓勿刺者,有死征也。无刺病与脉相逆者。上工刺未生,其次刺未盛,其次刺正衰,粗工逆此,谓之伐形。

译 文

大怒时切莫针刺,已经针刺的莫发怒。性生活刚刚结束后不可针刺,已经针刺后不可过性生活。过度劳动后莫针刺,已经针刺后不要从事重劳动。大醉时不可针刺,已经针刺后不要醉酒。大饱时不可针刺,已经针刺后不要吃得太饱。忍饥挨饿时不可针刺,已经针刺后不要使其饥俄。口渴时不要针刺,已经针刺后不要使之口渴。大惊恐的病人不要针刺,火热炽盛的病人不要针刺,淋漓出汗的病人也不可针刺,不要针刺脉象疾数洪大,浊乱无伦的病人,也不可针刺。

身上大热,脉象寸部尺部轻按重按都现出强硬的,不可针刺。当其可以针刺之时,必须急刺,病人无汗,经这样急刺后,则会汗出。所谓不可针刺的,是因为已有死的征象。凡病人出现与脉象相反病情的,也不可针刺。高明的医生针刺病未发生,其次针刺病还未盛,再次针刺痛已衰退,庸俗的医生完全反于上述针刺法,这叫作攻杀形体。

病可刺证第十三

原 文

太阳病,头痛,至七日,自当愈,其经竟故也。若欲作再经者,当针足阳明,使经不传则愈。太阳病,初服桂枝汤,而反烦不解者,当先刺风池、风府,乃却与桂枝汤则愈。伤寒,腹满而谵语,寸口脉浮而紧者,此为肝乘脾,名纵,当刺期门。

伤寒,发热,啬啬恶寒,其人大渴,欲饮酢浆者,其腹必满,而自汗出,小便利,其病欲解,此为肝乘肺,名曰横,当刺期门。阳明病,下血而谵语,此为热入血室。但头汗出者,当刺期门,随其实而泻之发,濈然汗出者则愈。

妇人中风，发热恶寒，经水适来，得之七八日，热除，脉迟，身凉，胸胁下满，如结胸状，其人谵语，此为热人血室，当刺期门，随其虚实而取之。

太阳与少阳并病，头痛，颈项强而眩，时如结胸，心下痞坚，当刺大椎第一间，肺输、肝输慎不可发汗，发汗则谵语，谵语则脉弦。谵语五日不止，当刺期门。

少阴病，下利，便脓血者，可刺。妇人伤寒，怀身腹满，不得小便，加从腰以下重，如有水气状，怀身七月，太阴当养不养，此心气实，当刺泻劳宫及关元，小便利则愈。伤寒，喉痹，刺手少阴。少阴在腕，当小指后动脉是也，针入三分，补之。

问曰：病有汗出而身热烦满，烦满不为汗解者何？对曰：汗出而身热者，风也；汗出而烦满不解者，厥也，病名曰风厥也。太阳主气，故先受邪，少阴与为表里也。得热则上从之，从之则厥。治之，表里刺之，饮之汤。

热病三日，气口静，人迎躁者，取之诸阳五十九刺。以泻其热，而出其汗，实其阴，以补其不足。所谓五十九刺者，两手外内侧各三，凡十二穴；五指间各一，凡八穴；足亦如是；头入发一寸傍三分，各三，凡六穴；更入发三寸，边各五，凡十穴；耳前后、口下、项中各一，凡六穴；巅上一。

热病先肤痛，窒鼻充面取之皮，以第一针五十九。苛菌为轸，鼻索皮于肺。不得，索之火。火，心也。

热病，咽干多饮，善惊卧不能安，取之肤肉，以第六针五十九。目眦赤，索肉于脾，不得索之木。木，肝也。热病而胸胁痛，手足躁，取之筋间，以第四针，针于四达。筋辟目浸，索筋于肝，不得，索之金。金肺也。

热病数惊，瘈疭而狂，取之脉，以第四针，急泻有余者。癫疾，毛发去，索血于心，不得，索之水。水，肾也。热病身重骨痛，耳聋而好瞑，取之骨，以第四针五十九。骨病食啮牙齿，耳清，索骨于肾，不得，索之土。土，脾也。

热病，先身涩倚，烦闷，干唇嗌，取之以第一针五十九。肤胀，口干，寒汗。热病，头痛，摄目脉紧，善衄，厥热也，取之以第三针，视有余不足。寒热病。

热病，体重，肠中热，取之以第四针，于其输及下诸指间，索气于胃络，得气也。热病，挟脐痛急，胸胁支满，取之涌泉，与大阴、阳明，以第四针，针嗌里。

热病而汗且出,及脉顺可汗者,取之鱼际、太渊、太都、太白。泻之则热去,补之则汗出。汗出太甚者,取踝上横文以止之。热病七日、八日,脉口动,喘而眩者,急刺之,汗且自出,浅刺手大拇指间。

热病,先胸胁痛,手足躁,刺足少阳,补手太阴,病甚,为五十九刺。热病,先手臂痛,刺手阳明、太阴而汗出止。热病,始于头首者,刺项太阳而汗出止。热病,先身重骨痛,耳聋目瞑,刺足少阴,病甚,为五十九刺。

热病,先眩冒而热,胸胁满。利足少阴少阳。热病,始足胫者,先取足阳明而汗出。

译 文

太阳病,头痛到了七天以后,应当自功痊愈,这是因为太阳经已经行尽的缘故。假如病还未愈,并有继续发展的趋势,可以针足阳明经穴,避免邪传阳明,病就可以痊愈。太阳病,开始服桂枝汤,而出现心烦且病不解的,应当先针刺风池、风府穴后,仍再服桂枝汤,就可以痊愈。伤寒病,腹胀满而谵语,寸口脉浮而紧,这是肝克脾的征象,称为纵,治疗时,应当针刺期门。

伤寒病,发热而畏缩怕冷,病人大渴,喜欢喝醋浆,必然出现腹部胀满,若自汗出,小便畅利,表明病欲解除,此是肝反而克肺,称为横,治疗时,应当针刺期门。阳明病,出现下血谵语的,这是热入血室,迫血下行的缘故。惟头部汗出的,当刺期门穴,顺其邪实的所在而泄之,则周身汗出潮润,其病自愈。

妇人感受风邪,发热恶寒,正值经水来潮,已得病七八天,热除,脉转退,身体凉和,胸胁胀满,有如结胸之状,病人出现谵语,这是热入血室的缘故,当刺期门穴,泄厥阴实热,以散血室的瘀热,去其实邪。

太阳与少阳并病,症见头痛,颈项部强硬而目眩,时常像结胸病状,心下痞硬的,应当针刺大椎第一问,肺输、肝输穴,切不可发其汗,如误发汗,则会引起谵语,谵语则脉弦。若谵语五天不止的,应当针刺期门穴。

少阴病,泄泻,大便有脓血的,可用针刺治疗。妇人伤寒,已怀孕,腹胀满,不得小便,其腰部以下,更觉沉重,像有水气之状,怀孕到了七个月,正当太阴肺经养胎的时候,现不得其养,这是心气实,治疗时,当用针刺泻劳官穴和关元穴,小便通畅则痊愈。伤寒病,症见喉痹痛,治疗时,针刺手少阴经的腕侧，在小手指后面，动脉应手的穴上，即神门穴，针刺入三分，用补法。

问："病人有汗出，而身热，心烦，胸满，既然心烦，胸满而不因汗出面愈，这是为什么?"答："汗出而身发热的，是风邪所致；汗出而心烦胸满不愈的，为气上道而阴阳失调的厥症，称为风厥。太阳为诸阳主气，所以先受病邪，少阴与太阳相互为表里。太阳受邪身热，身热则少阴之气上边，上逆便传变为厥症。治疗时，应针刺太阳之表和少阴之里，并服汤药。

热病三日，气口脉静，而人迎脉躁动的，是三阳受邪，而未入阴分，治疗时，应当针刺诸阳经的五十九穴，以泻其热，而出其汗，同时还要补其三阴经的不足，以防邪入阴分。所说五十九穴的刺法，即两手的外侧和内侧各三穴，即太阳的少泽，少阳经的关冲，左右共十二穴；五指指缝间各一穴，即后溪中渚、少府、三间，两手共八穴；手和足是一样，在趾缝间，有束骨、临泣、陷谷、太白，两足共八穴；头上入发际一寸处的上星穴再旁开，分为三处，即五处、承光、通天，左右共六穴；更自中行入发际后再旁开各三寸，左右各五穴即胆经的临泣、目窗、正营、承灵、脑空，左右共计十穴；耳前、耳后、口下、项中各一穴，即耳前的听会，耳后的完骨，左右共四穴，口下的承浆，项中的哑门各一穴，连耳前耳后共计六穴；巅上督脉的百会和穴会各一穴，前发际的神庭，后发际的风府各一穴，任脉的廉泉一穴，足少阳的风池二穴，足太阳的天柱二穴共九穴。以上合计五十九穴。

热病先见皮肤疼痛，鼻塞不通，面现熏热的，是肤表受邪所致，当用第一针的馋针浅刺五十九穴的皮部，以解其热。疥疮的菌毒使鼻部痒痛，是邪热入肺刺皮以搜索皮毛的病邪，故当治肺。如果这样针刺，仍不可退热，应追溯到治大以制金的方法。火脏指心脏，应针刺心经以治疗。

热病，症见咽干多饮，善惊，卧床无法安然躺下，表明肌肉受热，以第六针的员利针，刺五十九穴。如果目眦跳出现赤色，为肉之病，应治脾，如再无效，可取木脏以治之。木脏指肝脏，泻木以安脾。热病有胸胁痛，手足躁动不安，是筋受热邪，肝主筋，所以治疗应取之筋，用第四针的锋针治其四肢的厥逆以泻肝经之热。如果筋痿无法行走，眼睛流泪不止，刺筋以治肝，如不得效，取金脏以治之。金脏指肺脏，补金以制木。

热病而多惊，抽搐而肢体强直的，这是热传血脉的缘故，心主血脉，治疗时，用第四针的锋针急泻其血中有余的邪热。如因癫狂毛发脱落，治血热应求之于心经,如仍不见效,应取水脏,补水在于制火。水脏指肾脏,补水而可退血热。热病,症见身体困倦沉重,骨痛,耳聋,喜合目,这是热邪伤骨,肾主骨,治疗时,以第四针的锋针刺五十九穴。因齿是肾之余,肾主骨,肾开窍于耳,所以骨病,导致牙齿枯软,甚至食物也可将它腐蚀,同时出现耳部清冷,治骨病应溯到肾脏,若不得救,应治土脏。土脏指脾脏。

热病初起,症见全身干涩不润,肤色有变异,心中烦闷,唇部嗌部觉得干燥,治疗时,用馋针刺五十九穴。此病还会出现腹胀,口干,出冷汗。热病,头痛厉害,颞颥部和眼睛之间的经脉紧缩,鼻出血,这是盛热上冲所致的厥热病,治疗时,用第三针的锋针针刺,根据有余、不足,寒热的脉证决定治疗手法。

热病,症见身体重,肠中有热,可用第四针的锋针针刺,取穴在输穴太白、陷谷以及诸趾间穴位如大都、厉兑、内庭等,治气在脾胃的络穴如丰隆、公孙等,以得气力度。热病,挟脐疼痛拘急,胸胁支撑胀满,治疗时,取足少阴经的涌泉穴和足太阴、足阳明两经穴位,并用第四针锋针,针刺滋里的廉泉穴。

热病汗将出,并且脉象与症相符合,可以用发汗法,当取手太阴经的荥穴鱼际、腧穴太渊,和足大阴的荥穴太都、腧穴太白。用泻法则热去,用补法则汗出。如果汗出过甚,可取内踝上横纹处之三阴交,用泻法以止汗。热病已经七八天,气口脉躁动,而出现气喘目眩症状的,这是手太阴肺经受邪的缘故,急刺之则自汗出,浅刺手大指的少商穴。

热病先胸部胁部疼痛,手足躁动的,治疗时,刺足少阳胆经,补手太阴,病邪甚,针刺五十九穴。热病先手臂痛的,刺手阳明、手大阴两经,汗出后,热除两手臂痛止。热病初起开始于头首的,针刺项部太阳经,汗出后而病止。热病先身体沉重,骨节痛,耳聋,眼睛爱闭合的,针刺足少阴,病邪甚,针刺五十九穴。

热病先目眩,似用布裹住头部般的头重,发热,胸膈满,针刺足少阴、足少阳两经。热病初起,始于足部胫部,先针刺足阳明经,汗出后病止。

病不可水证第十四

原 文

发汗后,饮水多者,必喘。以水灌之,亦喘。伤寒,大吐、大下之,极虚,复极汗者,其人外气怫郁,复与之水,以发其汗,因得哕,所以然者,胃中寒冷故也。

阳明病,潮热,微坚,可与承气汤。不坚,勿与之。若不大便六七日,恐有燥尿,欲知之法,可与小承气汤。若腹中不转矢气者,此为但头坚后溏,不可攻之,攻之必腹满,不能食,欲饮水者,即哕。

阳明病,若胃中虚冷,其人不能食,饮水即哕。下利,其脉浮大,此为虚,以强下之故也。设脉浮革,因而肠鸣,当温之,与水即哕。病在阳,当以汗解,而反以水洗之,若灌之,其热却不得去,益烦,皮上粟起,意欲饮水,反而不渴,宜文蛤散。若不差,与五苓散。

若寒实结胸,无热证者,与三物小陷胸汤,白散亦可。身热皮粟不解,欲引衣自覆,若以水喷之洗之,益令热却不得出。当汗而不汗,即烦。假令汗出已,腹中痛,与芍药三两,如上法。

寸口脉浮大,医反下之,此为大逆。浮即无血,大即为寒,寒气相搏,即为肠鸣,医乃不知,而反饮水,令汗大出,水得寒气,冷必相搏,其人即䭇。

寸口脉濡而弱,濡即恶寒,弱即发热,濡弱相搏,脏气衰微,胸中苦烦,此非结热,而反薄居水渍布冷铫贴之,阳气遂微,诸腑无所依,阴脉凝聚,结在心下,而不肯移,胃中虚冷,水谷不化,小便纵通,复不能多,微则可救,聚寒心下,当奈何也。

译 文

发汗以后,大量饮水的,必喘。如用水灌洗,也会出现喘的症状。伤寒病,经过大吐、大下后,身体已经极度的虚弱,又大发其汗,致使阳热于表郁阻,医生误认为表邪未解,误用水疗法,以发其汗,遂引起了哕逆,这是

脉经白话精解

由于胃中寒冷的缘故。

阳明病，发潮热，大便微硬的，可用承气汤以治之。如不硬就不可用承气汤。假如已经六七天不大便，恐有爆屎停积，可服小承气汤以探虚实。服后腹中不转矢气，此虽六七天不大便，仅初头硬，后必溏薄，即不可攻下，如误用攻下，必引起腹部胀满，无法进食，甚至喝水都会引起呃逆。

阳明病，如果胃弱而寒无法进食的，喝水就会发生呃逆。下利，脉浮大的，这属于正气虚的表现，是由于不该攻而攻的缘故。如果脉浮革，因而肠鸣的，治疗时，应用温补法，喝水就会引起呃逆。太阳得病，应当发汗解表，反用水洒或灌洗的方法治疗，邪热被水郁而不得除，病人心烦加剧，肌肤表面呈粟粒状突起，想要喝水，但又不真正作渴，可以服文蛤散。如病未瘥减，用五苓散治疗。

若是寒实结胸，未见热象的，治疗时，用三物小陷胸汤，也可用白散。身热皮肤粟起无法消失，病人欲引衣被自盖，假使以水喷洒或洗的话，更会促使热邪内郁不得外出。该汗出而汗不出，就会引发烦躁。假如病人汗出以后病减，腹中疼痛的，用三两芍药治之，治如上法。

寸口脉浮大，医生反用下法，这是很大的诊疗错误。因为脉浮是血虚，脉大是寒，由于寒气搏激，引起肠鸣，医生未明白真正的病因、病理，而反施用了饮水的方法大发其汗，致使水与里寒相互搏激，故引起呃逆的变证。

寸口脉濡而弱，濡见恶寒，弱见发热，濡弱相搏，五脏阳气衰微，胸中烦闷，这不是热邪蕴结，而是脏气衰微，反而迫居胸中，用冷水渍布，剪贴之，使阳气更加衰微，诸腑失去依赖，阴脉凝聚，结在心下而不散，胃中阳气虚寒，无法消化水谷，小便虽然有通，但量不多，症状轻者可以治疗，若寒气于心下结聚，就会无药可救了。

病可水证第十五

原文

太阳痛，发汗后，若大汗出，胃中干燥，烦不得眠，其人欲饮水，当稍饮之，令胃中和则愈。厥阴病，渴欲饮水者，与饮之即愈。

太阳病，寸口缓，关上小浮，尺中弱，其人发热而汗出，复恶寒，不呕，但心下痞者，此为医下之也。若不下，其人复不恶寒而渴者，为转属阳明。小便数者，大便即坚，不便更衣十日，无所苦也。欲饮水者，但与之，当以法救之，宜五苓散。

寸口脉洪而大，数而滑，洪大则荣气长，滑数则胃气实，荣长则阳盛，怫郁不得出身，胃实则坚难，大便则干燥，三焦闭塞，津液不通，医发其汗，阳盛不周，复重下之，胃燥热畜，大便遂摈，小便不利，荣卫相搏，心烦发热，两眼如火，鼻干面赤，舌燥齿黄焦，故大渴。过经成坏病，针药所不能治。与水灌枯槁，阳气微散，身寒温衣覆，汗出表里通，然其病即除。形脉多不同，此愈非法治，但医所当慎，妄犯伤荣卫。

霍乱而头痛发热，身体疼痛，热多欲饮水，属五苓散。呕吐而病在膈上，后必思水者，急与五苓散。饮之水亦得也。

译文

太阳病，用过汗法后，如果出汗多甚，致使胃中干燥，烦躁，睡眠不安，病人想饮水，应当少量与之饮，使胃燥得润，胃气调和则病自愈。厥阴病的病人，如果口渴想要喝水的，可以给些水喝，则能转愈。

太阳病，寸脉缓，关脉小浮，尺脉弱，病人出现发热汗出，又恶寒，并不呕吐，但觉心下痞满症状的，这是医生误用下法的变症。假如医生并未误下，病人又无恶寒，而且有口渴的，这是病势已转属阳明的征象。小便次数增多，必使大便坚硬，即使十多天不解大便，也没有什么痛苦。假如口渴要想饮水，可以给他一些水喝，要根据情况，进行适当的处理，若出现水气不化，可用五苓散治疗。

寸口脉洪而大，数而滑，洪大为荣气旺，滑数为胃气实，荣血中之气旺说明是阳气盛，郁热无法透发于体表，胃实热则出现大便干燥，甚至大便坚硬难通，三焦气机闭塞，津液无法通调，如医者用发汗治之，阳气虽盛而汗出不均，又用下法治之，使病人胃肠内蓄燥热之气，大便已通，小便不利，荣卫两气互结，病人出现心烦发热，两眼如火烧一样灼热，鼻腔干燥，面部红赤，舌苔干燥无液，牙齿黄焦，所以病人见口大渴。病情恶化，针和药都不能制止。水灌枯槁，此时阳气微散，身怕冷爱盖衣被，汗出表里气机通畅,其病即会消除。但是由于身形与脉象不相一致,此病虽然已愈,其治疗违反常规,医者应当谨慎,避免乱伤荣卫两气。

霍乱病,症见头痛发热,身体疼痛,如热多而想喝水,当用五苓散治疗。膈上有病,引起呕吐,吐后一定想要喝水的,急用五苓散治疗。如果饮之水,也可以得愈。

病不可火证第十六

原文

太阳中风,以火劫发其汗,邪风被火热,血气流溢,失其常度,两阳相熏灼,其身发黄。阳盛则欲衄,阴虚小便难,阴阳俱虚竭,身体则枯燥,但头汗出,齐颈而还,腹满而微喘,口干咽烂,或不大便,久则谵语,甚者至哕,手足躁扰,循衣摸床。小便利者,其保可治。

太阳病,医发其汗,遂发热而恶寒,复下之,则心下病,此表里俱虚,阴阳气并竭,元阳则阴浊,复加火针,因而烦,面色青黄,肤瞤,如此者,为难治。今色微黄,手足温者愈。伤寒,加温针必惊。

阳脉浮,阴脉弱,则血虚,血虚则筋伤。其脉沉者,荣气微也;其脉浮,而汗出如流珠者,卫气衰也。荣气微,加烧针,血留不行,更发热而躁烦也。伤寒,脉浮,而医以火迫劫之,亡阳惊狂,卧起不安,属桂枝去芍药加蜀漆牡蛎龙骨救逆汤。

问曰:得病十五、十六日,身体黄,下利,狂欲走。师脉之,言当下清血如豚肝,乃愈。后如师言,何以知之?师曰:寸口脉阳浮阴濡弱,阳浮则为风,阴濡弱为少血,浮虚受风,少血发热,恶寒洒渐,项强头眩。医加火熏,郁令汗出,恶寒遂甚,客热因火而发,怫郁蒸肌肤,身目为黄,小便微难,短气,从鼻出血。而复下之。胃无津液,泄利遂不止,热瘀在膀胱,畜结成积聚,状如豚肝,当下未下,心乱迷愤,狂走赴水,不能自制。畜血若去,目明心了。此皆医所为,无他祸患。微轻得愈,极者不治。

伤寒,其脉不弦紧而弱者,必渴,被火必谵言。弱者发热,脉浮,解之,当汗出愈。太阳病,以火熏之,不得汗,其人必躁,到经不解,必有清血。

阳明病,被火,额上微汗出,而小便不利,必发黄。阳明病,其脉浮紧,咽干口苦,腹满而喘,发热汗出而不恶寒,反偏恶热,其身体重。发其汗则躁,心愦愦而反谵语。加温针必怵惕,又烦躁不得眠。

少阴病,咳而下利,谵语,是为被火气劫故也,小便必难,为强责少阴汗出。太阳病二日,而烧瓦熨其背,大汗出,火气入胃,胃中竭燥,必发谵语,十余日振而反汗出者,此为欲解。其汗从腰以下不得汗,其人欲小便反不得,呕欲失溲,足下恶风,大便坚者,小便当数,而反不数及多,便已,其头卓然而痛,其人足心必热,谷气下流故也。

译 文

太阳病中风证,用火法强发其汗,火热逼迫风邪,气血流散,失其正常的规律,风与火交相熏灼,导致病人身体发黄。热盛迫血于上则致鼻出血,于下阴虚津不足就使小便困难,气血亏耗,身体就会枯燥,惟头上有汗,到颈部为止,腹满而微微气喘,口干咽烂,或者大便不通,病久就会言语错乱,严重者会出现呃逆,手足躁动不安,循衣摸床等症状。这时候,如果小便利者,还有治愈的希望。

太阳病,医生用发汗的方法治疗,病人仍发热恶寒,而再用下法,导致胃脘部痞闷,这是由于汗下之后表里俱虚,阴阳气都受到损耗而衰竭,正阳虚则邪气独留的缘故,又用烧针治疗,是错上加错,因而又增加了胸中烦闷,假如面部颜色青黄,肌肉瞤动,出现这样的症状就很难治疗。若面部颜色微黄,而且手足温暖的,还可以治愈。伤寒病,如果加用温针治疗,必引起惊惕不安。

病人寸脉浮,尺脉弱,是阳浮于外,血虚于内,血虚无法濡养筋脉,就会引起挛急。脉象沉的,表明荣阴微小;脉象浮的而且汗出如流珠,表明卫气衰微。荣气微弱的人,理应滋阴养血,反用烧针治疗,遂致血液凝滞而不行,以致更加发热而烦躁的变症出现。伤寒病,脉浮,医生不用发表药发汗,反而用薰熨的方法强迫取汗,以致引起阳气浮越,引起惊惕狂乱,起卧不安的现象,治疗时,可用枝枝去芍药加蜀漆牡蛎龙骨救逆汤。

问说:"发病已经十五六天,身体发黄,大便泄泻,发狂,欲奔走"。师诊脉后说:"病人应该有猪肝色的大便排出,才能痊愈。"后来病人果然如老师所言:"你怎么知道会这样呢?"有说:"寸脉浮,尺脉濡弱,感受风邪故寸脉浮虚,血虚故尺脉濡弱,所以病人出现微恶寒发热、项强、头晕目眩等症状。按理应去邪养血,医生却误施火熏方法,迫其发汗,导致病人恶寒更加严重,邪热因火熏而发,郁蒸肌肤,致全身肌肤与眼睛呈现出黄色,小便不畅,短气,鼻衄。又误用下法,泄泻不止。胃中津液亏损,致使膀胱内蓄结瘀热而成积聚,应该随大便排出体外,像猪肝色一样才能获愈"。

然而病人无法排出蓄血,邪热扰乱心神,致昏乱发狂,四处奔走,投水无法自制。假若能顺利排除蓄血,则心神就能安定,两目明了。以上病情的变化,这都是由医生误治所致的,并非其他灾祸所致。如果症情轻微就可治愈,病情重笃则不易治愈。"

伤寒病,脉不弦紧而是弱的,必见口渴,如果用火法取汗,必然引发谵语,弱的会发热,若脉浮,应以解表,汗出则病愈。用火熏的方法治太阳病,如不得汗,必致病人烦躁,如果经过六七天,仍然不愈的话,必有血随大便而下。

阳明病,经过火法误治,额部微微出汗,而小便不通畅的,必然导致肌肤发黄。阳明病,脉浮紧,症见咽喉干燥,口苦,腹部胀满,呼吸短促,发热汗出,不恶寒,反恶热,周身沉重。又发其汗,会出现烦躁,心中扰乱,反而谵语的症状。加用温针,必然导致恐惧不安、烦躁不得眠等变症。

少阴病,出现咳嗽,腹泻,又有谵语的症状,这是被火气劫迫所致,必致其小便艰涩难下,这是强发少阴之汗的缘故。太阳病两天,用烧瓦熨背法治疗,而致大汗出,火气入胃,胃中水分竭燥,必导致语言错乱,十多天过后,如发生颤抖出汗,这是病将痊愈的征象。但是,其发汗特点是腰以下没有汗,病人小便欲解而不得解,呕,有时小便不禁,足底怕风,大便坚硬的,应当频繁想解小便,如今反不数,且微量,大便以后,发生头痛,病人足心必热,这是饮食所产生的热气不散布,反向下流动的缘故。

病可火证第十七

原文

下利,谷道中痛,当温之以火,宜熬末盐熨之。一方灸枳实熨之。

译文

泄泻,肛门里有疼痛感,可用火法热敷治疗以温暖肠道,用炒热的盐来熨。另一种方法,用炒热的枳实来熨亦可。

热病阴阳交并·少阴厥逆阴阳竭尽生死证第十八

原文

问曰:温病,汗出辄复热,而脉躁疾,不为汗衰,狂言,不能食,病名为何?对曰:名曰阴阳交,交者,死。人所以汗出者,生于谷,谷生于精。今邪气交争于骨肉而得汗者,是邪却而精胜。精胜则当能食而不复热。热者邪气也,汗者精气也。今汗出而辄复热者,邪胜也;不能食者,精无裨也;汗而热留者,寿可立而倾也。

夫汗出而脉尚躁盛者,死。此今脉不与汗相应,此不胜其病也。狂言者,是失志,失志者,死。有三死,不见一生,虽愈必死。热病,已得汗,而脉尚躁盛,此阳脉之极也,死。其得汗而脉静者,生也。

热病,脉尚躁盛,而不得汗者,此阳脉之极也,死。脉躁盛得汗者,生也。热病,已得汗,而脉尚躁,喘且复热,勿肤刺,喘甚者,死。热病,阴阳交者,死。热病。烦已而汗,脉当静。

太阳病,脉反躁盛者,是阴阳交,死。复得汗,脉静者,生。热病,阴阳交者,热烦身躁,太阴寸口脉两冲,尚躁盛,是阴阳交,死。得汗脉静者,生。

热病,阳进阴退,头独汗出,死。阴进阳退,腰以下至足汗出,亦死。阴阳俱进,汗出已热如故,亦死。阴阳俱退,汗出已寒栗不止,鼻口气冷,亦死。

热病,所谓并阴者。热病已得汗,因得泄,是谓并阴,故治。热病,所谓并阳者,热病已得汗,脉尚躁盛,大热,汗之,虽不汗出,若衄,是谓并阳,故治。右热病并阴阳部。

少阴病,恶寒,蜷而利,乎足逆者,不治。少阴病,下利止而眩,时时自冒者,死。少阴病,其人吐利,躁逆者,死。少阴病,四逆,恶寒而蜷,其脉不至,其人不烦而躁者,死。少阴病六七日,其人息高者,死。

少阴病,脉微细沉,但欲卧,汗出不烦,自欲吐,五六日自利,复烦躁,不得卧寐者,死。少阴病,下利,若利止,恶寒而蜷,手足温者,可治。少阴病,恶寒而蜷,时时自烦,欲去其衣被者,可治。少阴病,下利不止,厥逆无脉,干呕烦,服汤药,其脉暴出者,死。微细者,生。

伤寒六七日,其脉微,手足厥,烦躁,灸其厥阴,厥不还者,死。伤寒,下利,厥逆,躁不能卧者,死。伤寒,发热,下利至厥不止者,死。伤寒,厥逆,六七日不利,便发热而利者,生。其人汗出,利不止者,死。但有阴无阳故也。

伤寒五六日,不结胸,腹濡,脉虚复厥者,不可下,下之,亡血,死。伤寒,发热而厥,七日,下利者,为难治。热病,不知所痛,不能自收,口干,阳热甚,阴颇有寒者,热在髓,死不治。

热病在肾,令人渴,口干,舌焦黄赤,昼夜欲饮不止,腹大而胀,尚不厌饮,目无精光,死不治。脾伤,即中风,阴阳气别离,阴不从阳,故以三分候其死生。伤寒,咳逆上气,其脉散者,死。谓其人形损故也。

伤寒,下利,日十余行,其人脉反实者,死。病者胁下素有痞,而下在脐傍,痛引小腹,入阴侠阴筋,此为脏结,死。夫实则谵语,虚则郑声。郑声者重语是也。直视、谵语、喘满者,死。若下利者。亦死。

结胸证悉具而烦躁者,死。吐舌下卷者,死。唾如胶者,难解。舌头四边,徐有津液,此为欲解。病则至经,上唇有色,脉自和,为欲解。色急者,来解。

译 文

问："温病,汗出之后,重复发热,而且脉躁动急疾,其病情未见衰减,以至语言狂乱,饮食不进,这叫什么病?"答:"这是一种病名阴阳交的死症。人体所以能够出汗,因为汗由水谷之气而生,谷气化生精微,水谷精微之气旺盛,能够胜邪气而汗出。现在邪正于骨肉之间相搏击,而能够出汗的,是邪退而精胜。但精气胜,就应该能食而不再发热。复发热是由于邪气未解,而汗出是由于精气胜邪。现在汗出重复发热,是邪气胜;无法饮食,则精气就得不到补益;汗出而热不解,立刻就有生命的危险了。

凡汗出而脉仍躁盛的,主死。今脉象不相符于其汗出症状,这是精气无法胜其病邪的缘故,主死。如果热病言语狂妄,是神志失常,也是死候。这三种死候,是没有一点生机的,即使病暂得好转,而结果同样必死无疑。热病,已经汗出,而脉仍躁甚,这是阳经受热邪,阳热亢盛所致,死。若汗后脉搏平静,是邪气已去,阴阳协调,所以主生。

热病,其脉躁甚,而没有汗出,这是阳经受热邪,阳热亢盛已极的缘故,主死。脉躁甚,有汗出的,主生。热病,已经汗出,脉尚躁动,气喘身变发热,这是邪气入里,不要刺其肤表,气喘加重的,主死。热病,阴阳交的,主死。热病,烦躁后汗出,应当见安静脉象。

太阳病,脉反躁甚,这是阴阳交,主死。如果重新有汗,脉转安静,主生。热病,阴阳交,病人热烦躁动不安,寸口太阴两脉动而躁盛,这是阴阳交,主死。如果能得汗出,脉平静的,主生。

热病,阳热亢盛而阴液枯竭,惟头部汗出的,主死。即使邪热稍杀,阴津渐复,而腰以下至足部汗出的,也是死候。如果邪热未解,阴液虽然有所转佳,但汗出而热仍不解,也是死候。如果热邪消退,但阴阳俱虚,汗出恶寒战栗不止,呼吸气冷的,同样主死。

以上热病阴阳交部。热病,出汗后又引起泄泻,称其为并阴,可以治疗。热病,出汗后,热不解,脉仍躁甚,汗续出,假如无汗出,或见鼻中出血,称其为并阳,可以治疗。以上热病并阴阳部。

少阴病,怕冷,身体蜷卧而下利,手足厥冷的,主死。少阴病,下利虽然停止而出现头眩,并且时时昏冒的,主死。少阴病,呕吐下利,同时兼见烦躁不安,四肢逆冷的,主死。少阴病,四肢厥逆,怕冷而蜷卧,摸不到脉,其人心里不烦,但形体躁扰不宁的,主死。患少阴病至六七天,病人呼吸浅表的,主死。

少阴病,脉微细沉,而且出现欲卧的衰弱现象,汗出。心里不烦,欲吐,到了五六天以后观腹泻,且烦躁不安,无法卧寐的,主死。少阴病,腹泻,如果腹泻自止,虽怕冷蜷卧,但手足转温的,表示阳气来复,可以治愈。少阴病,怕冷而蜷卧,常常心烦不安,要减去衣被的,这是阳气回复的征象,还可以治疗。少阴病,腹泻不止,四肢厥冷,脉隐伏不见,并且干呕心烦,服汤药后,如果突然见其脉,主死。若能逐渐地恢复,那才是良好的转归。

伤寒病已经六七天,脉见微象,出现手足厥冷,而又烦躁不安,治疗时,应急灸厥阴经的俞穴,如灸后四肢仍是厥冷不回的,主死。伤寒病,腹泻,手足厥冷,假使再出现躁扰无法安卧的,主死。伤寒病,发热,腹泻四肢厥冷毫无转温迹象的,主死。伤寒病,四肢厥冷,已经六七天,原先并未出现腹泻,以后却忽然发热腹泻的,这是阳回之象,主生。如果大汗出,腹泻不止的,主死。这是阴盛阳亡的缘故。

伤寒病五六天,没有出现结胸症状,腹部软,脉象虚而又四肢厥冷的,勿施攻下,如误用攻下,易引起病人失血而亡。伤寒病,发热而四肢厥冷,到了第七天,出现腹泻的,属难治的危候。热病,又不知何处作痛,身体无法自主,口干,在阳胜的时候,就剧烈发热,偏阴的时候就发冷,这是热在骨髓,为不治的死症。

肾脏感受热邪,病人口渴而干,舌苔焦黄质红,日夜欲饮水不停,腹部大而胀,还是喜欢饮水,双目无神,主死。脾气损伤,土虚则木横,肝风内动,阴阳失调,阴不制阳,如果阳亢过极,主死。稍亢的,仍可挽回生机。伤寒病,咳嗽气上逆,脉散的,主死。是病人形气亏损的缘故。

伤寒病一天腹泻十多次,脉象反实而有力的,主死。病人的胁下素有痞积,不连脐旁,牵引小腹作痛,入阴部侠阴筋,这叫作脏结,主死。凡阳热邪实的疾患,多为谵语,精气怯弱的虚证,多见郑声。所谓郑声,即语言重复。如果两目直视且谵语,并兼见喘息胀满的,主死。如兼有腹泻的,也是死。

结胸症状具备,同时出现烦躁不宁的现象,主死。病人吐舌下卷的,主死。病人唾出如胶的物体,为难治的危候。病人舌边,津液湿润,这是病将愈的佳兆。病到经,上层转为正常颜色,脉调和的,预示病将愈。如果色泽不和的,则病得不到解除。

重实重虚阴阳相附生死证十九

原 文

问曰:何谓虚实?对曰:邪气盛则实,精气夺则虚。重实者,内热,病气热,脉满,是谓重实。问曰:经络俱实何如?对曰:经络皆实,是寸脉急而尺内缓也。皆当俱治。故曰滑则顺,涩则逆。夫虚实者,皆从其物类始,五脏骨肉滑利,可以长久。寒气暴上,脉满实。实而滑,顺则生;实而涩,逆则死。形尽满,脉急大坚,尺满而不应,顺则生,逆则死。所谓顺者,手足温;所谓逆者,手足寒也。

问曰:何谓重虚?对曰:脉虚、气虚、尺虚,是调重虚也。所谓气虚者,言无常也;尺虚者,行步匡然也;脉虚者,不象阴也。如此者,滑则生,涩则死。气虚者,肺虚也;气逆者,足寒也。非其时则生,当其时则死,余脏皆如此也。

脉实满,手足寒,头热者,春秋则生,冬夏则死。脉浮而涩,涩而身有热者,死。络气不足,经气有余,脉热而尺寒,秋冬为逆,春夏为顺。经虚络满者,尺热满脉寒涩,春夏死,秋冬生。络满经虚,灸阴刺阳;经满络虚,刺阴灸阳。

问曰:秋冬无极阴,春夏无极阳,何谓也?对曰:无极阳者,春夏无数虚阳明,阳明虚则狂;无极阴者,秋冬无数虚大阴,太阴虚则死。

热病,所谓阳附阴者,腰以下至足热,腰以上寒,阴气下争,还心腹满者,死。所谓阴附阳者,腰以上至头热,腰以下寒。阳气上争,还得汗者生。

译 文

问："什么叫作虚实?"答："实证,邪气旺盛;虚证,精气不足。所谓重实,内有热病,气热,脉象又盛满,这叫作重实。"又问："经络俱实是怎样情况?"答："经络俱实,是寸口脉急而尺肤弛缓。此时,应同时治疗经和给。所以说脉滑利为顺,脉涩滞为逆。一般的虚实,都始于其物类,如五脏和骨肉都滑利,是内和外相配合,可以保持长期的健康体魄。寒气骤然上逆,脉象盛满而实。如果脉实而滑又和症状相顺,是有生机;否则脉实而涩又和症状相逆,主死。身体肿满,脉象急大而硬,尺肤肿满脉不应指,如脉症相应,尚有生存的希望,如果脉证相逆,主死。所谓顺,由于阴阳调和,故手足温和;所谓逆,由于阴阳乖错,故手足寒冷。"

问:"什么是重虚?"答:"脉虚、气虚、尺虚,就叫重虚。语言低微,不能接续,即气虚;行步羸弱无力,即尺虚;沉按空虚,不像阴脉,即脉虚。这样脉象,滑利的,主生,涩滞,主死。气虚的现象,说明是肺脏虚弱;足冷的现象,说明气逆。得病时不受到时令五行所克,则有生机,受到时令五行所克,则有死亡的危险,其他各脏也如此。

"脉实而满,手足冷,头部热,在春秋季节则生,冬夏季节就会死。脉浮而涩,涩脉而且身有热的,主死。络气不足,经气有余,脉有热象,尺肤冷,出现在秋冬季节为逆,而出现在春夏季节为顺。经虚络满的病人,尺肤热而服满,且见寒象的涩脉,出现在春夏,主死,秋冬则生。如果终满经虚,治疗时,应该灸阴经刺阳经;如果经满络虚,治疗时,应该刺阴络灸阳络。"

问:"秋冬时候不要使阴极虚,春夏时候不要使阳极虚,怎么讲呢?"答:"不要使阳极虚,是春夏时候,不要常常使阳明空虚,阳明空虚,就会导致病人发狂;不要使阴极虚,是秋冬时候,不要使太阴空虚,太阴空虚,就会导致死亡。

"热病,所谓阳气依附于阴气,出现腰以下至足部发热,腰以上寒冷的症状,这是因为阴气在腰以下和阳气相争,所以下热而上寒,在下相争的阴阳气,回往上行,到了心部腹部胀满的,死。又所谓阴气依附于阳气,出现腰以上至头部发热,腰以下寒冷症状的,这是腰以上部位,阳气和阴气相争,所以上热而下寒。到了在上相争的阴阳气,回往下行,身体一出了汗,就有生机。"

热病生死期日证第二十

原文

太阳之脉,色荣颧骨,热病也。荣未夭,日今且得汗,待时自已。与厥阴脉争见者,死期不过三日,其热病气内连肾。少阳之脉,色荣颊前,热病也。荣未夭,日今且得汗,待时自已。与少阴脉争见者,死期不过三日。

热病七八日,脉微小,病者溲血,口中干,一日半而死。脉代者,一日死。热病七八日,脉不躁喘,不数,后三日中有汗。三日不汗,四日死。未曾汗,勿肤刺。

热病三四日,脉不喘,其动均者,身虽烦热,今自得汗,生。传曰:始腑入脏,终阴复还阳,故得汗。病热七八日,脉不喘,其动均者,生。微热在阳不入阴,今自汗也。热病七八日,脉不喘。动数均者,病当喑。期三日不得汗,四日死。

热病,身面尽黄而肿,心热,口干,舌卷,焦黄黑,身麻臭,伏毒伤肺。中脾者,死。热病,瘈疭,狂言,不得汗,瘈疭不止,伏毒伤肝。中胆者,死。热病,汗不出,出不至足,呕胆,吐血,善惊不得卧,伏毒在肝。腑足少阳者,死。

译文

太阳经脉的病,颧骨部位见赤色,是热病象征,病情尚浅。若荣气未和,可得汗,至本位旺盛之时自愈。如果同时出现厥阴的脉象,那么可能不出三天就会死亡,由于热自肾发,所以气内连肾。少阳经脉的病,颊部见赤色,是热病象征,病情尚浅。若荣气未和,可得汗,至本经旺盛之时自愈。如果同时出现得少阴的脉象,那么可能不出三天就会死亡。

热病七八天,病人脉象微小,出现尿血,口中干燥,一天半左右就会死。若脉代出现,一天内死。热病七八天,脉不躁动,不数急,后三天之中将会出汗。如果三天之中无汗出,第四天就会死。如果没有一次汗出的,不要在皮肤上面进行针刺。

热病三四天，脉不急疾，搏动较为均匀，病人虽然烦热，现在自会出汗，预后较良好。古代医书说过："开始是由腑入脏，在脏行尽又出于腑，故得汗。"热病七八天，脉不急疾，搏动较为均匀，主生。微热在阳百不至阴，现在自会出汗。热病七八天脉不急疾搏动均匀，病人应该出现口不能言。如果在三天内无汗出，第四天就会死。

热病，身体和面部均黄而肿，出现心热，口干，舌卷，舌苔黄黑而焦，身麻而臭，这是伏毒伤及肺部的缘故。如果脾部中毒的，主死。热病，筋脉抽搐，狂言乱语，而不得汗出，如果抽搐不已，这是肝中伏毒的征象。如果毒中胆的，主死。热病，汗下出，或汗出不透彻，足部未出汗，呕出胆汁，吐血，容易受惊，不得安卧，这是肝脏中伏毒的征象。如果毒中足少阳胆腑的，主死。

热病十逆死证第二十一

原 文

热病，腹满膜胀，身热者，不得大小便，脉涩小疾，一逆见，死。热病，肠鸣腹满，四肢清泄注，脉浮大而洪不已，二道见，死。热病，大衄不止，腹中痛，脉浮大绝，喘而短气，三逆见，死。

热病，呕且便血，夺形肉，身热甚，脉绝动疾，四逆见，死。热病，咳喘，悸眩，身热，脉小疾，夺形肉，五逆见，死。热病，腹大而胀，四肢清，夺形肉，短气，六逆见，一旬内死。热病，腹胀便血，脉大，时时小绝，评出而喘，口干舌焦，视不见人，七逆见，一旬死。

热病，身热甚，脉转小，咳而便血，目眶陷，妄言，手循衣缝，口干，躁扰不得卧，八逆见，一时死。热病，瘛疭，狂走，不能食，腹满胸痛，引腰脐背，呕血，九逆见，一时死。热病，呕血，喘咳，烦满，身黄，其腹鼓胀，泄不止，脉绝，十逆见，一时死。

译 文

热病，腹部胀痛，身发热，大小便不通，脉象涩小而疾，这是第一逆证出现的表现,主死。热病,肠鸣腹满,四肢清冷,泄泻下注,脉象浮洪大不止,这是第二逆证出现的表现,主死。热病,大衄血出不止,腹中痛,脉象过于浮大,喘而短气,这是第三逆证出现,主死。

热病,呕吐并且大便下血,形体肌肉瘦削,身上剧烈发热,脉象弱动疾,这是第四逆证出现,主死。热病,咳嗽喘息,心悸目眩,身体发热,脉象小疾,形体肌肉瘦削,这是第五逆证出现,主死。热病,腹部胀大,四肢清冷,形体肌肉瘦削,呼吸气短促,这是第六逆证出现的表现,主死。热病,腹胀大便下血,脉象大,时而出现短暂的停顿,汗出而喘息,口干而舌焦燥,看不见人,这是第七逆证出现的表现,主死。

热病,身体热甚,脉象反小,出现咳嗽而且大便下血,目眶凹陷,谵妄乱讲,手摸循衣缝,口干,烦躁扰乱不得安卧的症状,这是第八逆证出现的表现,见到这种脉证,一个时辰死。热病,筋脉抽搐,发狂乱走,不能食,腹部满,胸部痛,牵引到腰部、脐部、背部,呕血,这是第九逆证出现的表现,见到这种脉证,一个时辰死。热病,呕血,喘息咳嗽,心烦而满,身体发黄,腹部胀大如鼓,泄泻不止,脉象伏不见,这是第十逆证出现的表现,见到这种脉证,一个时辰死。

热病五脏气绝死日证第二十二

原文

热病,肺气绝,喘逆,咳唾血,手足腹肿,面黄,振栗不能言语,死。魄与皮毛俱去,故肺先死,丙日笃,丁日死。

热病,脾气绝,头痛,呕宿汁,不得食,呕逆吐血,水浆不得入,狂言谵语,腹大满,四肢不收,意不乐,死。脉与肉气俱去,故脾先死,甲日笃,乙日死。

热病,心主气绝,烦满骨痛,嗌肿,不可咽,欲咳不能咳,歌哭而笑,死。神与荣脉俱去,故心先死,壬日笃,癸日死。

热病,肝气绝,僵仆,足不安地,呕血,恐惧,洒淅恶寒,血妄去,遗屎溺,死。魂与筋血俱去,故肝先死,庚日笃,辛日死。

热病,肾气绝,喘悸,吐逆,踵疽,原痛,目视不明,骨痛,短气,喘满,汗出如珠,死。精与骨髓俱去,故肾先死,戊日笃,己日死。故外见瞳子青小,爪甲枯,发堕,身涩,齿挺而垢,又皮面厚尘黑,咳而防血,渴欲数饮,大满,此五脏绝表病也。

译文

热病,肺气绝,出现气喘,咳血,手、足、腹皆见浮肿,且脸面见黄色,颤栗无法言语的,主死。精神与皮毛皆失所附,所以诊得肺气先绝,在丙日病重,丁日就会死去。

热病,脾气绝,头痛、呕吐,无法进食,进则呕吐且有血一并吐出,病人滴水不得食,狂言谵语,腹部胀满,四肢收缩不能自如,抑郁寡欢,主死。脉与肉气皆散尽,所以得知脾气先绝,在甲日病重,乙日就会死去。

热病,心主气绝,心烦而满,骨痛,咽肿,无法吞咽,欲咳而无法咳,且歌唱哭笑无常,主死。因为心主气绝,所存的神和荣气血脉都尽,所以诊断为心气先绝,在壬日病重,到癸日死。热病,肝气绝,忽然昏仆倒地,脚无法安稳行走,呕血,恐惧,洒淅恶寒,血妄出,大小便不得控,主死。因为肝气绝,所存的魂和所主的筋血都尽,所以诊断为肝气先绝,在庚日病重,到辛日死。

热病,肾气绝,气喘心悸,呕吐上逆,足跟生疽,尾闾部痛,眼睛看不清东西,骨痛,呼吸短促,气喘而满,汗出像珠一样,主死。因为肾气绝,所存的精和所主骨髓都尽,所以诊断为肾气先绝,在戊日病重,到己日死。从外表看到病人的瞳孔青而缩小,爪甲干枯,头发脱落,身体枯燥,齿形凸出面色秽垢,皮肤上面似罩着一层灰尘,尽显黑色,咳嗽吐血,口渴而频频饮水,腹胀大而满,这是五脏气绝的外现表现。

热病至脉死日证第二十三

原文

热病,脉四至,三日死。脉四至者,平人一至,病人脉四至也。热病,脉五至,一日死。时一大至,半日死。忽忽闷乱者,死。热病,脉六至,半日死。忽急疾大至,有顷死。

译文

热病,脉搏四至,三天死。脉搏四至是指平常人一至而病人四至,也就是其脉搏快出平常人的四倍。热病,脉搏五至,一天死。有时出现大跳,半天死。如出现神志恍惚闷乱的,主死。热病,脉搏六至,半天死。脉搏突然急疾而大跳,即刻死。

热病脉损日死证第二十四

原文

热病,脉四损,三日死。所谓四损者,平人四至,病人脉一至,名曰四损。热病,脉五损,一日死。所谓五损者,平人五至,病人脉一至,名曰五损。

热病,脉六损,一时死。所谓六损者,平人六至,病人脉一至,名曰六损。若绝不至,或久乃至,立死。

译文

热病的脉搏,到了四损,三日死。所谓四损,即平常的人,脉在一呼一吸,搏动四次,病人脉在一呼一吸,只搏动一次,这叫作四损的脉。热病的脉搏,到了五损,一天死。所谓五损,即平常的人,脉搏动五次,病人脉才搏动一次,这叫作五损的脉。

热病的脉搏,到了六损,在一个时辰内,主死。所谓六损,即平常的人,脉已搏动六次,病人才搏动一次,这叫作六损的脉。假如脉停止搏动了,或者停了好长时间重新跳一次的,这样的脉象出现即刻就会死亡。

第八卷

平卒尸厥脉证第一

原 文

寸口沉大而滑,沉则为实,滑则为气,实气相搏,血气人于脏即死,人于腑即愈,此为卒厥。不知人,唇青身冷,为入脏,即死;如身温和,汗自出,为入腑,而复自愈。

译 文

寸口脉沉大而滑,沉主实,滑主气,实与气相互结合,血气入脏即死,实与气相互结合,血气入脏即死,入腑则易愈,这叫卒厥。病人出现忽然昏倒,不知人事,口唇呈现青紫,浑身冰冷,这是血气入脏的表现,很快会导致死亡;如果身体温和,自汗出,这是出现入腑的表现,可能自行转愈。

平痉湿暍脉证第二

原 文

太阳病,发热无汗,而反恶寒者,名刚痉。太阳病,发热汗出,而不恶寒者,名柔控。太阳病,发热,其脉沉而细者,为痉。太阳病,发其汗,囚致痉。

病者身热足寒,颈项强急,恶寒,时头热,面赤日脉赤,独头动摇者,为控。太阳病,无汗,而小便反少,气上冲胸,口噤不得语,欲作刚痉,葛根汤主之。刚痉为病,胸满口噤,卧不著席,脚挛急,其人必龂齿,可与大承气汤。

痉病,浍浍如蛇,暴腹胀大者,为欲解。脉如故,反伏弦者,必痉脉来,按之筑筑而弦,直上下行。痉家,其脉伏坚直上下。夫风病,下之则痉。复

脉经 白话精解

发其汗,必拘急。

太阳病,其证备,身体强几几然,脉沉迟,此为痉,栝篓桂枝汤主之。痉病有灸疮,难疗。疮家,虽身疼痛,不可发其汗,汗出则痉。太阳病,关节疼烦,脉沉而缓者,为中湿。

病者一身尽疼,发热日晡即剧,此为风湿,汗出所致也。温家之为病,一身尽疼,发热,而身色熏黄也。湿家之为病,其人但头汗出,而背强,欲得被覆向火。若下之早,则吐,或胸满。小便利,舌上如胎,此为丹田有热,胸上有寒,渴欲饮而不能饮,则口燥也。

湿病下之,额上汗出,微喘,小便利者,死。若下利不止者,亦死。问曰:风湿相搏,身体疼痛,法当汗出而解,值天阴雨不止。师云此可发汗,而其病不愈者,何也?答曰:发其汗,汗大出者,但风气去,湿气续在,是故不愈。若治风湿者,发其汗,微微似欲出汗者,则风湿俱去也。

湿家身烦疼,可与麻黄汤加术四两,发其汗为宜,慎不可以火攻之。风湿、脉浮、身重、汗出恶风者,防己汤主之。病人喘,头痛,鼻塞而烦,其脉大,自能饮食,腹中和,无病。病在头中寒湿,故鼻塞,内药鼻中即愈。

伤寒八九日,风湿相搏,身体疼痛,不能自转侧,不呕不渴,脉浮虚而涩者,桂枝附子附汤主之。若其人大便硬,小便自利者,术附子汤主之。风湿相搏,骨节炎烦,掣痛不得屈伸,近之则痛剧,汗出短气,小便不利,恶风不欲去衣,或身微肿者,甘草附子汤主之。

太阳中热,暍是也。其人汗出恶寒,身热而渴也,白虎汤主之。太阳中热,身热疼重,而脉微弱,此以夏月伤冷水,水行皮肤中所致也,瓜蒂汤主之。太阳中暍,发热恶寒,身重而疼痛,其脉弦细芤迟,小便已洒洒然毛耸,手足逆冷,小有劳,身热,口前开,板齿燥。若发其汗,恶寒则甚;加温针,则发热益甚;数下之,淋复甚。

译文

太阳病,发热,无汗出,反而怕冷的,称为刚。太阳病,发热,其脉象表现为沉细的,为痉病。太阳病,热,发汗过甚,可导致痉病。

病人身热足寒,颈项强硬不灵活,怕冷,常头部发热,面红目筋赤,独头部动摇的,为痉病的表现。太阳病,无汗,小便反而减少,有气上冲胸,口噤闭无法言语,这是刚痉的先兆,用葛根汤主治。患刚痉病,症见胸部胀满,口闭不能开,卧时不能著席,两腿拘挛,病人牙齿相磨有声,可用大承气汤治疗。

痉病,发汗后,脉象转变为滑利屈曲似蛇行样,病人腹部突然胀大,这是病情好转的兆头。如果脉象并未变化,反而出现伏弦的,这说明还会发痉。痉病的脉象,按之弦而挺指,从寸到尺都一样。痉病的脉象,从寸部到足部都见沉伏而坚。凡风病患者,治疗时用攻下法的,就会传变为痉病。如果再发其汗,会引发四肢拘急的变症。

太阳病,已具备其症状,又兼身体强直,同时脉象沉迟的,这是痉病,用栝蒌桂枝汤主治。痉病患者,身上有灸疮的,不易治疗。久患疮疡病的人,即使患太阳病而致身体疼痛,也不可发汗,因为汗出会导致痉病。太阳病,关节疼痛而烦,脉沉缓的,是为中湿的症状。

病人全身疼痛,发热,到傍晚时候更加严重,这叫作风湿病,是由于出汗时感受风邪所致。湿家的病状,全身疼痛发热,皮色如烟熏般暗黄。湿家的病状,惟头上有汗,背强不舒,欲盖被或烤火。如果用下法过早,会引发呕吐或胸满。假若小便利,舌上如苔,这是丹田有热,胸以上有寒的缘故,虽然口渴想喝水,但因其无法消水,所以不能喝,从而出现口燥。

湿病的人,误用下法,额上出汗,又加微喘,小便频数的,主死。如果下利不止,也会死。问:风湿互相搏结的病,身体疼痛,应当用出汗的方法,使风湿逐渐从表而解,遇到阴天下雨不止。师说这可以发汗,使用发汗法而病仍不痊愈,这是什么缘故呢?"答:因为发汗,汗大出,风邪虽随汗而解,但未解湿邪,所以不愈。凡治疗风湿病,虽宜发开,但必须微微似有汗出,这样,风与湿才能一并解除。"

湿家身体烦疼,可以用麻黄汤加术四两,以发其汗比较好,勿用火攻,其为大忌。风湿病,见脉浮、身重、汗出恶风的,可用防己汤主治。病人气喘,头痛,鼻塞而心烦,脉大,饮食尚可,这是肠胃调和,没有病变。病是头部受了寒湿,所以引起鼻塞不通,在鼻孔里面塞入药物,就会痊愈。

患伤寒到了八九天,风和湿相结聚,周身骨节疼痛,无法自转侧,但并未出现呕吐和口渴的现象,脉搏是浮虚而涩的,用桂枝附子汤治疗。如果病人大便坚硬,小便自利的,可用术附子汤主治。风和湿相结聚,骨节疼痛而烦,手足牵引作痛,无法屈伸,触及患部则疼痛加剧,汗出气短,小便不利,因怕风不想减去衣服,或者身体有些微肿的,用甘草附子汤主治。

太阳中热所引起的病变,称为暍病。病人汗出,怕冷,身热口渴,用白虎汤主治。太阳中暍,身体发热疼痛且重,而且脉象微弱,这是因为夏天被冷水所伤,以致水行皮中,用瓜蒂汤主治。太阳中暍,发热怕冷,身体沉重而且疼痛,脉象弦细而兼乳迟,小便后自觉有寒感,毫毛直竖,四肢厥冷,稍微劳动,即感身热,口开,门齿燥。若用发汗法,病人会怕冷更甚;如用温针治疗,就会加剧发热就更重;若屡用下法,会导致小便短少,如淋病的样子。

平阳毒阴毒百合狐惑脉证第三

原文

阳毒为病,身重,腰背痛,烦闷不安,狂言,或走,或见鬼,或吐血下痢,其脉浮大数,面赤斑斑如锦文,喉咽痛,唾脓血。五日可治,至七日不可治也。有伤寒一、二日便成阳毒。或服药吐、下后变成阳毒,升麻汤主之。

阴毒为病,身重背强,腹中绞痛,咽喉不利,毒气攻心,心下坚强,短气不得息,呕逆,唇青面黑,四肢厥冷,其脉沉细紧数,身如被打。五六日可治,至七日不可治也。或伤寒初病一二日,便结成阴毒;或服药六、七日以上至十日,变成阴毒,甘草汤主之。

百合之为病,其状常默默欲卧复不能卧,或如强健人,欲得出行而复不能行,意欲得食复不能食,或有美时,或有不用间饮食臭时,如寒天寒,如热无热,朝至日苦,小便赤黄,身形如和,其脉微数,百脉一宗,悉病,各随证治之。

百合病,见于阴者,以阳法救之;见于阳者,以阴法救之。见阳攻阴,复发其汗,此为逆,其病难治;见阴攻阳,乃复下之,此亦为逆,其病难治。

狐惑为病,其状如伤寒,默默欲眠,目不得闭,卧起不安。蚀于喉为惑,蚀于阴为狐。狐惑之病,并不欲饮食,闻食臭,其面乍赤,乍白、乍黑。其毒蚀于上部则声喝,其毒蚀下部者,则咽干。蚀于上部,泻心汤主之;蚀于下部,苦参汤淹洗之;蚀于肛者,雄黄熏之。

其人脉数,无热,微烦,默默欲卧,汗出,初得三四日,目赤如鸠眼,得之七八日,目四眦黄黑,若能食者,脓已成也,赤小豆当归散主之。病人或从呼吸上蚀其咽,或从下焦蚀其肛阴。蚀上为惑,蚀下为狐。狐惑病者,猪苓散主之。

译文

阳毒病,出现身体重,腰背痛,心中烦闷不安,狂言乱语,到处走动,或作见鬼之状,或吐血,下利,脉象浮大数,面见红斑,像锦上的花纹,咽喉疼痛,口吐脓血。此病,不可拖延治疗时日,五天以内还可以治疗,过了七天就难治了。有的伤寒病患者,只一、二天就变成阳毒证。有的因服药或误吐下后变成阳毒症,可用升麻汤主治。

阴毒病,出现身体重背硬,腹中绞痛,咽喉不利,如果毒气攻心,则心下坚硬,短气,呼吸感到困难,呕逆,唇青,面黑,四肢厥冷,脉象沉细紧数,遍身疼痛,似被打一样。此病,不可拖延治疗时日,五六天内尚可治疗,过七天就难治了。有的伤寒病患者,才一二天就结成阴毒症;有的经服药治疗六七天以上至十天以内,变成阴毒症,可用甘草汤主治。

百合病,出现经常沉默不言,想卧又不能卧,或像健康的人,要走又走不动,想吃又吃不下,有时食欲大振,有时又不思饮食,而且怕闻到食物的气味,似乎怕冷,而又不是真的发冷,似乎有热,而又不是真的发热,晨起口中发苦,小便黄赤,从形体上来观察,并无明显病态,但脉象表现出微而兼数,因为百脉都是同出一源,一脉变阻,全身百脉都会受到影响,治疗时,应当根据它不同的症候来进行。

百合病的症状,见到阴症,用阳法救之;见到阳症,用阴法救之。若见到阳强侵阴,又发其汗,这是错误的疗法,病就难治愈;阴强侵阳,迳用下法,同样为错误的疗法,病就难治愈。

狐惑病的症状,初起恶寒发热,状如伤寒,静静想睡,但又不能闭目安眠,躺下又想起来,起来又想躺下。区别狐与惑病,咽喉部蚀烂的称为惑病,前后二阴部蚀烂的称为狐病。狐惑病人,不但不想饮食,而且闻到饮食的气味,都会厌烦,患者的面目颜色一阵红,一阵白,一阵黑。咽喉上部,出现蚀烂,声音就嘶哑,下部,出现蚀烂的则咽干。蚀于上部,用泻心汤主治;蚀于下部,用苦参汤泡洗治疗;蚀于肛门部,用雄黄熏治。

病人脉数,不发热,心中微觉烦闷,静静想睡,自汗出,在初得病的三四天,目赤如鸠鸟的眼睛,到七八天后两眼的内、外眼角出现黑色,此时病人如果食欲正常,是脓血已成的表现,用赤小豆当归散主治。狐惑的发病途径是,或从呼吸上蚀于咽喉部,或从下焦下蚀于前后阴部。蚀于上为惑病,蚀于下为狐病。患狐惑病,可用猪苓散主治。

平霍乱转筋脉证第四

原文

问曰:病有霍乱者何?师曰:呕吐而利,此为霍乱。问曰:病者发热,头痛,身体疼,恶寒,而复吐利,当属何病?师曰:当为霍乱。霍乱吐利止,而复发热也。伤寒,其脉微涩,本是霍乱,今是伤寒,却四五日至阴经上,转入阴必吐利。转筋为病,其人臂脚直,脉上下行,微弦,转筋入腹,鸡屎白散主之。

译文

问:疾病中有称为霍乱的,其症状如何?"师答:呕吐泄泻,为霍乱病的症状。"问:病人发热头痛,全身疼痛怕冷,而又吐泻的,是什么病?"师答:出现以上症状的,应该是霍乱病。霍乱病吐泻停止后,还会发热。是伤于寒邪,然而脉象却出现微涩,因为开始是霍乱病,现在是复感寒邪,四五天过后,传至阴经,邪转入阴,必然还会吐泻。转筋这种病,病人的臂腿筋挛急,不能转动,脉象三部均微弦,转筋上连腹部的,用鸡屎白散治疗。"

平中风历节脉证第五

原文

夫风之为病,当半身不遂,或但臂不遂者,此为痹。脉微而数,中风使然。头痛脉滑者,中风,风脉虚弱也。寸口脉浮而紧,紧则为寒,浮则为虚,虚寒相搏,邪在皮肤。浮者血虚,络脉空虚,贼邪不泻,或左或右。邪气反缓,正气则急,正气引邪,喝僻不遂。邪在于络,肌肤不仁;邪在于经,则重不胜;邪入于腑,则不识人;邪入于脏,舌即难言,口吐于涎。

寸口脉迟而缓,迟则为寒,缓则为虚。荣缓则为亡血,卫迟则为中风。邪气中经,则身痒而瘾疹。心气不足,邪气入中,则胸满而短气。

趺阳脉浮而滑,滑则谷气实,浮则汗自出。少阴脉浮而弱,弱则血不足,浮则为风,风血相搏,则疼痛如掣。

盛人脉涩小,短气,自汗出,历节疼,不可屈伸,此皆饮酒汗出当风所致也。寸口脉沉而弱,沉则主骨;弱则主筋;沉则为肾,弱则为肝。

味酸则伤筋,筋伤则缓,名曰泄。咸则伤骨,骨伤则痿,名曰枯。枯泄相搏,名曰断泄。荣气不通,卫不独行,荣卫慎微,三焦无所御,四属断绝,身体羸瘦,独足肿大,黄汗出,胫冷。假令发热,便为历行也。病历节,疼痛不可屈伸。乌头杨主之。

诸肢节疼痛,身体魁羸,脚肿如脱,头眩短气,温温欲吐,桂枝芍药知母汤主之。

译文

中风,应该出现半身不能转动的症状,但有的只是肩臂不能转动,这叫痹证。出现微而数的脉象,是中风所引起的。头痛脉滑的是中风,风的脉象应是虚弱的。寸口脉浮而紧,紧为寒,浮为虚,虚与寒相互搏结,表明皮肤受邪。营血不足引起络脉虚,邪气不能外泄,或窜于左,或窜于右。受邪的一侧,筋脉松弛,无病的一侧,筋脉紧张,由于正气牵引邪气,所以导致口眼歪斜,不能转动。假使络脉受邪,会出现肌肤麻木经脉受邪,则手

脉经 白话精解

足沉重不能抬举；邪入于腑则神志模糊，意识不清；邪入于脏，说话就不流利，口中时流涎沫。

寸口的脉迟缓无力，迟主寒，缓主虚。营血虚是由于失血所致，卫气寒是为邪风所伤。如果风邪入于经脉，就会导致身体发痒，皮肤瘾疹。如果心气不足，邪气就乘虚入里，会发生胸中满闷，呼吸短促。

右关部脉浮而滑，滑脉是谷气停积，浮脉是积热外蒸，所以自汗出。尺部脉浮而弱，弱脉为阴血不足，浮脉为风，血不足而风邪乘虚袭入，风与血互相搏结，就会发生疼痛像牵掣状。

肥胖的人，脉象涩小，是外盛而内虚，内虚的必短气，自汗，关节疼痛无法屈伸，这都是饮酒出汗感受风邪所致。寸口的脉象沉而弱，沉在病主骨，在脏为肾，弱在病主筋，在脏为肝。

过食酸味就会伤筋，筋伤则弛缓不收，叫作泄。过食咸味就会伤骨，骨伤则胶软无力，叫作枯。枯和泄两者结合，叫作断泄。荣病则失去了运行功能，因而卫也不能独行，荣卫皆衰，三焦失去营养来源而无法濡养四肢，因而身体羸瘦，惟足部肿大，又出黄汗而足径发冷。假使再发热，便成为历节病。历节病，出现筋骨关节疼痛，不能随意屈曲与伸直，可用乌头汤主治。

周身的肢节疼痛，身体又瘦弱，脚肿剧甚，似要脱离身体，头部昏眩，呼吸气短似不能接续，胃里不舒畅，泛泛的要呕吐，可用桂枝芍药知母汤主治。

平血痹虚劳脉证第六

原文

问曰:血痹从何得之?师曰:夫尊荣人骨弱肌肤盛,重因疲劳汗出,起卧不时动摇,如被微风,遂得之。形如风状。但其脉自微涩,在寸口、关上小紧,宜针引阳气,令脉和紧去则愈。

血痹,阴阳俱微,寸口、关上微,尺中小紧,外证身体不仁,如风状,黄芪枝枝五物场主之。男子平人,脉大为劳,极虚亦为劳。男子劳之为病,其脉浮大,手足烦热,春夏剧,秋冬差,阴寒精自出,足酸削不能行,小腹虚满。

人年五十、六十其病脉大者,痹侠背行,苦肠鸣马刀侠婴者,皆为劳得之。男子平人,脉虚弱细微者,喜盗汗出也。男子面色薄者,主渴及亡血。卒喘悸,其脉浮者,里虚也。

男子脉虚沉弦,无寒热,短气,里急,小便不利,面色白,时时目瞑,此人喜衄,小腹满,此为劳使之然。男子脉微弱而涩,为无子,精气清冷。

夫失精家,小腹弦急,阴头寒,目眩痛,发落,脉极虚允迟,为清谷亡血,失精。脉得诸充动微紧,男子失精,女子梦交通,枝枝加龙骨牡蛎汤主之。脉沉小迟,名脱气,其人疾行则喘喝,手足逆寒,腹满,甚则据泄,食不消化也。

脉弦而大,弦则为减,大则为芤,减则为寒,芤则为虚,寒虚相搏,此名为革。妇人则半产、漏下;男子则亡血,失精。

译文

问:"血痹病是怎样得来的?"师答:"凡尊贵荣华的人,骨骼脆弱,肌肉丰满,因为疲劳汗出,起卧经常反复动摇,如果被微风侵入,就会引起血痹病。其形状如中风样。但脉见微涩,寸口和关上的脉象,出现小而兼紧,应该用针刺法,来引动阳气,驱散邪气,使脉象舒缓调和而不紧,病就痊愈了。"

血痹病,如荣卫气血都不足,可见寸口和关上脉微弱,尺中脉小而紧,见身体不仁症状,像风痹证,实属血痹,应用黄芪桂枝五物汤治疗。男子在外貌上不会出现显著病态,其脉大,重按无力,是痨病,脉虚极的,也是痨病。男子患虚痨病,脉现浮大,手足烦热,到了春夏,则病情加剧,到了秋冬,则病情减轻,出现阴茎头寒冷,而精液自出,两足酸楚瘦削,步履艰难,小腹虚满。

平常人到了五六十岁,见脉象大的,脊背部两旁感到麻痹,症见肠中沥沥作响,腋下结核,或颈的两旁结核,这都是由劳伤所引起的疾病。男子外貌无显著病态,而脉象出现虚弱微细的,经常容易盗汗。男子面色淡白的,是口渴和失血的表现。如果突然发生呼吸急迫短促心跳,脉象浮而无力的,这是里虚的缘故。

男子脉虚而沉弦,无寒热,呼吸短促,腹中拘急不舒,小便不利,面色发白,常常眼睛看不清东西,此类病人容易鼻子出血,少脉胀满,这是虚劳病所致。男子脉微弱而涩,是无法传后的脉象,这是精液清冷的缘故。

凡经常造精的患者,小腹部有弦急的感觉,色头寒冷,目眶疼痛,头发脱落,脉象极度虚弱,而兼有芤迟的,见这些脉象,多会出现下利完谷不化,失血,遗精的症状。凡脉象出现芤、动、微或紧象的,男子则患遗精,女子则患梦交,用枝枝龙骨牡蛎汤主治。脉象沉小而迟的,这叫作脱气,其人走路时步伐加快就会气喘口渴,手足发冷,腹部胀满,严重的会出现大便稀薄,食物不消化。

脉象弦而大,弦是阳中阴为减,大是外强中空为乳,减就出现寒象,芤就出现虚象,寒虚相结,叫作革脉。表现在妇人身上主患小产或漏下症;表现在男子身上,主患失血或失精症。

平消渴·小便利淋脉证第七

原文

师曰:厥阴之为病,消渴,气上冲心,心中疼热,饥而不欲食,食即吐,下之不肯止。寸口脉浮而迟,浮则为虚,迟则为劳。虚则卫气不足,迟则荣气竭。趺阳脉浮而数,浮则为气,数则消谷而坚。气盛则按数,按数则坚,坚数相搏,则为消渴。男子消渴,小便反多,以饮一斗,小便一斗,肾气丸主之。

师曰:热在下焦则溺血,亦令人淋闭不通。淋之为病,小便如粟状,小腹弦急,痛引脐中。寸口脉细而数,数则为热,细则为寒。数为强吐。

趺阳脉数,胃中有热,则消谷引怕,大便必坚;小便则数。少阴脉数,妇人则阴中生疮,男子则气淋。淋家不可发汗,发汗则必便血。

译文

师说:"厥阴病,症状为口渴饮水不解,气逆向上冲心,心中痛,有热感,饥而又不欲食,食后就吐,如果用下法治疗,就会泄泻不止。寸口脉象浮而迟,浮是属虚,退是属劳。虚是卫气不充足的表现,迟是荣气衰竭的表现。趺阳是足阳明的脉,如果浮而且数,脉浮是热气盛,数是胃热消谷善饥,大便干硬。热气盛则小便频数,小便频数,大便就会干硬,这样,大便干硬和小便频数同时出现,就是消渴病。男子患了消渴病,小便反而增多,饮水一斗,小便也出一斗的,用肾气丸治疗。"

师说:"热气结在下焦,就会出现尿血,也会使人小便淋闭而不通畅。淋的病状,小便时会有粟粒状的砂子尿出,小腹拘急,疼痛牵引到脐中。寸口脉象细而数,脉数主热,脉细主寒。这种数脉是由强力呕吐所致。

"趺阳胃脉数,表现为胃中有热,消谷易饥,大便坚硬,小便就会频数。少阴肾脉数,妇人则表现为,阴部生疮,男子则表现为,病气淋。患淋病的人,勿施汗法,如果发汗,就要引起尿血。"

平水气黄汗气分脉证第八

原文

师曰:病有风水,有皮水,有正水,有石水,有黄汗。风水其脉自浮,外证骨节疼痛,其人恶风。皮水,其脉亦浮,外证胕肿,按之没指,不恶风,其腹如鼓,不渴,当发其汗。正水,其脉沉迟,外证自喘。石水,其脉自沉,外证腹满,不喘。黄汗,其脉沉迟,身体发热,胸满,四肢、头面肿,久不愈必致痈脓。

脉浮而洪,浮则为风,洪则为气,风气相搏,风强则为瘾疹,身体为痒,痒为泄风,久为痂癞;气强则为水,难以俯仰。风气相击,身体洪肿,汗出乃愈。恶风则虚,此为风水;不恶风者,小便通利,上焦有寒,其口多涎,此为黄汗。

寸口脉沉滑者,中有水气,面目肿大,有热,名曰风水。视人之目窠上微拥,如新卧起状,其颈脉动,时时咳,按其手足上,陷而不起者,风水。

太阳病,脉浮而紧,法当骨节疼痛,而反不痛,身体反重而酸,其人不渴,汗出即愈,此为风水。恶寒者,此为极虚,发汗得之。渴而不恶寒者,此为皮水。身肿而冷,状如周痹,胸中窒,不能食,反痛,暮躁不眠,此为黄汗。痛在骨节,咳而喘,不渴者此为脾胀,其形如肿,发汗即愈。然诸病此者,渴而下利小便数者,皆不可发汗。

风水,其脉浮,浮为在表,其人能食,头痛汗出,表无他病,病者言但下重,故从腰以上为和,腰以下当肿及阴,难以屈伸,防己黄芪汤主之。风水,恶风,一身悉肿,脉浮不渴,续自汗出,而无大热者,越婢汤主之。

师曰:里水者,一身面目洪肿,其脉沉,小便不利,故令病水。假如小便自利,亡津液,故令渴也,越婢加术汤主之。皮水之为病,四肢肿,水气在皮肤中,四肢聂聂动者,防己获警汤主之。跃阳脉当伏,今反紧,本自有寒,疝瘕,腹中痛。医反下之,下之则胸满短气。

跃阳脉当伏,今反数,本自有热俏谷,小便数,今反不利,此欲作水。寸口脉浮而迟,浮脉热,迟脉潜,热潜相搏,名曰沉。跃阳脉浮而数,浮脉热,数脉止,热止相搏,名曰伏。沉伏相搏,名曰水。沉则络脉虚,伏则小便难,虚难相搏,水走皮肤,则为水矣。

寸口脉弦而紧,弦则卫气不行,卫气不行则恶寒,水不沾流,走在肠间。少阴脉紧而沉,紧则为痛,沉则为水,小便即难。

师曰:脉得诸沉者,当责有水,身体肿重。水病脉出者,死。夫水病人,目下有卧蚕,面目鲜泽,脉伏,其人消渴。病水腹大,小便不利,其脉沉绝者,有水,可下之。

问曰:病下利后,渴饮水,小便不利,腹满阴肿者,何也?答曰:此法当病水,若小便自利及汗出者,自当愈。

水之为病,其脉沉小,属少阴。浮者为风,无水虚胀者为气。水发其汗即已。沉者与附子麻黄汤,浮者与杏子汤。心水者,其身重而少气,不得卧,烦而躁,其阴大肿。肝水者,其腹大,不能自转侧,胁下腹中痛,时时津液微生,小便续通。

肺水者,其身肿,小便难,时时鸭塘。脾水者,其腹大,四肢苦重。津液不生,但苦少气,小便难。肾水者,其腹大,脐肿,腰痛,不得溺,阴下湿如牛鼻上汗,其足这冷,面反瘦。师曰:诸有水者,腰以下肿,当利小便;腰以上肿,当发汗乃愈。

师曰:寸口脉沉而迟,沉则为水,迟则为寒,寒水相搏,趺阳脉伏,水谷不化,脾气表则骛溏,胃气衰则身肿。少阳脉革,少阴脉细,男予则小便不利,妇人则经水不通。经为血,血不利则为水,名曰血分。

问曰:病者若水,面目身体四肢皆肿,小便不利。师脉之,不言水,反言胸中痛,气上冲咽,状如炙肉,当微咳喘。审如师言,其脉何类?

师曰:寸口脉沉而紧,沉为水,紧为寒,沉紧相搏,结在美元,始时尚微,年盛不觉,阳衰之后,荣卫相干,阳损阴盛,结寒微动,肾气上冲,喉咽塞噎,胁下急痛。医以为留饮而大下之,气系不去,其病不除。重吐之,胃家虚烦,咽燥欲饮水,小便不利,水谷不化,面目手足浮肿。又与葶苈丸下水,当时如少差,食饮过度,肿复如前,胸胁苦痛,象若奔豚。其水扬溢,则浮咳喘逆。当先攻击冲气,令止,乃治咳,咳止其喘自差。先治新病,病当在后。

黄汗之病,身体洪肿,发热,汗出而咳,状如风水,汗沾衣,色正黄如柏汁,其脉自沉。

问曰:黄汗之病从何得之?师曰:以汗出入水中浴,水从汗孔人得之。黄芪芍药桂枝苦酒汤主之。

黄汗之病,两胫自冷。假令发热,此属历节。食已汗出,又身常暮卧盗汗出者,此荣气也。若汗出已反发热者,久久其身必甲错。发热不止老,必生恶疮。若身重,汗出已辄轻者,久久必身瞤瞤,则胸中痛,又从腰以上必汗出,下无汗,腰宽弛痛,如有物在皮中状,剧者不能食,身疼这,烦躁,小便不利,此为黄汗,桂枝加黄芪汤主之。

寸口脉迟而涩,迟则为寒,涩为血不足。趺阳脉微而迟,微则为气,迟则为寒。寒气不足,则手足这冷;手足逆冷,则荣卫不利;荣工不利,则腹满胁鸣相逐;气转膀胱,荣卫俱劳,阳气不能则身冷,阴气不能则骨疼;阳气前通则恶寒,阳前通则痹不仁。阴阳相得,其气乃行,大气一转,其气乃散。实则失气,虚则遗溺,名曰气分。气分,心下坚,大如盘,边如旋杯,水饮所作,桂枝去芍药加麻黄细辛附子汤主之,或积实术汤主之。

译文

师说:水气病分为风水,皮水,正水,石水,黄汗五种。风水脉浮,体表症状,表现为骨节疼痛,怕风。皮水的脉也为浮,体表症状是肢体浮肿,如用手指按在肿处会凹陷不起,不怕风,腹部肿得像鼓样,口中不渴,应当用发汗的方法来治疗。正水脉沉迟,气喘为其体表症状。石水的脉沉,体表症状,腹部胀满不喘。黄汗的脉沉迟,身体发热,胸中满闷,四肢头面浮肿,如经久不愈,势必生痛作脓。

"脉浮而洪,浮为风,洪为气,风和气两相搏击,风比气强,身上发瘾疹而痒,痒的称为泄风,日子长久了就变为痂癞;气比风强,可成为水肿病,身体俯仰不易。如果风和气都强,两相搏击,成为全身浮肿厉害的病症,汗出才会痊愈。怕风的是表虚,这是风水;不怕风的,小便通利,这是上焦有寒气的缘故,所以口涎很多,是为黄汗。

"寸口脉象沉滑的,这是身体里面有水气,它的症状是面目肿大,发热,名叫风水。望病人眼胞微微肿起,像刚卧起的样子,颈部的脉管跳动,常常咳嗽,按病人手部或足部的皮肤,陷下去无法很快的弹起来,这便是风水病的征象。

"太阳病,脉浮而紧,按理应该骨节酸痛,今反不痛,身体反觉酸楚而沉重,病人口不渴,只要汗出就会痊愈,这也是风水病。汗后而见怕冷,是表阳极虚,这是因为发汗而引起的。口渴而不怕冷的,这是皮水。身体肿胀而感到寒冷,症状像周痹病,胸中窒闷,无法进食,疼痛反而局限在一处,傍晚时躁扰不安,不得睡眠,这是黄汗。疼痛在骨节里,咳嗽气喘,口不渴的,这是脾胀症,其症状似水肿病,发汗就可治愈。然而这些患水气病的人,如果出现口渴而大便泄泻,小便频数的,都不能发汗。

"风水病,脉浮,浮为邪在表,病人饮食较正常,头痛汗出,体表无其他症状,病者自述下半身沉重感,所以由腰以上还好,腰以下当肿到阴部,屈伸困难,用防己黄芪汤治疗。风水病,怕风,全身浮肿,脉浮口不渴,连续不断地出汗,而身没有大热的,可用越婢汤主治。"

师说:里水,全身面目浮肿厉害,脉沉,小便不利,所以导致水病。如果小便通利而口渴,乃是津液受伤,可用越婢加术汤主治。皮水病,四肢浮肿,水气流溢在皮肤中,四肢肌肉微微牵动的,可用防己茯苓汤主治。跌阳胃脉应当伏,现在反见紧,这是体内本来有寒,主抗疝瘕,腹中痛。若医生反用下药,即为误治,误下后,会引发胸中满闷呼吸短促的变症。

"跌阳胃脉应当伏,现在反见数,本来体内有热,消化食物快,而小便次数多,现在小便反而不利,这是要发生水气病的征象。寸口脉浮而迟,脉浮为热,脉迟为潜,热和潜相互搏击,称为沉。跌阳脉浮而数,脉浮便是邪热,数脉即是卫气伏止于下,热与止互相搏击,称为伏。沉和伏相搏击,名为水。沉为营血虚而络脉空虚,伏为阳气不化而小便难,虚与难互相搏击,使水气停留,因而泛滥皮肤,就形成水气病。

"寸口脉弦而紧,脉弦是卫气运行不畅,卫气运行不畅,因而怕冷,水液无法随气流行,反于肠间储留,形成水气。少阴脉紧而沉,紧主疼痛,沉为水气,水气不化所以小便困难。"

师说:凡诊得沉的脉象,应当考虑有水气,身体肿胀沉重。如果水病脉象表现为盛大无根的,主死。水气病的患者,出现下眼胞浮肿,如卧蚕的样子,面目部位肿得光亮润泽,脉象沉伏,其人口渴多饮。患水气病而腹肿大,小便不利,脉象沉得很难按到,这是有水,可用下法治疗。"

问:患泄泻以后,口渴想喝水,小便不利,腹胀满阴部肿的,道理何在?"答:照道理应该是水肿病,如果小便会通利以及有汗出,可以自然痊愈。

"水气的疾病,脉象沉小的属于少阴。脉象浮的,是外兼风邪,没有水气的虚胀为气病。水病发汗就会好。如脉象沉的,应该用附子麻黄汤治疗,脉象浮的应该用杏子汤治疗。心水的病,出现身体感到沉重,呼吸短促,不能平卧,心烦躁动不安,病人的阴部肿大。肝水的病,腹胀大,卧无法侧,胁下腹中疼痛,如口中常常有津液上潮,则小便还会继续通利。

"肺水的病,出现身体浮肿,小便困难,时常水粪夹杂而下,像鸭子的大便一样稀薄。脾水的病,出现腹部肿大,四肢很沉重。津液无法运化,感到呼吸特别短促,气息无法连续,小便困难。肾水的病,出现腹部膨大,脐部也肿,腰痛,不得小便,阴部湿润,像牛鼻上出汗一样,足部逆冷,面部不浮肿,反见消瘦。"师说:凡患水气病的,出现腰部以下浮肿,应当用利小便的治法,腰部以上浮肿,应当用发汗的治法,这样疾病就会痊愈。"

师说:寸口脉沉而迟,沉主水,迟主寒,寒水相结,影响脾胃的阳气,所以跌阳胃脉伏，脾气衰弱无法消化水谷，于是水粪杂下，胃气衰弱，则身体浮肿。少阳脉革，少阴脉细，在男子则为小便不利，在女子则为经水不通。月经由血而来，血不通利，于是化而为水，这叫作血分。"

问："水气病的患者，出现面目身体四肢都浮肿，小便不利。师按其脉，不说水气，反而说胸中疼痛，气上冲咽，咽中好像有一块烤肉梗塞着，应该有微微咳嗽气喘。结果正如老师所言，其脉象怎样呢？"

师说：寸口的脉象沉而紧，沉主水，紧主寒，沉紧相搏，是下焦凝结寒和水，开始时尚轻微，到年壮也无感觉，年纪大了阳气衰弱后，荣卫失调，阳气衰弱，阴气旺盛，凝结在下焦的水等微微蠢动，肾中的寒气上冲，咽喉有梗塞感，胁下拘急疼痛。医生误认为是留饮病，而用大剂攻下的药品，不仅没有去掉逆上的寒气，反而伤害了正气，因此不可能消除病情。复用催吐的方法，使胃气虚而烦闷，咽中干燥想喝水，小便不利，饮食不消化，面目手足浮肿。医生为下其水又给病人服葶苈丸，当时好像浮肿略为减轻些，由于饮食过多，浮肿又恢复到以前那样，胸胁部感到疼痛，病象奔豚气。水气向上泛滥，影响到肺，就会发生咳嗽，甚至喘急。此时治疗方法，应当首先平其冲气，令气平，然后治嗽，咳嗽止，喘急自然痊愈了。这就是先治新病，后治旧病的治疗原则。

"黄汗病，出现身体浮肿，发热，汗出口渴，症状好像风水，汗液沾染着衣服，颜色正黄，像黄柏计，脉沉。"

问："黄汗的病，是怎么引起的呢？"师说："因为出汗时进入水中洗澡，水从汗孔渗入肌肤而得了这个病。可用黄芪芍药桂枝苦酒汤主治。

"黄汗病，两胶自当冷的。假如两胫发热，这是历节病。进食以后出汗，而且又时常夜晚睡时盗汗，这是荣气内虚所致。如果汗出后，反而发热，时间一久，皮肤必然干枯粗糙，像鳞甲交错一样。如果发热不止，一定会变生恶疮。如果身体沉重，汗出后感觉轻快的，时间一久，身体上的肌肉一定会跳动，而且牵引胸中疼痛，从腰以上一定会出汗，腰以下没有汗，腰部和髀上无力而疼痛，好像皮肤中有东西一样，病势剧烈时无法进食，身体疼痛沉重，烦躁，小便不利，此为黄汗病，可用桂枝加黄芪汤主治。

"寸口脉迟而涩，迟主寒，涩主血虚。跌阳的脉象微而迟，微主正气不足，迟主里有寒。里寒而又正气不足，于是手足发冷；手足发冷，于是荣卫运行不利；荣卫运行不利，于是腹胀病而肠鸣不止；寒气转入膀胱，如荣卫俱伤,阳气不通则身冷,阴气不通则骨疼;阳气先行而阴气不跟着流行,就怕冷,阴气先行而阳气无法随行,就感到麻痹。阴气与阳气互相结合,才能使阴阳二气正常地流行,大气一流转,寒气就会消散。实证的邪气,由于随矢气而排出,虚证的邪气,随遗溺而排出,这是叫作气分的疾病。气分的疾病,心下坚硬像盘那样大,边像圆形的杯那样,这是由于水饮而引发的疾病,治疗时,用桂枝去芍药加麻黄细李辛附子汤主治,用积实术汤亦可。"

平黄疸寒热疟脉证第九

原文

凡黄候,其寸口脉近掌无脉,口鼻冷,并不可治。脉沉,渴欲饮水,小便不利者,皆发黄。腹满,身痿黄,躁不得睡,属黄家。师曰:病黄疸,发热烦喘,胸满口燥者,以发病时,火劫其汗,两热所得。然黄家所得,从温得之。一身尽发热而黄,肚热,热在里,当下之。

师曰:黄值之病,当以十八日为期,治之十日以上为差,反剧为难治。又曰:疸而渴者,待疸难治;疸而不渴者,其疸可治。发于阴部,其人必呕,发于阳部,其人振寒发热也。

师曰:诸病黄家,但利其小便。假令脉浮,当以汗解之,宜桂枝加黄耆汤。又男子黄,小便自利,当与小建中汤。参疸腹满,小便不利而赤,自汗出,此为表和里实,当下之,用大黄黄柏栀子芒消汤。

黄疸病,小便色不变,欲自利,腹满而喘,不可除热,热除必哕。哕者,小半夏汤主之。夫病酒黄疸,必小便不利,其候心中热,足下热,是其证也。心中懊恼而热,不能食,时被吐,名曰酒疸。酒黄疸者,或无热,靖言了了,腹满欲吐,鼻燥。其脉浮者,先吐之;沉弦者,先下之。

酒疸,心中热,欲呕者,吐之即愈。酒疸色黄心下结实而烦。酒疸下之久久为黑瘦,目青面黑,心中如啖蒜韭状,大便正黑,皮肤爪之不其脉浮弱,虽黑徽黄,故知之。寸口脉微而弱,微则恶寒,弱则发热。当发不发,骨节疼痛;当烦不烦,而极汗出。跌阳脉缓而迟,胃气反强。少阴脉微,微则伤精,阴气寒冷,少阴不足。谷气反强,饱则烦满,满则发热,客则消谷,发已复饥,热则腹满。微则伤精,谷强则瘦,名曰谷寒热。

阳明病,脉迟者,食难用饱,饱则发冷。头眩者,必小便难,此欲作谷疸。虽下之,腹满如故,所以然者,脉迟故也。师曰:寸口脉浮而缓,浮则为风,缓则为痹。痹非中风,四肢苦烦,脾色必黄,瘀热以行。

趺阳脉紧而数,数则为热,热则消谷;紧则为寒,食即腹满。尺脉浮为伤肾,趺阳脉紧为伤脾。风寒相搏,食谷则眩,谷气不消,胃中苦浊,浊气下流,小便不通,阴被其寒,热流膀胱,身体尽黄,名曰将疸。

额上黑,微汗出,手足中热,薄暮则发,膀胱急,小便自利,名曰女劳疸。腹如水状,不治。黄家,日晡所发热,而反恶寒,此为女劳得之。膀胱急,小腹满,身尽黄,额上黑,足下热,因作黑疸。其腹胀如水状,大便必黑,时溏,此女劳之病,非水也。腹满者难治。硝石矾石散主之。

夫疟脉自弦也,弦数者多热,弦迟者多寒。弦小紧者可下之;弦迟者可温药;若脉紧数者,可发汗,针灸之;浮大者,吐之。脉弦数者,风发也,以饮食消息止之。

疟病结为症瘕,名曰疟母,鳖甲煎丸主之。疟但见热者,温疟也,其脉平,身无寒但热,骨节疼烦,时呕,朝发暮解,暮发朝解,名曰温疟,白虎加桂枝汤主之。疟多寒者,牝疟也,蜀漆散主之。

译文

凡是黄疫证候,如果寸口部的寸脉无,口鼻冷,属难治之候。脉沉,口渴想饮水,如果小便不利,都有可能发黄。腹部胀满,身体痿黄,烦躁而无法安睡,这是黄疸病的患者所表现出来的症状。师说:"患黄疸病,发热烦喘,胸满,口燥者,是因为发病的时候,用火强发其汗,热耶和火热两相结合,而引起的。但黄疸病多数从湿而得。一身皆发热而黄,肚子热,是聚热邪,应当用下法。"

师说:"黄疸病,应当以十八天作为痊愈的周期,治疗十天以上病情应有所好转,如果反而加重,那就不易治疗了。"师又说:"患黄疸病而口渴者,难治;不渴者易治。病邪在里的,病人必然呕吐,在表的,病人感到寒颤发热。"

师说:"凡是黄疸病患者,必须利其小便。如果脉浮,应当发汗解之,宜用桂枝加黄管汤主治。男子患黄疸病，如果小便自利，应该用小建中汤治疗。黄疸病，出现腹部胀满，小便不利而色赤，自汗出，这是表和里实的症候，应当攻下，可用大黄黄柏栀子芒硝汤治疗。

"黄疸病，小便的颜色不变，泄泻，腹部胀满而气喘，这时还不是清除热邪的时候，否则热虽除，必会引起发哕。宜用小半夏汤来治疗。酒黄疸患者，必定小便不利，心中热和足下热，为酒黄疸的症状。酒疸患者，心中懊恼不宁而感到烦热，不能饮食，常常想吐。患酒黄泣的人，有的出现无热，很安静，言语不错乱，腹部胀满，想呕吐，鼻干燥。如果脉象浮的，可先用吐法；脉象沉弦的，可先用下法。

"黄酒疸患者，如果心中热，想呕吐，就用吐法治疗，可以痊愈。患酒黄疸病，皮肤黄染，心下痞胀，实满而烦。酒黄疸用下法以后，时间久了变为黑疸。病人目青面黑，心中感觉像吃腌蒜般，大便纯黑色，搔之皮肤，他却没有感觉。

"其脉象浮弱，皮肤虽系还带有微黄，所以知道这是酒扩因误下之后而成的黑疸。寸口脉微而弱，微则恶寒，弱则发热。当发热而不发热，会引起骨节酸痛；当烦躁而不烦躁，会引起大汗出。跌阳脉缓而迟，胃气反强。少朋脉微，微主伤精，精血不足，肾阳衰微，阴寒内盛，脾阳应该不振。然而病人食欲反佳，但食过后，他就会感到烦闷胀满而发热，这些都是邪热消谷，不是真的胃气强，所以发作后，腹感饥饿，食后发热腹满。从消谷善饥，脉微，可以悟出这是伤精为本，消谷是假象，所以越食越瘦，这是病名叫谷寒热的病症。

"阳明病，脉象迟，是脾有寒无法消化食物，所以无法饱食，饱食就要发生怕冷。头眩，而且小便必难，这是形成谷泣的征象。虽然用了下法，腹部的胀满依然不减，其原因就是脉迟脾寒的缘故。"师说：寸口脉浮而缓，浮主风，缓主痹。这不是外邪的风痹证，乃是脾内藏有风热，脾主四肢，所以四肢感到不舒服，脾色必黄，瘀热遍郁在脾而行于外，就成为黄疸。

"跌阳脉紧而数，数则为热，热则善消化食物；紧则为筹，食即胀满。尺脉浮为伤肾，跌挥脉紧为伤脾。如风寒相互搏结。进食后就要感到头眩，谷气不消。胃中感到不清爽，浊气向下不流动，引起小便不通利，少阴感受寒邪，热流入膀胱，全身都发黄，名叫谷疸。

"额上黑，微汗出，手足心热，到傍晚时候即发作，膀胱感觉急迫，小便通利,名叫女劳疸。假使腹部像水肿那样,便无法治愈了。黄疸病,本应傍晚时候发热,而反恶寒,这是由于女劳而得病。膀胱感觉急迫,小腹胀满,全身发黄,额上黑色,足下热,因而成为黑疸。其腹胀如水肿样,必然有黑色大便而下,而且常是稀薄的,这是女劳的病,而非水的病。少腹部胀满的,属难治,可用硝石矾石散主治。

"患疟疾的,自当出现弦脉,假如脉弦数,多属热,脉弦迟,多属寒。脉弦小而紧,可用下法;脉弦迟象,可用温药治疗;脉紧数,可用针灸发汗;脉浮大,可用吐法。脉弦数属热极生风,治疗的方法,应调理饮食。

"疟病胁下结为症瘕,名叫疟母,可用鳖甲煎丸主治。疟疾单纯发热,是温疟,表现为其脉平,不恶寒,但发热,骨节疼痛,常呕,早晨开始发热,到傍晚缓解,傍晚开始发热,次日早晨缓解,名叫温疟,可用白虎加桂枝汤主治。疟疾发作时,怕冷时间较长,称为牝疟,用蜀漆散主治。"

平胸痹心·痛短气贲豚脉证第十

原文

师曰:夫脉当取太过与不及,阳微阴弦,则胸痹而痛。所以然者,责其极虚也。今阳虚知在上焦,所以胸痹心痛者,以其脉阴弦故也。胸痹之病,喘息咳唾,胸背痛,短气,寸口脉沉而迟,关上小紧数者,栝蒌薤白白酒汤主之。

平人无寒热,短气不足以息者,实也。贲豚病者,从小腹起,上行咽喉,发作时欲死复止,皆从惊得。其气上冲,胸腹痛,及往来寒热,贲豚汤主之。师曰:病有贲豚,有吐脓,有惊怖,有火邪,此四部病皆从惊发得之。

译文

师说:诊脉应当注意它的太过与不及,如见寸脉微尺脉弦,表明胸中闭塞而痛。为什么这样说呢?因为问题关键在于上焦阳气的极虚,而形成胸痹心痛症,阳虚于上故阳脉微,阴盛于下故阴脉弦。阴盛于下阳虚于上,就成为胸痹心痛症。胸痹的病,出现呼吸迫促,咳嗽,吐痰,胸部痹痛,气短,寸口脉沉而迟,关脉小紧数,治疗时,用栝蒌薤白白酒汤主治。

"正常的人,不会出现恶寒发热的现象,突然出现气急短促呼吸不利,多是实证。贲豚病,自觉有一股气从小腹部开始向上冲到咽喉,厉害的连呼吸都有困难,好像要死的样子,但是发作过后,又和未发病前一样,这种病是由于惊恐等情志刺激而引起的。贲豚病发作时,出现气上冲胸,腹部作痛,同时兼见往来寒热证状,可用贲豚汤主治。"师说:"疾病分为贲豚、吐脓、惊怖、火邪,这四种病,都是由于惊恐等情志刺激而引起的。"

平腹满寒疝宿食脉证第十一

原文

跌阳脉微弦,法当腹满不满者必下部闭塞,大便难两胁疼痛,此虚寒从下上也当以温药服之。病者腹满按之不痛为虚;痛者为实,可下之。舌黄未下者,下之黄自去。腹满时减,减复如故,此为寒,当与温药。

跌阳脉紧而浮,紧则为痛,浮则为虚,虚则肠鸣,紧则坚满。双脉弦而迟者,必心下坚。脉大而紧者,阳中有阴也,可下之。病腹中满痛,为实,当下之。腹满不减,减不足言,当下之。

病腹满,发热十数日,脉浮而数、饮食如故,厚朴三物汤主之。难满痛,厚朴七物汤主之。寸口脉迟而缓,迟则为寒,缓即为气,气寒相搏,转绞无痛。寸口脉迟而涩,迟为寒,涩为元血。

夫中寒家喜欠,其人情涕出,发热色和者,善嚏。中寒,其人下利,以里虚也,欲嚏不能,此人肚中寒。夫瘦人绕脐痛,必有风冷,谷气不行,而反下之,其气必冲。不冲者,心下则痞。寸口脉弦者,则胁下拘急而痛,其人啬啬恶寒也。

寸口脉浮而滑,头中痛。跌阳脉缓而迟,缓则为寒,迟则为虚,贫寒相搏,则欲食温,假令食冷,则咽痛。寸口脉微,风中紧而涩。紧则为寒,微则为虚,涩则血不足。故知发汗而复下之也。紧在中央,知寒尚在,此本寒气,何为发汗复下之耶?

夫脉浮而紧乃弦，状如弓弦，按之不移。脉数弦者，当下其寒。胁下偏痛，其脉紧弦，此寒也，以温药下之，宜大黄附子汤。寸口脉弦而紧，弦则卫气不行，卫气不行则恶寒；紧则不欲食，弦紧相搏，则为寒疝。

趺阳脉浮而迟，浮则为风虚，迟则为寒迹，寒病绕脐痛，若发则白汗出，手足厥寒。其脉沉弦者，大乌头汤主之。问曰：人病有宿食，何以别之？师曰：寸口脉浮大，按之反涩，尺中亦微而涩，故知有宿食。寸口脉紧如转索，左右无常者，有宿食。

寸口脉紧，即头风寒，或腹中有宿决不化。脉滑而数者，实也，有宿食，当下之。下利，不欲饮食者，有宿食，当下之。人下后六七日不大便，烦不沙。腹满痛，此有燥屎也。所以然者，本有宿食故也。宿食在上管，当吐之。

译文

趺阳脉微弦，理应出现腹部胀满，即使未见腹部胀满，也必然引起下部闭塞，大便难通，两胁部疼痛，这是虚寒从下上逆的缘故，应当用温药治疗。病人腹部股满，按之不痛的属虚证；痛的属实证，可以攻下。舌苔黄色，而且还没有用过攻下药的，一用攻下，舌苔黄色就会自然退去。腹部胀满，有时感觉减轻，一会儿又胀满如前，这是寒邪所引起的，当用温药治疗。

趺阳脉紧而浮，紧主痛，浮主虚，虚则肠鸣，紧则腹部坚满。两手脉象弦而迟，一定会出现心下坚硬。如果脉象大而紧，这是阳中有阴的缘故，可用下法。病人腹部胀满，兼有疼痛的，属于实证，应当用攻下法治疗。腹部胀满，未见好转趋势，或者即使有减轻，感觉也不明显的，还应当用攻下法治疗。

病人腹部胀满，发热十数日以上，脉象浮数，饮食照常，用厚朴三物汤主治。腹部胀满又疼痛的，用厚朴七物汤主治。寸口脉迟而缓，迟主寒，缓主气，气与寒相搏结，腹中绞转样的疼痛。寸口脉迟而涩，迟主寒，涩主血不足。

中气虚寒的人，喜欢打呵欠，假使病人流出清涕，发热而面色平和的，是属新感，必定容易打喷嚏。病人虚寒大便泄泻，这是里虚的缘故，病人要打喷嚏，又打不出来，是病人肚子里有寒气的缘故。瘦弱的人，脐部

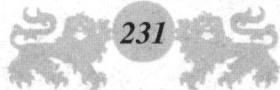

周围疼痛，是受了风冷而致大便不通，若误用下法，腹中之气必向上冲。如不上冲，就会引发心下痞满。寸口脉弦，应两胁拘急疼痛，病人出现啬啬怕冷的现象。

寸口脉浮而滑，头部疼痛。趺阳脉缓而迟，缓主寒，迟主虚，虚寒相搏于内，病人爱吃热的食物，如果吃冷食会引起咽痛。寸口脉微，尺部脉紧而涩。紧主寒，微主虚，涩主血不足。应该知道，这是发汗后，再次攻下的缘故。因为紧脉在中央，故知寒气未解，这病本来是寒气所致，怎能用发汗而又攻下呢？

病人脉浮而紧，乃似弦状，这种弦状像弓弦那样硬直，重压也不会移动。如脉数弦，当用温下法以去其寒。胁下偏痛，脉紧弦，这是寒实证，当用温下药治疗，宜用大黄附子汤。寸口脉弦而紧，弦是卫外的阳气不行，由于卫外阳气不行，所以怕冷；紧为胃阳衰，故不欲食，弦紧相搏则引发寒疝病。

趺阳脉浮而迟，浮主风主虚，迟主寒疝，寒故发作时，脐部周围疼痛，发作时往往自汗出，手足厥冷。如脉象沉弦的，用大乌头汤治疗。问："病人有宿食症状，如何辨别呢？"师答："寸口的脉浮大，重按，反见涩象，尺部也出现微弱而涩的脉，所以判断出腹内有宿食。寸口脉紧，像转动绳索那样，左右不定，是有宿食的象征。

"寸口脉紧，可见于头痛风寒，或是腹中有宿食不化的缘故。脉滑而数的，属实证，是有宿食，应当用攻下法来治疗。下痢而厌食，这是有宿食积聚的缘故，应当用攻下法来治疗。大攻下后六七天，大便不通，心烦不解，腹部胀满疼痛，这是有燥屎在肠里。这病的病因，是尚有宿食的缘故。上脘有不消化的食物停留的，应当用吐法来治疗。"

平五脏积聚脉证第十二

原文

问曰：病有积、有聚、有谷气，何谓也?师曰：积者，脏病也，终不移；聚者，腑病也，发作有时，展转病移，为可治；谷气者，胁下病，按之则愈，愈复发为谷气。夫病已愈，不得复发，今病复发，即为谷气也。

诸积大法，脉来细而附骨者，乃积也。寸口，积在胸中；微山寸口，积在喉中。关上，积在脐傍；上关上，积在心下；微下关，积在小腹。尺，积在背气街。脉出在左，积在左；脉出在右，积在右；脉两出，积在中央。各以其部处之。

诊得肺积，脉浮而毛，按之辟易，胁下气逆，背相引痛，少气，善忘，目瞑，皮肤寒，秋差夏剧，主皮中时痛，如虫缘之状，甚者如针刺，时痒，其色白。诊得心积，脉沉而芤，上下无常处，病胸满，悸，腹中热，面赤，嗌干，心烦，掌中热，甚即唾血，主身瘛疭，主血厥，夏差冬剧，其色赤。

诊得脾积，脉浮大而长，饥则减，饱则见，胀起与谷争减，心下累累如桃李，起见于外，腹满，呕，泄，汤鸡，四肢重，足胫肿，厥不能卧起，主肌肉损，其色黄。

诊得肝积，脉弦而细，两胁下痛，邪走心下，足肿寒，胁痛引小腹，男子积疝，女子痕淋，身无膏泽，喜转筋，爪甲枯黑，春差秋剧，其色青。

诊得肾积，脉沉而急，苦脊与腰相引痛，饥则见，饱则减小腹里急，口干，咽肿伤烂，目流眈，骨中寒，主髓厥，善忘，其色黑。

寸口脉沉而横者，胁下及腹中有横积痛，其脉弦，腹中急痛，腰背痛相引，腹中有寒，戒瘤。脉弦紧而微细者，症也。夫寒痹、症瘕、积聚之脉，皆弦紧。若在心下，即寸弦紧；在胃管，即关弦紧；在脐下，即尺弦紧。

又脉症法，左手脉横，症在左，右手脉横，症在右；脉头大者，在上；头小者，在下。又法：横脉见左，积在右；见右，积在左。偏得横实而滑，亦为积。弦紧亦为积，为寒痹，为疝痛。内有积不见脉，难治；见一脉相应，为易治。请不相应，为不治。

左手脉大，右手脉小，上病在左胁，下病在左足；右手脉大，左手脉小，上病在右胁，下病在右足。脉弦而伏者，腹中有症，不可转也，必死不治。脉来细而沉，时直者，身有痛肿，若腹中有伏梁。脉来小沉而实者，胃中有积聚，不下食，食即吐。

译文

问："病可分为有积、有聚、有谷气，这是怎么讲呢?"师说："积是属于五脏的疾病，它发病地方固定而不移动；聚是属于六腑的疾病，有时发现，其发病部位并不固定，转移作痛，这种病是可以治好的；谷气病是胁下疼痛，用手按它就会好，好后仍会复发，为谷气。凡病已经痊愈，就不至再发作，现在病又重新发作，就算是谷气了。"

诊断诸积的主要方法是脉象沉细，重按到骨才扪得着，这是积病。再从寸口三部脉象的变化，可以诊断出积病所在部位。如寸部见沉细脉，是积在胸中；稍超出寸口，是积在喉中。关部沉细脉，是积在脐旁；而沉细脉见于关的前部，是积在心下；见于关的稍下部位，是积在小腹。尺部见沉细脉，是积在肾或气街。总的说来，这种脉见于左三部的，积在左；见于右三部的，积在右；左右三部同时见到的，积在中央。各按脉象所表现的部位，结合症状做出诊断，予以处理。

诊断为肺积的病人，出现脉象浮而软，以手按下，脉随之退却下陷，而无冲抗力量，胁下有气上冲，背部互相牵引而痛，呼吸短促，遇事易忘，眼欲闭，皮肤寒，秋天病愈，夏天病剧，并见到皮肤时常疼痛，好像虫子爬行样子，厉害的好像针刺一样，时常发痒，肤色白。诊断为心积的病人，出脉象沉而艺，有时上下无常处，胸满闷，心动悸，腹中热，面色赤，咽部干，心中烦，掌中热，严重的唾中带血，并可见到身体的筋脉拘急和驰缓，出血多时会发生昏厥，夏天病症，冬天病加剧，肤色呈现出赤色。

诊断为脾积的病人，会见脉象浮大而长，饥饿时则见减少，吃饱后则见胀大，脉象随着饮食的增减而出现胀大或减小，心下累累重积如桃李，站起时则可从外表看到这种形象，症见腹部满胀，呕吐，泄泻，肠鸣，四肢沉重，足腔肿冷，无法卧起，主肌肉瘦，肤色黄。

诊断为肝积的病人，出现脉象弦细，两胁下疼痛，邪气内窜，使疼痛部位斜向心下沿传，足肿大寒冷，胁痛牵引到小腹，男子积疝气，女子痕聚淋浊,皮肤干燥无润泽,常转筋,爪甲枯干发黑,春天病愈,秋天病加剧,肤色青。

诊断为肾积的病人,出现脉象沉急,患脊部与腰部互相引痛,饥饿时发作,其他时间会有所缓解,症见小腹部里急,口干,咽部肿大并溃烂,眼睛视物不明,骨里寒冷,主髓海空虚而昏厥,常忘事,肤色黑。

寸口脉沉,搏指弦而有力,是胁下和腹部有坚硬积块而引起疼痛的缘故。脉弦,腹中拘急疼痛,腰背疼痛相引,腹中有寒气,是疝病和婊痛的征象。脉弦紧而微细,是症的病。凡寒痹、症、痘、积、聚的脉,皆呈现弦紧。如果心下出现此病,就出现寸口弦紧;如果胃脘患此病,就出现关脉弦紧;如果脐下患此病,就出现尺脉弦紧。

还有一种症病的脉诊方法,是左手脉搏指有力,症在左边,如果右手脉搏指有力,症在右边;寸部脉大的,症在上部;寸部脉小的,症在下部。又一种诊脉的方法,凡是左手搏指有力,积病在右边;脉见于右手,积病在左边。单纯得洪实滑的脉,也是积病。弦紧的脉,也是积病,或者是寒痹,或且是疝痛。体内有积病,而脉象无任何反映的,这病难治;出现脉与症相应的,属容易治疗的病。凡是脉和病毫不相应的,就不易治疗。

左手脉大,右手脉小,如果病在上,则常见于左胁。如果病在下,则常见于左足;右手脉大,左手脉小,如果病在上,则常见于右胁。如果病在下,则常见于右足。脉弦而伏的,表明病人腹中症病,如按之坚硬无法转动的,为不治的死候。脉细流,有时有强直之象,病人身上当有痈肿,腹中或有伏梁。脉小兼沉而实,胃中当有积聚病,无法纳食,食入即吐。

平惊悸衄吐下血胸满瘀血脉证第十三

原文

寸口脉动而弱,动则为惊,弱则为悸。趺阳脉微而浮,浮则胃气虚,微则不能食,此恐惧之脉,忧迫所作也。惊生病者,其脉止而复来,其人目睛不转,不能呼气。寸口脉紧,趺阳脉虚,胃气则虚。

寸口脉紧,寒之实也。寒在上焦,胸中必满而噎。胃气虚者,趺阳脉浮，少阳脉紧，心下必悸。何以言之？寒水相搏，二气相争，是以悸。脉得诸涩懦弱，为亡血。

寸口脉弦而大，弦则为减，大则为芤。减则为寒，芤则为虚。寒虚相搏，此名为革。妇人则半产漏下，男子则亡血。亡血家，不可攻其表，汗出则寒栗而振。问曰：病衄连日不止，其脉何类？师曰：脉来轻轻在肌肉，尺中自溢，目睛晕黄，衄必未止；晕黄去，目睛慧了，知衄今止。

师曰：从春至夏发财者，太阳；从秋至冬发规者，阳明。寸口脉微弱，尺脉涩弱，则发热，涩为无血，其人必厥，微呕。夫厥，当眩不眩，而反头痛，痛为实，下虚上实必衄也。太阳脉而浮，必规。吐血。

病人面无血色，无寒热，脉沉弦者，衄也。衄家，不可发其汗，汗出必额上促急而紧，直视而不能眴，不得眠。脉浮弱，手按之绝者，下血；烦咳者，必吐血。寸口脉微而弱，气血俱虚，男子则吐血，女子则下血。呕吐、汗出者，为可治。

趺阳脉微而弱，春以胃气为本。吐利者为可，不者，此为有水气，其腹必满，小便则难。病人身热，脉小绝者，吐血，若下血，妇人亡经，此为寒。脉迟者，胸上有寒。噫气喜唾。

脉有阴阳，趺阳、少阴脉皆微，其人不吐下，必亡血。脉沉为在里，荣卫内结，胸满，必吐血。男子盛大，其脉手阳微，趺阳亦微，独少阴浮大，必便血而失精。设言淋者，当小便不利。趺阳脉弦，必肠痔下血。

病人胸满，唇痿，舌青，口燥，其人但欲漱水，不欲咽，无寒热，脉微大来迟，腹不满，其人言我满，为有瘀血。当汗出不出，内结亦为瘀血。病者如热状，烦满，口干燥而渴，其脉反无热，此为阴伏，是瘀血也，当下之。下血，先见血，后见便，此近血也；先见便，后见血，此远血也。

译文

寸口脉动而弱，动主惊，弱主悸。趺阳脉微而浮，浮主胃气虚，微主无法食，这是危险的脉象，是由于情怀忧虑所致。如果因惊恐而致病，会出现止而复来的脉象，以及病人目不转睛，呼气困难的症状。寸口脉紧，趺阳脉虚，表明胃气虚弱。

寸口部脉紧，这是寒实的脉象。如果上焦受寒，病人胸部一定感到胀满而噫气。胃气虚，右关脉象是浮的，左关脉紧，一定会出现心悸。为什么会出现心悸呢?因为寒水相搏,水气和寒气相争,所以出现心悸。失血的病人,多见涩而濡弱的寸口脉,为失血症。

寸口脉弦而大,但比弦脉较为衰减,比大脉则又中空如芤。弦而衰减的脉,为寒的现象;大而中空如孔的脉,为虚的现象。如虚和寒的脉象同时出现,则名为革脉。在妇女主患小产或漏下症,在男子主患失血。失血的病人,不可发表,汗出便会引起怕冷发抖和全身振颤。问:"鼻子出血连日不止,这种病的脉象应属哪一类?"师说:"脉浮取、中取均无力,接到尺部见上溢的浮象,眼圈晦黄,可以判断出鼻子出血还不能止;当眼圈晦黄消失时,眼睛明晰,就知道鼻子出血现已停止。"

师说:"从春季到夏季发生鼻衄病的属太阳;从秋季到冬季发生鼻衄病的属于阳明。寸脉微弱,尺脉涩弱,会发热,涩脉主血虚,这样的病人一定会有厥逆、微呕的症状出现。应当兼见目眩而未出现目眩,而反见头痛,痛症属实,这属下虚上实,必然会导致鼻衄症状出现。太阳脉大而浮,必然会导致鼻衄、吐血症状出现。

"病人的颜面上无红润光泽的血色,无恶寒发热,脉沉弦的,主鼻衄。鼻衄的病人,不可发汗,出汗以后,病人会感觉额上绷急而紧束,眼睛直视,眼珠无法转动,而且不得眠。脉浮弱,用手指重按时似没有脉之感,下血多会出现这种情况;心烦而又频频咳嗽的,必然吐血。如果寸口部脉象微而弱,这是气血俱虚,在男子表现为吐血,在女子表现为下血。出现呕吐、汗出的,尚属可以治疗的病症。

"趺阳脉微而弱,春天以胃气为本。虽病吐利尚易治,否则,这是有水气停留的缘故,病人腹部必然胀满,小便困难。病人发热,如果脉微小欲绝,则会兼见吐血或下血,妇人停经等,这都是寒凝的缘故。如果脉迟,病人喷气,喜欢吐痰涎,这是因为胸上有寒饮的缘故。

"寸口、右关、尺中三部脉都是微的,如病人没有呕吐,下痢,就是由于失血所致。脉沉是病在里,荣卫内结,如出现胸满,就会吐血。男人身体高大,寸口与右关脉都是微的,只有尺脉浮大,一定有现便血、失精等症状出现。假设病人说小便有淋急,当会出现小便不利。右关脉弦,一定会出现痔疮出血。

"病人出现胸部胀满,唇色不荣,舌质发青,口里觉得干燥,只想漱水而不想把水咽下去,无寒热现象,脉搏微大而迟,腹部并不胀满,但病人自己却说肚子有胀满的感觉,这是有瘀血的原因所致。病当出汗而不出汗,郁结于内,也会形成瘀血。病人像有热的样子,出现心烦胸满、口中干燥而渴等症状,但反而未出现热证脉象,这是热伏于阴,有瘀血的缘故,应当攻下。下血,先见血,而后见大便,为近血;先见大便,而后见血,为远血。"

平呕吐哕下·利脉证第十四

原 文

呕而脉弱,小便复利,身有微热,见厥者,难治。趺阳脉浮者,胃气虚,寒气在上,暖气在下,二气并争,但出不入,其人即呕而不得食恐怖而死,宽缓即瘦。夫呕家有痈脓者,不可治呕,脓尽自愈。

先呕吐却渴者,此为欲解;先渴却呕者,为水停心下,此属饮家。呕家本渴,今反不渴者,以心下有支饮也。问曰:病人脉数,数为热,当消谷引食,而反吐者,何也?师曰:以发其汗,令阳微,膈气虚,脉乃数,数为客热,不能消谷,胃中虚冷,故吐也。

阳紧阴数,其人食已即吐,阳浮而数亦为吐。寸紧尺涩,其人胸满,不能食而吐,吐止者为下之。放不能食。设言未止者,此为胃反,故尺为之微涩也。寸口脉紧而芤,紧则为寒,芤则为虚,虚寒相搏,脉为阴结而迟,其人则噎。关上脉数,其人则吐。

脉弦者,虚也。胃气无余,朝食暮吐,变为胃反,寒在于上,医反下之,今脉反弦,故名曰虚。趺阳脉微而涩,微则下利,涩则吐逆,谷不得入也。寸口脉微而数,微别无气,无气则荣虚,荣虚则血不足,血不足则胸中冷。趺阳脉浮而涩,浮则为虚,涩则伤脾,脾伤则不磨,暮食朝吐,暮食朝吐,宿谷不化,名曰胃反。脉紧而涩,其病难治。

夫吐家,脉来形状如新卧起。病人欲吐者,不可下之。呕吐而病在膈上,后思水者,解,急与之。思水者,猪苓散主之。哕而腹满,视其前后,知何部不利,利之即愈。夫六腑气绝于外者,手足寒,上气,脚宿。五脏气绝于内者,下利不禁,下甚者,手足不仁。

下利,脉沉弦者,下重;若脉大者,为未止;脉微弱数者,为欲自止,虽发热不死。脉滑,按之虚绝者,其人必下利。下利,有微热,其人渴,脉弱者,今自愈。下利,脉数,若微发热,汗自出者,自愈。设脉复紧,为未解。下利,寸脉反浮数,尺中自涩,其人必清脓血。

下利,手足厥,无脉,灸之不温,基脉不还,反微喘者,死。少明负趺阳者,为顺也。下利,脉数而浮者,今自愈。设不差,其人必清脓血,以有热故也。下利后,脉绝,手足厥冷,卒时脉还,手足温者,生;脉不还者,死。

下利,脉反弦,发热身汗者,自愈。下利气者,当利其小便。下利清谷,不可攻其表,汗出必胀满。其脏寒者,当温之。下利,脉沉而迟,其人面少赤,身有微热。下利清谷,必郁冒,汗出而解。其人微厥,所以然者,其面戴阳,下虚故也。

下利,腹胀满,身体疼痛,先温其里,乃攻其表。下利,脉迟而滑者,实也。利未欲止,当下之。下利,脉反滑者,当有所去,下乃愈。下利差,至其年、月、日、时复发,此为病不尽,当复下之。下利而缩语者,为有躁屎也,直下之。

下利而腹痛满,为寒实,当下之。下利,腹中坚者,当下之。下利后更烦,按其心下儒者,为虚烦也。下利后,脉三部皆平,按其心下坚者,可下之。下利,脉浮大者,虚也,以强下之故也。设脉浮革,因尔肠鸣,当温之。

病者痿黄,躁而不渴,胃中寒实,而下利不止者,死。夫风寒下者,不可下之。下之后,心下坚痛。脉迟者,为寒,但当温之。脉沉紧,下之亦然。脉大浮弦,下之当已。

译文

呕而脉弱,而小便通利,身有微热,如四肢见厥冷的,不易治疗。趺阳脉浮的,是胃气虚,如上有寒气,下有暖气,两气相争,升而不降,病人出现呕吐而无法进食,如果情绪恐怖病情就会加重,有死亡的危险;如果情绪有所宽缓而得到安慰,那病情就会得到控制而衰减。凡是病人因有痈而呕脓的,无需服药治其呕,脓呕尽之后,自然会痊愈。

先呕后口渴,这是疾病向愈征象;如果先口渴后呕,是在心下有水停留,这是属于水饮病。病人作呕,本来应该口渴,现在反而口不渴,这是心下有支饮的缘故。问:"病人脉数,数为热,应该容易消化食物而常思进食,现在反出现呕吐,这是什么原因?"师说:由于发汗使阳气微,膈上气虚,所以脉变数,这种脉数,是外来的客热上浮,所以饮食不化,而胃气仍是虚寒,所以会吐。"

寸脉紧,尺脉数,为病人食后就吐出,如果寸口脉浮数,也主吐症。寸脉紧,尺脉涩,病人出现胸部满闷,无法进食而且呕吐,如果攻下后呕吐消失,可能是胃气受伤,所以在吐止后仍无法进食。假如呕吐不止,这是胃反病,所以出现微涩尺脉。寸口脉紧而荒,紧主寒,荒主虚,虚寒相搏,脉因阴寒凝结而变迟,病人咽间有阻塞感。如关上脉数,病人可出现呕吐。

脉弦,属虚。胃中阳气无多,早晨吃的食物,傍晚就会吐掉,变为胃反病,因上部有寒,不宜下,医生反用下法,现在出现脉弦,所以认为脉弦是虚的表现。趺阳脉微而涩,微主下利,涩主呕逆,食物无法入胃。寸口脉微而数,微主气不足,气不足就导致荣气虚,荣气虚就导致血不足,血不足就导致胸中冷。趺阳脉浮而涩,浮上虚,涩主脾阳受了损伤,脾阳损伤就不能消磨水谷,所以早晨进食,到了傍晚吐掉,傍晚进食,到了翌晨也吐掉,停留胃中的谷食无法消化,这叫作胃反病。如果脉象紧而涩的,这病就不易治疗了。

经常呕吐的病人,脉的形状,好像人刚起床时疲乏无力样,即软弱而缓。病人想呕吐的,是邪欲上出,不可攻下。眼上有病,引起呕吐,吐后想要喝水是好现象,应予水喝。仍思水的,用猪谷散治疗。呃逆而腹部胀满时,应询问病人大小便的情况,才懂得前阴或后阴不通利,用药通利它就会痊愈。凡六腑的精气被隔绝于外,就会出现手足寒冷,气上冲,脚挛缩的症状。五脏的精气被隔绝于内,就会出现下痢不止而不能自控的症状,下痢严重的,会导致手足麻木不仁。

下痢,脉沉弦,有里急后重感;如果脉大,为利未止之象;若脉微弱数的,为利将止之兆,虽然发热,也不会有生命危险。脉滑,按之脉虚似触不到,病人会泄泻。下痢,有轻微的发热,病人口渴,脉弱,是病势正向痊愈的。下痢,脉数,若轻微发热,自然汗出的,为病将痊愈的征兆。如果脉复紧,表明病未除。下痢,寸脉反而浮数,可是尺部脉涩,病人大便一定伴有脓血。

下利,四肢厥冷,脉摸不到,用灸治后,仍厥冷不温,假如脉不恢复,反加上微喘的,主死。如果尺脉比右关脉弱,这是顺症。下利,而脉数兼浮,表明里热有外解之势,会自然痊愈。假使不瘥减,病人大便必下脓血,这是因为里有热的缘故。下利后，摸不到脉，手足厥冷，到次日同时脉得以恢复，手足温暖的，主生；如脉不恢复的，主死。

下利，反见弦脉，发热身出汗的，自会痊愈。下利有热，当利其小便。下利，完谷不化，发表药不适用，否则，汗出后，必致腹中胀满。凡内脏寒冷的，应当用温药治疗。下利，脉象沉迟，病人面微红，身有热。下利，完谷不化，病人一定出现头目眩晕，汗出而愈。如病人四肢微冷，同时会出现面色浮红的戴阳症，这是下焦虚寒的缘故。

下利，出现腹部胀满，身体疼痛，应当先温其里，然后再治其表症。下利，脉象迟而滑的，这是实证。下利还不会停止，应当攻下。下利，脉象反而滑的，应当用攻下法去其实邪，才能痊愈。下利已疲，到了一定的时间又复发，这是病邪未全部解除的缘故，应当再次攻下。下利而胡言乱语，这是有大便燥结的缘故，应当用攻下法。

下利，腹部疼痛胀满，属寒邪凝结成实，当用温下法。下利，腹部坚实的，应当用攻下法。下利后，心更烦，按其心下感觉濡软，这是虚烦。下利后，三部的脉象皆均匀，按其心下觉得坚实，可以用攻下法。下利，脉象浮大的，属于虚证，这是强用攻下所致。如果脉象浮而革，这是由于使用下法后造成里虚的缘故，因而发生肠鸣，当用温药治疗。

病人面色痿黄，烦躁而不渴，表明胃中凝滞寒邪，以致泄泻不止，主死。凡是未解表面风寒的，不可用攻下法。如果妄用攻下后，会导致心下坚硬疼痛。脉迟属寒，只应用温药治疗。脉象沉紧，若用攻下，同样也会出现心下坚硬疼痛。脉象大而有力，稍兼浮弦，用攻下法，会治愈。

平肺痿肺痈咳逆上气痰饮脉证第十五

原文

问曰：热在上焦者，因咳为肺痿。肺痿之病，从何得之？师曰：或从汗出，或从呕吐，或从消渴，小便利数，或从便难，数被呋药下利，重亡津液，故得之。

寸口脉不出，而反发汗，阳脉早索，阴脉不涩，三焦蜘蹰，入而不出。阴脉不涩，身体反冷，其内反烦，多吐唇燥，小便反难，此为肺痿，伤于津液。便如烂瓜，亦如豚脑，但坐发汗故也。肺痿，其人欲咳不得咳，咳则出干沫，久久，小便不利，甚则脉浮弱。

肺痿，吐涎沫而不咳者，其人不渴，必遗溺，小便数。所以然者，以上虚不能制下也。此为肺中冷，必眩，多涎唾，甘草干姜汤以温其脏。师曰：肺痿咳唾，咽燥欲饮水者，自愈。自张口者，短气也。咳而口中自有津液，舌上胎滑，此为浮寒，非肺痿也。

问曰：寸口脉数，其人咳，口中反有浊唾、涎沫者，何也？师曰：此为肺痿之病。若口中辟辟燥，咳则胸中隐隐痛，脉反滑数，此为肺痈。咳唾脓血，脉数虚者，为肺痿；脉数实者，为肺痈。

问曰：病咳逆，脉之何以知此为肺痈？当有脓血，吐之则死，后竟吐脓死，其脉何类？师曰：寸口脉微而数，微则为风，数则为热；微则汗出，数则恶寒。风中于卫，呼气不入；热过于荣，吸而不出。风伤皮毛，热伤血脉，风舍于肺，其人则咳，口干，喘满，咽燥不渴，多唾浊沫，时时振寒。热之所过，血为凝滞，畜结痈脓，吐如米粥。始萌可救，脓成则死。

咳而胸满，振寒，脉数，咽干不渴，时时出浊唾腥臭，久久，吐脓如粳米粥者，为肺痈，桔梗汤主之。肺痈，胸满胀，一身面目浮肿，鼻塞清涕出，不闻香臭酸辛，咳逆上气，喘鸣迫塞，草茵大枣泻肺汤主之。寸口脉数，趺阳脉紧，寒热相搏，故振寒而咳。趺阳脉浮缓，胃气如经，此为肺痈。

问曰：振寒发热，寸口脉滑而数，其人饮食起居如故，此为痈肿病。医反不知，而以伤寒治之，应不愈也。何以知有脓？脓之所在，何以别知其处?师曰:假令脓在胸中者,为肺痈。其人脉数,咳唾有脓血。设脓未成,其脉自紧数。紧去但数,脓为已成也。

夫病吐血,喘咳上气,其脉数,有热,不得卧者,死。上气,面浮肿,肩息,其脉浮大,不治。又加利尤甚。上气躁而喘者,属肺胀,欲作风水,发汗则愈。夫酒客咳者,必致吐血,此坐极饮过度所致也。

咳家,脉弦为有水,可与十枣汤下之。咳而脉浮,其人不咳不食,如是四十日乃已。咳而时发热,脉卒弦者,非虚也,此为胸中寒实所致也,当吐之。咳家,其脉弦,欲行吐药,当相人强弱,而无热乃可吐之。其脉沉者,不可发汗。久咳数岁,其脉弱者,可治;实大数者,不可治。其脉虚者,必苦冒,其人本有支饮在胸中故也,治属饮家。

问曰:夫饮有四,何谓也?师曰:有痰饮,有悬饮,有溢饮,有支饮。问曰:四饮何以为异?师曰:其人素盛今瘦,水走肠间,沥沥有声,谓之痰饮。饮后水流在胁下,咳唾引痛,谓之悬饮。饮水流行,归于四肢,当汗出而不汗出,身体疼重,谓之溢饮。咳逆倚息,短气不得卧,其形如肿,谓之支饮。

留饮者,胁下痛引缺盆,咳嗽转甚。胸中有留饮,其人短气而渴,四肢历节痛,其脉沉者,有留饮。夫心下有留饮,其人背寒冷大如手。病者脉伏,其人欲自利,利者反快,虽利,心下续坚满,此为留饮欲去故也。甘遂半夏汤主之。

病痰饮者,当以温药和之。心下有痰饮,胸胁支满,目眩,甘草汤主之。病溢饮者,当发其汗,小青龙汤主之。支饮,亦喘而不能卧,加短气,其脉平也。隔间文饮,其人喘满,以下痞坚,面色黧黑,其脉沉紧,得之数十日,医吐下之,不愈,木防己汤主之。

呕家本渴,渴者为欲解,今反不渴,心下有支饮故也。小半夏汤主之。心下有支饮,其人苦冒眩,泽泻汤主之。夫有支饮家,咳烦,胸中痛者,不卒死,至一百日或一岁,可与十枣汤。服上之病,满喘咳吐,发则寒热,背痛,腰痛,目泣自出,其人振振身瞤剧,必有伏饮。

夫病人饮水多,必暴喘满。凡食少饮多,心下水停,甚者则悸,微者短气。脉双弦者,寒也。皆大下后喜虚。脉偏弦者,饮也。肺饮不弦,但喜喘短气。病人一臂不随,时复转移在一臂,其脉沉细,非风也,必有饮在上焦。其脉虚者为微劳,荣卫气不周故也,久久自差。

腹满,口苦干燥,此肠间有水气也。防己椒目葶苈大黄丸主之。假令瘦人脐下悸,吐涎沫而癫眩者,水也,五苓散主之。先渴却呕,为水停心下,此属饮家,半夏加茯苓汤主之。水在心,心下坚,短气,恶水不欲饮;水在肺,吐涎沫欲饮水;水在脾,少气身重;水在肝,胁下支满,嚏而痛;水在肾,心下悸。

译文

问:"上焦有热,因咳嗽而成肺痿。肺疾病,是怎样得的?"师说:"有的是由汗出过甚,有的是因呕吐,有的患有消渴病,小便过多,有因大便秘结,常服泻药而下利,使津液受损,所以得此病。

"寸口脉不觉得浮,反而发汗,阳脉早散,阴脉不涩,三焦上下出入迟缓,阳气内入不外出。阴脉不涩,身体反见寒冷,而内心烦躁,多吐,口居干燥,小便反难,这是肺痿病,由津液受损而致。以至大便像烂瓜,也像猪脑样子,这都是因误施汗法所致。肺痿病人,要咳嗽又咳不出,只咳出干沫,病情延长久了,会兼见小便不利,严重的病人会出现浮弱之脉。

"患有肺病,只吐涎沫,而不咳嗽,也没有口渴,必定会遗尿和小便频数。这是由于上部肺虚的缘故,所以下部的肾和膀胱得不到应有的控制。又因为病人肺中寒冷,必然出现目眩,涎唾多,可以用甘草干姜汤以温补肺脏。"师说:"肺痿病,咳唾,因燥喜欢饮水的,病会自然痊愈。如果病人常无故张开嘴巴,是呼吸气短的缘故。咳嗽而口中津液自生,舌苔滑润,这是上有寒气,不是肺疾。"

问:"寸口脉数,病人咳,口中反有污浊的涎沫,这是什么病?"师说:"这是肺痿病。假使口中干燥,咳则感觉胸中隐隐作痛,脉象反而出现滑数,这是肺痈病。病人咳嗽并见脓血吐出,脉数而虚的,为肺痿病;脉数而实的,为肺痈病。"

问:"患咳逆病,怎样通过诊脉知道它是肺痈呢?这种病应当有脓血吐出,而吐脓血就会导致死亡,以后果然吐脓血而死亡,它的脉象是哪一类呢?"师说:"寸口脉微而数,微为风邪,数为热邪;微则汗出,数则恶寒。风中于卫,其邪尚浅,可随呼吸而出,而不入于内;仅仅伤及皮毛,加热邪深入,由荣及血,随吸气入内,而不出于外,于肺叶之间留恋。这样,在风伤皮毛和热伤血脉的情况下,风邪由皮毛而进入肺,使病人出现咳嗽,口干,气喘,胸满,咽喉虽干燥,却不渴饮,有很多污浊的涎沫吐出,常常恶寒而战栗。病势进一步延续,热邪所经过血液因之凝滞,结成痈脓,吐出像米粥样的臭痰。病初起而未成脓的时候，还可救药，如脓成，恐怕就成为不易治疗的危险之候了。

"咳嗽而有胸胀满闷的感觉，振战寒冷，脉数，咽喉发干，不想喝水，常常吐出污浊的唾液，味腥臭，拖延日久则吐粳米粥状的脓血，这是肺痈，以桔梗汤为主治。肺痈证，胸部胀满，全身以及面目浮肿，鼻塞，流清涕失去嗅觉，闻不出香臭酸辣的气味，咳嗽气逆，痰涎阻迫肺系而发出喘鸣声，以草苈大枣泻肺汤主治。寸口脉数，趺阳脉紧，数主热，紧主寒，寒和热相搏击，所以病人振战寒冷而咳嗽。趺阳脉浮缓，胃气如常，这是肺痈。"

问：振战寒冷发热，寸口脉滑数，病人饮食起居都很正常，这是痈肿病。医生反不知道，却用伤寒方法来治疗，故不会痊愈。怎么知道是有脓？如何鉴别而知道有脓的部位？"师说："假使胸中作痛，是肺痈。其人脉数，咳嗽吐痰兼有脓血。如果还未成脓，脉象表现为紧数。如果紧脉去，而单见数脉，那就说明脓已形成。

"凡患吐血，喘而咳，气上逆，脉数，发热，不得安卧的，主死。病人气上逆，面部浮肿，呼吸时，肩膀随着耸动，脉象浮大，为难治之候。假如症状又兼泄泻，属危候。气上逆，烦躁，气喘，是属肺胀，风水症要发作，用发汗方法治疗，就会痊愈。凡酒家，咳嗽，一定会吐血，这是由于饮酒无度所引起的缘故。

"咳嗽病人脉象弦的，是内有水气，用攻下法，可以用十枣汤来治疗。咳而脉浮，病人口不渴，饮食减少，这样要经过四十天，才会痊愈。咳而常发热，脉突然出现弦象的，不是虚象，这是胸中寒气实邪所致，应当用吐法治疗；经常咳嗽的病人，脉象弦，应当观察病人身体的强弱，并且无发热，才可以催吐，否则不可用催吐药。脉象沉的，不可以发汗。咳嗽数年，病人脉象弱的，是可以治疗；脉象实大数的，不易治疗。脉象虚的，必然感觉头目昏晕，这是因为病人胸中素有支饮的缘故，应该从水饮这方面着手治疗。"

问：饮病有四种，怎么讲呢？"师说："有痰饮，有悬饮，有溢饮，有支饮。"问："四饮有什么不同？"师说："病人原来肥胖，现在变得消瘦，肠间有水，沥沥有声音，这就是所谓的痰饮。饮水后，流在胁下，咳嗽吐痰的时候，牵引到胁下疼痛，这就是所谓的悬饮。饮后水液流行，渗入四肢，应当汗出而没有汗出，身体感到疼痛和沉重，这就是所谓的溢饮。咳嗽气逆,要倚床呼吸,气息短促,无法平卧,病人的体形似水肿,这就是所谓的支饮。

"留饮的病胁下痛引缺盆,咳嗽时痛更厉害。胸中有留饮,病人短气口渴,四肢关节疼痛,脉沉,这是有留饮。凡心下有留饮的,病人必然出现背部恶寒,寒冷部位如手掌般大小。病人脉伏,自欲下利,下利后一时感到爽快舒适,虽下利后,心下续见坚硬胀满,这是留饮去的趋势。应该用甘这半夏汤主治。

"患疾饮病的,应该使用温药加以调和。心下有疾饮,胸胁感到支撑胀满,目眩,用甘草汤主治。病溢饮的,应当发汗,用小青龙汤主治。支饮亦有气喘而无法平卧,同时出现呼吸短促,但是脉象却同于常人。膈间有支饮,病人气喘胀满,心下痞塞坚硬,面色发黑,脉沉紧,已经得病数十天,经过医生用吐法和下法后,不愈,用木防已汤主治。

"呕吐的病人,本来会口渴,渴是快要痊愈的现象,现在反而不渴,是心下有支饮的缘故,用小半夏汤主治。心下有支饮,病人感到头目昏眩,用泽泻汤主治。支饮病患者,出现咳嗽而烦,胸中痛,会突然死亡,如果不突然死亡,延续到一百天或一年,用十枣汤治疗亦可。膈上病,胀满、气喘、咳嗽、呕吐,发作的时候,有寒热出现,背痛,腰疼,眼泪自出,病人身体颤抖,而且摇动很厉害,这必然有伏饮。

"病人饮水过多,必定突然气喘胀满。凡是食少而饮水多,水容易在心下停留,重的引起心悸症状,轻的则呼吸短促。两手脉皆弦,是寒病。都是由于大下后身体空虚。如果只一手脉弦,是饮病。肺中有饮,脉不弦,只感觉常气喘和呼吸短促。病人一边肩臂无法举,有时又转移至另一臂,脉象沉细,这不是风症,是上焦必有痰饮的缘故。脉象虚的,是轻病,荣卫气暂不能周转全身的缘故,时间久了,可以自行痊愈。

"腹部胀满,口舌干燥,这是肠间有水气的征象,用防己椒目葶苈大黄丸主治。假如瘦人脐下悸动,吐涎沫,而又感到颠顶眩晕,这是水饮上边的缘故,用五苓散主治。先口渴而后呕吐,是心下停有积水,属于饮病,用半夏加茯苓汤主治。心有水,心下坚筑,气息短促,厌水,不想喝;肺有水,吐涎沫,欲饮水;脾有水,气短而不舒畅,身体沉重;肝有水,胁下支撑胀满,喷嚏时牵引胁肋疼痛;肾有水,心下动悸。

平痈肿肠痈金疮侵淫脉证第十六

原文

脉数，身无热，内有痈也，薏苡附子败酱汤主之。诸浮数脉，应当发热；而反洒淅恶寒，若有痛处，当发其痈。脉微而迟，必发热；弱而数，为振寒，当发痈肿。脉浮而数，身体无热，其形嘿嘿，胸中微躁，不知痛之所在，此人当发痈肿。脉滑而数，数则为热，滑则为实，滑则主荣，数则主卫，荣卫相逢，则结为痈。热之所过，则为脓也。师曰：诸痈肿，欲知有脓与无脓，以手掩肿上，热者为有脓，不热者为无脓。

问曰：宫羽林妇病，医脉之，何以知妇人肠中有脓，为下之则愈？师曰：寸口脉滑而数，滑则为实，数则为热；滑则为荣，数则为卫。卫数下降，荣滑上升，荣卫相干，血为浊败，小腹痞坚，小便或涩，或时汗出，或复恶寒，脓为已成。设脉迟紧，聚力瘀血，血下则愈。

肠痈之为病，其身体甲错，腹皮急，按之儒，如肿状。肠痈者，小腹肿，按之则痛，小便数如淋，时时发热，自汗出，复恶寒，其脉迟紧者，脓未成，可下之，当有血。脉洪数者，脓已成，不可下也。大黄牡丹汤主之。

问曰：寸口脉微而涩，法当亡血，若汗出，设不汗者云何？答曰：若身有疮，被刀器所伤，亡血故也。侵淫疮，从口起流向四肢者，可治；从四肢流来入口者，不可治之。

译文

脉数，身无热，是肠内生有脓肿所致，用薏苡附子败酱汤主治。凡是浮数的脉，应出现发热症状；但病人反而洒淅恶寒，如果身体再有疼痛的地方，当发生痈肿。脉微而迟，必然会发热；脉弱而数，会恶寒战慄，当发生痈肿。脉浮而数，身无发热，默默少言但胸中微燥，不知痛在何处，这是病人要发生痈肿的征兆。

脉滑而数，数脉主热，滑脉主实，滑可主荣，数可主卫，荣行脉中，卫行脉外，如荣卫不循常道地相遇在一起，就会发痈。如果内热严重，则会

脉经 白话精解

成脓。师说："凡痛肿，要想判断它有脓和无脓，可以把手按在痛肿上面，有脓的会有热感，无脓的不会发热。"

问："禁卫宫的妇人生病，医生诊脉后，怎么知道妇人肠中有脓，而且用下法治疗就会痊愈呢？"师说："寸口脉滑而数，滑主实，数主热；滑主荣，数主卫。荣卫失其常度，则卫下降荣上升，荣卫相犯，则血分败浊，小腹痞硬，病人或小便涩，或常汗出，或又恶寒，这都说明已成痈脓。假设脉迟紧，而结聚力瘀血，下之则愈。

"肠痈病，身体皮肤甲错，腹皮紧张，按之像有肿样。肠痈病者，小腹肿，按之则痛，小便急淋，常常发热，自汗出，又恶寒，脉迟紧，说明脓未成，治疗时，可用下法，应当有血排出。如果脉洪数，说明已成痈脓，下法治疗则不再适用，以大黄牡丹汤主治。"

问："寸口的脉象微而涩，按理当失血，或汗出，如果未有汗出，是什么原因呢？"答："如身上有了金疮，是被刀器所伤而失血所致。浸淫疮，从口部向四位蔓延的，可治；由四肢蔓延到口部的，难治。"

中国今体文体知识文库·系列一

第九卷

平妊娠分别男女将产诸证第一

脉平而虚者,乳子法也。经云:阴搏阳别,谓之有子。此是血气和调,阳施阴化也。诊其手少阴脉动甚者,妊子也。少阴,心脉也,心主血脉。又肾名胞门子户。尺中肾脉上,尺中脉技之不绝,法妊娠上。左右三部脉沉浮正等,技之无绝者,妊娠也。妊娠初时,寸微小,呼吸五至。三月而尺数也。脉滑疾,重以手一安之散者,胀已三月也。脉重一手按之不散,但疾不滑者,五月也。

妇人妊娠四月,欲如男女法,左痰为男,右疾为女,俱疾为生二子。又法得太阴脉为男,得太阳脉为女。太阴脉沉,太阳脉浮。又法左手沉实为男,右手浮大为女。左右手俱沉实,猥生二男,左右手俱浮大,猥生二女。

又法尺脉左偏大为男,右偏大为女,左右俱大产二子。又法左右尺俱浮为产二男,不尔则女作男生;左右尺俱沉为产二女,不尔则男作女生也。又法遣妊娠人面南行,还复呼之,左回首者是男,右回首者是女也。

又法看上团时,夫从后急呼之,左回首是男,右回首是女也。又法妇人妊娠,其夫左乳房有核是男,右乳房有核是女也。妇人怀娠离经,其脉浮。设腹痛引腰脊,为今欲生也。但离经者,不病也。又法妇人欲生,其脉离经,夜半觉,日中则生也。

诊得脉如平人且兼见虚象,为妇人哺乳的脉象。《内经》说:"妇人少阴脉搏击应指,有似阳邪,但其鼓动滑利,阴中有阳象,为妊娠的脉象。"这是血气和调,阳有所施舍,阴有所化合。又妇人左寸手少阴的脉滑动厉害的,主妊娠。因为手少阴是心脉,心主血脉。又肾左主胞门,右主子户。肾的脉位为尺中,如果尺中的脉按之滑利不绝,理应主妊娠。妇人左右寸关尺三部脉象浮取或沉取均相等,仍是应指的,是妊娠的征象。妊娠初期,寸脉微小,一呼一吸五至,妊娠三个月,而尺脉数的。脉滑疾,重按而散的,是已经怀胎三个月的脉象。重按不散,只疾不滑的,表明已妊娠五个月。

妇人妊娠四个月对,欲辨别其男女方法,即左寸口脉疾为男,右寸口脉疾为女,左右寸口脉皆是疾象的为双胎。又法:太阴脉沉的为男,太阳脉浮的为女。又法:左寸口脉沉实的为男,右寸口脉浮大的为女。左右寸口脉皆沉实的为怀双男,左右寸口脉皆浮大的为怀双女。

又法:左尺脉偏实大的为男,右尺脉偏实大的为女,左右尺脉皆实大的为二胎。又法:左右尺脉都见浮象的为生二男,不然女作男生;左右尺脉都是沉象的为生二女,不然则男作女生。又法:使妊妇面朝南步行,从后面呼唤她,如果妊妇向左回头应答的为男,向右回头应答的为女。

又法:当妊妇上厕所时,其丈夫从后面呼唤她,如果左回头应答为男,右回头应答为女。又法:当妇人妊娠时,其丈夫左乳房有核主生男,右乳房有核主生女。妊娠诊得离经一息六至的浮脉。假如腹痛连及腰脊部,这是将要分娩的征象。但是这种离经脉,并非身体有病的征象。又法:妊娠已足月,如果在半夜诊得离经的脉,次日中午就会分娩。

平妊娠胎动血分水分吐下腹痛证第二

原 文

妇人怀胎,一月之时,足厥阴脉养。二月,足少阳脉养。三月,手心主脉养。四月,手少阳脉养。五月,足太阴脉养。六月,足阳明脉养。七月,手太阴脉养。八月,手阳明脉养。九月,足少阴脉养。十月,足太阳脉养。诸阴阳各养三十日活儿。用太阳、少阴不养者,下主月水,上为乳汁,活儿养母。怀娠者不可灸刺其经,必堕胎。

妇人怀娠三月而渴,其脉反迟者,欲为水分。复腹痛者,必堕胎。脉浮汗出者,必闭。其脉数者,必发痈脓。五月、六月脉数者,必向坏。脉紧者,必胞满。脉迟者,必腹满而喘。脉浮者,必水坏为肿。

问曰:有一妇人,年二十所,其脉浮数,发热呕咳,时下利,不欲食,脉复浮,经水绝,何也?师曰:法当有娠。何以故?此虚家法当微弱,而反浮数,此为戴阳。阴阳和合,法当有娠。到立秋,热当自去。何以知然?数则为热，热者是火，火是木之子，死于未。未为六月位，土王，火休废，阴气生，秋节气至，火气当罢，热自除去，其病即愈。

师曰：乳后三月有所见，后三月来，脉无所见，此便是躯。有儿者护之，恐病利也。何以故？怀妊阳气内养，乳中虚冷，故今儿利。

妇人怀娠六月七月，脉弦，发热，其胎逾腹，腹痛恶寒，寒者小腹如扇之状，所以然者，子脏开故也。当以附子汤温其脏。妇人妊娠七月，脉实大牢强者生，沉细者死。

妇人妊娠八月，脉实大牢强弦紧者生，沉细者死。妇人怀躯六月七月，暴下斗余水，其胎必倚而堕。此非时，孤浆预下故也。师曰：寸口脉洪而涩，洪则为气，涩则为血。气动丹田，其形即温。涩在于下，胎冷若冰。阳气胎活，阴气必终。欲别阴阳，其下必僵。假令阳终，奋然若杯。

问曰：妇人妊娠病，师脉之，何以知此妇人双胎，其一独死，其一独生，而为下其死者，其病即愈，然后竟免躯，其脉何类，何以别之？师曰：寸口脉，卫气平调，荣气缓舒。阳施阴化，精盛有余，阴阳俱盛，故知双躯。今少阴微紧，血即浊凝，营养不周，胎则偏夭。小腹冷满，膝膑疼痛，腰重起难，此为血痹，若不早去，害母失胎。

师曰：妇人有胎腹痛，其人不安，若胎病不长，欲知生死，令人摸之，如覆杯者则男，如肘头参差起者女也。冷在何面？冷者为死，温者为生。师曰：妇人有漏下者，有中生后因续下血都不绝者，有妊娠下血者。假令妊娠腹中痛，为胞漏，胶艾汤主之。

妇人妊娠，经断三月，而得漏下，下血四五日不止，胎欲动，在于脐下，此为症痼害。妊娠六月动者，前三月经水利时，胎也。下血者，后断三月，衃也。所以下血不止者，其症不去故也，当下其症，宜桂枝茯苓丸。

问曰：妇人病，经水断一二月，而反经来，今脉反微涩，何也？师曰：此前月中，若当下利，故今妨经。利止，月经当自下，此非躯也。妇人经自断而有躯，其脉反弦，恐其后必大下，不成躯也。妇人怀躯七月而不可知，时时衃血而转筋者，此为躯也；衃时嚏而动者，非躯也。

脉来近去远，故曰反，以为有躯，而反断，此为有阳无阴故也。妇人经月下，但为微少。师脉之，反言有躯，其后审然，其脉何类？何以别之？师曰：寸口脉阴阳俱平，荣卫调和，按之滑，浮之则轻，阳明、少阴，各如经法，身反洒淅，不欲食饮，头痛心乱，呕哕欲吐，呼则微数，吸则不惊，阳多气溢，阴滑气盛，滑则多实，六经养成。

所以月见，阴见阳精，汁凝胞散，散者损堕。设复阳盛，双妊二胎。今阳不足，故今激经也。

妇人妊娠，小便难，饮如故，当归贝母苦参丸主之。妇人妊娠有水气，身重，小便不利，洒洒恶寒，起即头眩，葵子茯苓散主之。妇人妊娠，宜服当归散，即易产无疾苦。

师曰：有一妇人来诊，自道经断不来。师言：一月为衃，二月为血，三月为居经。是定作躯也，或为血积，譬如鸡乳子，热者为禄，寒者为浊，且当须后月复来，经当入月几日来。假令以七日所来，因言且须后月十日所来相间。设其主复来者，因脉之，脉反沉而涩，因问曾经半生，若漏下亡血者，定为有躯。其人言实有是，宜当护之。今经微弱，恐复不安。设言当奈何？当为合药以治之。

师曰：有一妇人来诊，自道经断，脉之，师曰：一月血为闭二月若有若无，三月为血积，譬如鸡伏子，中寒即浊，中热即禄。欲令胎寿，当治其母。侠寒怀子，命不寿也。譬如鸡伏子，试取鸡一毛拔去，覆子不遍，中寒者浊。今夫人有躯，小腹寒，手掌反逆，奈何得有躯？妇人因言：当奈何？师曰：当与温经汤。设与夫家俱来者，有躯；与父母家俱来者，当言寒多，久不作躯。

师曰：有一妇人来诊，因言阴阳俱和调，阳气长，阴气短，俱出不入，去近来远，故曰反。以为有躯，偏反血断，断来几日，假令审实者，因言急当治，恐经复下。设令宫中人，苦寡妇无夫，曾夜梦寐交通邪气，或怀久作症瘕痕，急当治下，服二汤。设复不愈，因言发汤当中。下胎而反不下。此何等意邪？可使且将视赤鸟。

师曰：若宫里张氏不差，复来相问。师曰：脉妇人得平脉，阴脉小弱，其人渴，不能食，无寒热，名为躯，桂枝汤主之。法六十日当有娠。设有医治逆者，却一月加吐下者，则绝之。方在《伤寒》。

妇人脉平而虚者，乳子法也。平而微实者，奄续法也。而反微涩，其人不亡血、下利，而反甚其脉虚，但坐乳大儿及乳小儿，此自其常，不能令甚虚竭，病与亡血虚等，必眩冒而短气也。师曰：有一妇人好装衣来诊，而得脉涩，因问曾乳子、下利？乃当得此脉耳，曾半生、漏下者可；设不者，经断三月、六月。设乳子漏下，可为奄续，断小，儿勿乳，须利止复来相问，脉之。

师曰：寸口脉微迟，迟微于寸，寸迟为寒，在上焦，但当吐耳。今尺反虚，复为强下之，如此发胸满而痛者，必吐血；小腹痛、腰脊痛者，必下血。

　　师曰：寸口脉微而弱，气血俱虚。若下血、呕吐、汗出者可；不者，趺阳脉微而弱。春以胃气为本，吐利者可；不者，此为水气，其腹必满，小便则难。妇人常呕吐而胃反，若常喘，其经又断，设来者必少。师曰：有一妇人，年六十所，经水常自下。设久得病利，小腹坚满者为难治。师曰：有一妇人来诊，言经水少，不如前者，何也？师曰：曾更下利，若汗出、小便利者可，何以故？师曰：亡其津液，故令经水少。设经下反多于前者，当所苦困。当言恐大便难，身无复汗也。

　　师曰：寸口脉沉而迟，沉则为水，迟则为寒，寒水相搏，趺阳脉伏，水谷不化，脾气衰则鹜溏，胃气衰则身体肿。少阳脉革，少阴脉细，男子则小便不利，妇人则经水不通。经为血，血不利则为水，名为血分。

　　师曰：寸口脉沉而数，数则为出，沉则为入，出则为阳实，入则为阴结。趺阳脉微而弦，微则无胃气，弦则不得息。少阴脉沉而滑，沉则为在里，滑则为实，沉滑相搏血结胞门，其脏不泻，经络不通，名曰血分。

　　问曰：病有血分，何谓也？师曰：经水前断，后病水，名曰血分。此病为难治。问曰：病有水分，何谓也？师曰：先病水，后经水断，名曰水分，此病易治。何以故？去水，其经自当下。

　　脉儒而弱，弱反在关，儒反在颠，迟在上，紧在下，迟则为寒，名曰浑。阳浊则湿，名曰雾。紧则阴气栗。脉反濡弱，德则中湿，弱则中寒，寒湿相搏，名曰痹。腰脊骨节苦烦，肌为不仁，此当为痹。而反怀躯，迟归经，体重，以下脚为浮肿，按之没指，腰冷不仁，此为水怀。喘则倚息，小便不通，脉紧为呕，血气无余，此为水分，荣卫乖亡，此为非躯。

译 文

　　妇人怀孕，一月足厥阴肝经养胎。二月足少阳胆经养胎。三月手厥阴心包经养胎。四月手少阳三焦经养胎。五月足太阴脾经养胎。六月足阳明胃经养胎。七月手太阴肺经养胎。八月手阳明大肠经养胎。九月足少阴肾经养胎。十月足太阳膀胱经养胎。上述各阴经、阳经分别养胎儿三十天。手太阳小肠经、手少阴心经没有直接养胎作用，但它们主要作用是，主月经而养母，上注乳汁而养婴儿。妊娠期间，其当月养胎的经脉不可针灸，否则便会导致流产。

　　妇人怀孕三月，出现口渴，卫脉象反迟，这是将要引发水分病的先兆。如果兼见腹痛，便会导致流产。妊妇脉浮汗出，一定是内蕴热邪。如脉象转数，一定会发痈肿，而且化脓。怀孕五六个月，数脉出现，病情会向坏的方面发展。脉紧会引发胞满。脉迟，会引发腹部胀满而喘。脉浮，会引发子肿病。

问道："有一妇人，年二十左右，诊其脉浮数，症见发热，呕吐，咳嗽，常泄泻，不思食，复见脉浮，月经停闭，这是为什么?"师答："这妇人理应是怀妊。因为身体本虚，其脉应微弱，而反见浮数，这是温阳上浮的征象。脉阴阳和调，理应有孕。这种发热到立秋时就会自然消退。怎么知道会这样呢?因为数脉主热，热和火是一体的，五行中木生火，火到未时就会自然消退。六月属未，为土位，土旺时，火已退位，阴气发生，至立秋时，火热之气应当消逝，故内热自退，病就痊愈。"

师说："如果产妇哺乳后三个月出现妊娠脉，过三个月又没出现此脉，这就是怀孕的征象。这时候应该注意爱护乳儿，是怕其患泄泻病，为什么呢?因为怀孕以后，阳气内养胎儿，故乳汁虚冷，婴儿吮后就易患泄泻病。

"妇人怀孕六七个月，脉弦，发热，胎儿超过原有腹位，腹部痛而恶寒，小腹像扇风般积聚寒气，这是子宫开的缘故。当用附子汤温暖其子宫。妊娠七个月，脉见实大牢强的，胎儿有生气，脉沉细者死。

"妊娠八个月，脉实大牢强弦紧的，胎儿有生气，脉沉细的，主死。妇人怀孕六七个月的时候，突然有很多水浆于阴部流出，其胎一定随之而重。这是未足月，养儿浆水预先流出的缘故。"师说："寸口脉洪而涩，洪脉主阳气旺，涩脉主阴血滞。阳气发动于丹田，胎胞才能得到温胸。阴血滞于下焦，阳气不通，故胎冷如冰。所以阳气内养，胎儿就有生机，如果阴气内盛，胎儿就失去生机。诊察下腹部情况，才能辨别得出，是阳气旺还是阴气盛。如果妊妇阳气衰微，下腹部就会觉得有物积留，好像杯子一样。"

问道："妇人妊娠患病，师诊脉后怎么知道这个妇人怀有双胎，而且其中一个是死胎，一个是活胎?下死胎后，病就会痊愈，以后竟然可以娩出胎儿，其脉是哪一类?怎样鉴别?"师答：妇人寸口脉阴阳俱盛，这是双胎的征象。因为卫气平调，荣气舒缓，阳布施，阴化生，精气盈盛，所以寸口脉阴阳俱实，是双胎的征象。现在妊妇少阴脉微紧，说明血凝，经脉无法周养，一胎就偏于夭折。小腹部出现胀满且有冷感，两膝盖疼痛，腰部笨重，行动艰难，这是血痹病的征象，如果死胎不能及早而下，既影响母体，活胎也同样不保。"

师说："妊娠腹痛不安，或胎不长大，要想知道胎儿有否生机，只要用手摸下腹部，如果像杯子一样圆滑覆在小腹的，可能是男胎，如果像肘头一样参差突起，可能是女胎。冷在哪一处呢？如果在子宫位置，感觉冰冷的，表示胎儿失去生机，感觉温暖的表示有生机。"师说："妇人常有漏下，有因小产后继续下血淋沥不断，有怀孕后下血。假如怀孕腹中痛是为胎漏征象，用胶艾汤主治。

"妇人妊娠，经断三个月后而患漏下，下血四五日不止，脐下有胎动感觉，这是宿有症病的缘故。怀孕到了六个月时候感觉腹部转动，如果在受胎前三个月月经正常，便是胎动。现在重新下血，是受孕后三个月时曾患漏下，现虽血已断但仍有凝血，所以下血不止，是症病未除的缘故，便当去其症病，宜用桂茯苓丸治疗。"

问道："妇人病，停经一两个月，现在重新月经来潮，现按脉反而微涩，这是为什么呢？"师答："这可能是前月患泄泻病，所以使月经受到影响，只要泄泻病治愈了，月经就会自潮，这不是怀孕的征象。妇人经停怀孕，脉反弦，以后会有发生暴泻的危险，不能成胎。妇人怀孕已七个月还没感觉，惟经常咳血而筋挛，这是怀孕；若鼻中出血而常发喷嚏腹动，并不是怀孕。"

问："妇人脉来数去迟，所以误认为有妊，以后又没有怀孕，这是阳有余而阴不足的缘故。妇人经水按月来潮，但是极少。师诊脉后反认为怀孕，后来果然如师所言，其脉是哪一类？怎样鉴别？"师答："左右寸口皆为平脉，气血调和，轻按脉浮，重按脉滑，阳明、少阴脉象正常，病人反而出现怕冷，不思饮食，头痛，心中闷乱，呕哕欲吐，呼气稍快，吸气不乱，阳盛刚气充盈，阴滑则气盛大，滑脉多属血有余，周养六经经脉。所以按月经水来潮，女受男精，胎成胞宫逐渐放大，漏红得而减少。假如阳脉复盛，会怀双胎。现阳脉不足，所以引起激经。

"妇人小便难，但口不渴，可用当归贝母苦参丸治疗。妊妇有水气，感觉身重，小便不利，洒淅恶寒，起来头即眩晕，用葵子茯苓汤为主治。妊娠宜服当归散，会顺产，无疾病。"

师说：有一妇人来诊，自述月经断而不来。师说停一月可能是凝血的缘故，停二月可能是血分病的缘故，停三月可能是居经的缘故。至于妇人停经是怀孕,还是血积,寒者即多溷浊而无生机,还要等待病妇下月月经再来,问明以往月经几日来,譬如鸡抱窝一样,热者即有生机。假如每月初七来潮,那么必须在下月初十左右来诊。若月经自行而来,切其脉反见沉涩,并问她是否有流产或崩漏病史。如果有,就可定为怀孕,应该很好地加以护理。因为现在经量微少,很可能是胎孕不安。若问当如何处理?应配合药物治疗。"

师说:有一妇人来诊,自诉月经停来,诊脉后师说,如果一月后仍不来,为经水闭;二月后不来,似有孕又不像有孕;三月不来,为瘀血积聚,譬如鸡抱窝,受寒则卵溷浊,得热则卵有生机。为使胎儿发育正常,须对母体进行治疗。假如妊娠扶寒,胎儿就发育不良。譬如孵鸡,是利用鸡羽毛覆盖的热量促使其孵化,如果将鸡毛拔去而卵遮蔽不周,则侵入寒气,卵就溷浊,无法出雏。现在妇人有胎,出现小腹寒,手掌反而厥冷,怎么能怀孕?因此,妇人问:应当怎么办呢?'师说:当用温经汤治疗。'假如这妇人和夫家的人同来求诊,说明已出嫁,这就很可能是怀孕;如果这妇人和娘家的人一起来求诊,说明是室女,只是寒气多,虽闭经很久也不是怀孕。"

师说:有一妇人来诊,左右脉俱和调,寸部脉长,尺部脉短,都是浮而不沉,去数来迟,叫作反。刚好经断以为有孕,不过几天假使确是妊娠,应当告诉她赶快治疗,否则月经还很可能会来潮。假使是宫女、寡妇等,曾夜梦交合,邪气积聚久成症瘕病,急用攻下药治疗。服二剂若还不愈,应该说用小剂量汤药会中病。下其胎,而胎反不下,这是什么意思呢?且得观察见红。"

师说:假使宫里那个姓张的女人病不愈,可以让她再来诊断。"师说:诊得妇人平脉,尺脉小弱,口渴,无法食,无寒热,是为怀孕的征象,以桂枝汤主治。按理六十天当有孕。假如医生误治,如在一个月的时候,出现吐泻,就不是怀孕了。桂枝汤方在《伤寒论》中。"

"妇人脉平而虚,为产后哺乳正常的脉象。如果脉平微而实,是继续有孕的脉象。病人无亡血、下利症状出现,而反见微涩脉出现,其脉虚显然是因为哺育大儿,又怀小儿,这是正常现象,不可使过于虚竭,出现如亡血虚等病症必会导致头晕泪眩、短气。"师说:有一喜欢盛装打扮妇人来诊病,而见涩脉,于是问其有否哺乳或泄泻病,如果有,就会出现这种脉象,曾经半产、漏下也可能会导致这种脉象出现;否则经断三个月或六

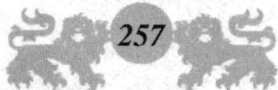

个月，假使出现哺乳漏下，可能是继续怀孕的脉象，小儿要断乳，待泄泻止，再来诊病，视其脉象而定。

师说："寸口脉微迟，尺脉微于寸口，寸脉迟表明上焦受寒，在上应当用催吐法。今尺脉反而见虚，如强用攻下法，从而导致胸部满痛，引起吐血；若小腹痛、腰脊痛的，必有下血出现。"师说："寸口脉微而弱，为气血俱虚。如果出现下血、呕吐、汗出，可能会导致这种脉象出现，因为脉症相符；不然，出现微而弱的趺阳脉。这时如果正值春天出现吐利症状，还是可以治疗的，因为胃气尚好，春天木气旺，木克土，所以呕吐；如果不在春天，便是土弱不能制水，水气为患，其腹必胀满，小便困难。妇人经常反胃呕吐，或经常喘促，而且月经又停来，即使月经来潮，经量必然很少。"师说："有一年六十左右妇人，经常月经来潮。假设有久患泄泻病的病史，小腹硬满的，为难治之病。"师说："有一妇人来诊，诉月经量比以前减少，这是为什么？"师说：如果有常发生泄泻病的病史，或汗出、小便利的，还是属于正常的病理变化。'为什么这样说呢？师说：因为这是津液伤亡的缘故，所以月经量减少。假使月经量比前更多的话，应当有表现的很痛苦。恐怕会出现大便艰难，身又无汗的症状。'"

师说："寸口脉沉而迟，沉主水，迟主寒，寒水相搏，所以趺阳脉伏。胃气虚弱，无法运化水谷，脾气衰弱则大便溏泄，胃气虚弱，故身体浮肿。少阳脉革，少阴脉细，表现在男子则小便不利，表现在妇人则月经停闭，经即是血，血不利，则化为水，叫作血分病。"

师说："寸口脉沉而数，数主阳气出于外，沉主阴气结于内。趺阳脉微而弦，微主胃气虚病，弦主喘息病。少阴脉沉而滑，沉主里，滑主实，沉滑相搏，血结胞官，脏气闭塞，经络不通，叫作血分病。"

问："什么叫血分病？"师答："月经先停，后患水肿病，叫作血分病，此病属于难治之候。"问："什么叫作水分病？"师答："先有水肿病，后月经受到影响而闭止，叫作水分病，此病容易治疗。这是什么缘故呢？因为只要水去，月经自当来潮。

妇人脉濡而弱，主要仅在关部，沉取是弱，浮取是濡，寸脉迟，尺脉紧，迟主寒，名叫浑。阳气浊则湿胜，叫做雾。尺脉紧则阴气盛，畏寒战慄。关脉濡弱，濡主中湿，弱主中寒，寒湿相搏，叫做痹。痹的症状为，腰脊骨节酸楚烦疼，肌肤麻木。然而反认为怀孕，因为月经后停，所以身体沉重，全身浮肿，下肢肿甚按之没指，腰冷麻木不仁，此属水蓄的症状。严重的，喘而不得平卧,小便不利脉紧则呕吐,与血气不足,这是水分病,乃营卫不协调,并非怀孕之脉象。"

平产后诸病郁冒中风发热烦呕下利证第三

原 文

问曰:新产妇人有三病:一者病痉二者病郁冒,三者大便难,何谓也?师曰:新产亡血虚,多汗出,喜中风,故令病痉。何故郁冒?师曰:亡血复汗,寒多,故令郁冒。何故大便难?师曰:亡津液,胃燥,故大便难。产妇郁冒,其脉微弱,呕不能食,大便反坚,但头汗出。所以然者,血虚而厥,厥而必冒。冒家欲解,必大汗出,以血虚下厥,孤阳上出,故但头汗出。所以生妇喜汗出者。亡阴血虚,阳气独盛,故当汗出,阴阳乃复。其大便坚,若呕不能食也,小柴胡汤主之。病解能食,七八日而更发热者,此为胃热气实,承气汤主之。方在《伤寒》中。

妇人产得风,续之数十日不解,头微痛,恶寒,时时有热,心下坚,干呕,汗出,虽久,阳旦证续在,可与阳旦,方在《伤寒》中,桂枝是也。妇人产后,中风发热,面正赤,喘而头痛,竹叶汤主之。妇人产后腹中疠痛,可与当归羊肉汤。

师曰:产妇腹痛,烦满不得卧,法当积实芍药散主之。假令不愈者,此为腹中有干血著脐下,与下瘀血汤。妇人产后七八日,无太阳证,小腹坚痛,此恶露不尽。不大便四五日,趺阳脉微实,再倍其人发热,日晡所烦躁者,不能食,谵语,利之则愈,宜承气汤。以热在里,结在膀胱也。方在《伤寒》中。妇人产中虚,烦乱呕逆,安中益气,竹皮大丸主之。妇人热利,重下,新产虚极,白头翁加甘草汤主之。

译 文

问:"新分娩的妇人有三病:即筋脉拘挛的痉病;头目昏眩的郁冒病;大便难,怎样解释呢?"师答:"新分娩的妇人,出血体虚,多出汗,易受风邪,所以发生筋脉失养的痉病。为什么发生郁冒病?师答:失血后,又复出汗,寒气多,所以发生郁冒病。'为什么发生大便困难?师答:因损耗津液,胃中干燥,所以大便困难。产后妇人的郁冒,脉象微而无力,出现呕吐不能进饮食,大便反而坚硬,但头上出汗。其原因是血虚而四肢厥冷,厥冷必然会引起头目昏眩的郁冒病。如果郁冒证将要向愈,必有大汗出,由于血虚下厥,阳气得不到阴气配合,而单独向上升越,所以只头部出汗。产妇容易出汗的原因是阴虚血虚,阳气偏盛,所以多见汗出,恢复阴阳平衡。症见大便坚硬,或呕而不能食的,可用小柴胡汤主治。病愈后自然能够进食,着七八天后又发热,这是胃气热实所致,可用承气汤主治。方在《伤寒论》中。

"妇人产后续感风邪,缠绵数十天不愈,出现头微痛,恶寒,常常发热,心下痞坚,干呕,而且汗出,虽然时间久些,而阳旦症状仍未解,仍可与阳旦汤治疗,方在《伤寒论》中,即桂枝汤。妇人产后感受风邪,出现发热,面色纯赤,气喘,头痛,当用竹叶汤主治。妇人产后腹内绵绵作痛,可与当归羊肉汤治疗。"

师说:"产妇腹中疼痛,心烦胸满无法卧,当用枳实芍药汤主治。假使服药后仍不愈,这是脐下有瘀血凝所致,宜用下瘀血汤治疗。妇人产后已经七八天,无太阳经表症,只觉小腹坚硬作痛,这是恶露未尽的缘故。大便秘结不通,已经四五天,跌阳脉微实,病人倍觉发热,到下午申酉时发生烦躁,无法进食,谵语,下之就可痊愈,应当用承气汤治疗。因热在里,结在膀胱所致。方在《伤寒论》中。妇人产期中,虚弱,心烦意乱,呕逆,当用安中益气法,用竹皮大丸主治。妇人热利后重,新产妇人,身体非常虚弱,用白头翁加甘草汤主治。"

平带下·绝产无子亡血居经证第四

原文

师曰:妇人带下,六极之病。脉浮则为肠鸣腹满,紧则为腹中痛,数则为阴中痒,洪则生疮,弦则阴疼掣痛。师曰:带下有三门:一曰胞门,二曰龙门,三曰玉门。已产属胞门,未产属龙门,未嫁女属玉门。

问曰:未出门女有三病,何谓也?师曰:一病者,经水初下,阴中热,或有当风,或有扇者。二病者,或有以寒水洗之。三病者,或见丹下,惊怖得病。属带下。

师曰:妇人带下,九实中事。假令得鼠乳之病,剧易,当剧有期,当庚辛为期。余皆仿此。

问曰:有一妇人,年五十所,病但苦背痛,时时腹中痛,少食多厌,喜膹胀,其脉阳微,关、尺小紧,形脉不相应,愿知所说?师曰:当问病者饮食何如?假令病者言,我不欲饮食,闻谷气臭者,病为在上焦。假令病者言,我少多为欲食,不食亦可,病为在中焦。假令病者言,我自饮食如故,病为在下焦,为病属带下。当以带下治之。

妇人带下,经水不利,腹满痛,经一月再见,土瓜根散主之。妇人带下,脉浮,恶寒,漏下者,不治。

师曰:有一妇人将一女子年十五所来诊。言女子年十四时经水自下,今经反断,其母言恐怖。师曰:言此女为是夫人亲女非耶?若亲女者,当相为说之。妇人因答言:自是女尔。师曰:所以问者无他,夫人年十四时,亦以经水下?所以断此为避年,勿怪,后当自下。

妇人小腹冷,恶寒久,年少者得之,此为无子;年大者得之,绝产。师曰:脉微弱而涩,年少得此为无予,中年得此为绝产。师曰:少阴脉浮而紧,紧则疝瘕,腹中痛,半产而堕伤。浮则亡血、绝产、恶寒。

师曰:肥人脉细,胞有寒,故今少子。其色黄者,胸上有寒。妇人小腹硳磊转痛,而复自解,发汗无常,经反断,膀胱中结坚急痛,于引阴中气冲者,久必两胁拘急。

问曰:妇人年五十所,病下利,数十日不止,暮则发热,小腹里急病,腹满,手掌热,唇口干燥,何也?师曰:此病属带下,何以故?曾经半产,瘀血在小腹中不去。何以知之?其证唇口干燥,故知之。当与温经汤。问曰:妇人病下利,而经水反断者,何也?师曰:但当止利,经自当下,勿怪。所以利不止而经断者,但下利亡津液,故经断。利止,津液复,经自当下。

妇人血下,咽于而不渴,其经必断,此荣不足,本自有微寒,故不引饮。渴而引饮者,津液得通,荣卫自和,其经必复下。师曰:寸口脉微而涩,微则卫气不足,涩则血气无余。卫不足其息短,其形燥;血不足其形逆;荣卫俱虚,言语谬误。趺阳脉微而涩,微则胃气虚,虚则短气,咽燥而口苦胃热,涩则失液。少阴脉微而迟,微则无精,迟则阴中寒,涩则血不来,此为居经,三月一来。

师曰：脉微血气俱虚，年少者亡血也。乳子下利为可，不者，此为居经，三月一来。问曰：妇人妊娠三月，师脉之，言此妇人非躯，今月经当下。其脉何类？何以别之？师曰：寸口脉，卫浮而大，荣反而弱，浮大则气强，反弱则少血，孤阳独呼，阴不能吸，二气不停，卫降荣竭，阴为积寒，阳为聚热，阳盛不润，经络不足，阴虚阳往，故今少血。时发洒淅，咽燥汗出，或按调数，多唾涎沫，此令重虚，津液漏泄，故知非躯。畜烦满洫，月禀一经。三月一来，阴盛则泻，名曰居经。

问曰：妇人年五十所，一朝而清血，二三日不止。何以治之？师曰：此妇人前绝生，经水不下。今反清血，此为居经，不须治，当自止。经水下常五日止者五日愈。妇人月经一月再来者，经来，其脉欲自如常。而反微，不利，不汗出者，其经二月必来。

译文

师说："妇人带下病，属六极病的范畴。如果脉浮，则导致肠鸣腹部胀满，脉紧则导致腹部疼痛，脉数则导致阴道痒，脉洪则导致生疮，脉弦则导致阴道牵引疼痛。"师说："带下有三个门，即胞门，龙门，玉门。已生育过的叫胞门，未生育过的叫龙门，未出嫁的闺女叫玉门。"

问："未出嫁的女子有三种病，怎么解释？"师答："月经初来时阴道热，有的因为感受风邪，或用扇而受凉，为第一种病。月经来时，用冷水洗身，为第二种病。有的从阴道流出浅红色的液体，为第三处病，因此产生惊骇恐怖而得的，是属带下病。"

师说："妇人带下病，是属九种实证范围的病。假如得鼠乳病，甚则容易满布，是有时间的，即在庚辛金气盛的时候病情加剧。其余病症，应仿此类推。"

问："有一年龄五十岁左右妇人，发病时觉得背部、腹部常常疼痛，食少而又多厌，容易胀闷，脉寸口微弱，关、尺部小紧，体形和脉象不相符合，这是什么原因所致呢？'师说："应当问清楚病人的饮食情况，假如病人说，我不欲饮食，一闻谷气，感觉有些臭味，这是上焦生病。假如病人说，多少能吃一点儿，但不吃也可以，这是病在中焦。假如病人说，我饮食如平常一样，这是下焦生病，是属带下。应按治带下方法进行治疗。

"妇人患带下病，经水不调，小腹胀满疼痛，月经一个月来两次的，用土瓜根散主治。妇人患带下病，脉浮，恶寒，崩漏的，此病不容易治疗。"

师说："有一妇人，带一女子，年约十五岁，来求诊治。诉说女子年十四岁时，月经自来，现在月经反而断绝，其母对此很害怕。"师说："这女子是你的亲生女吗?如果是亲生女，我应该和你说一说。"这妇人遂答："是亲生女。"师说："我问这个事情并无他意。夫人以前在十四岁时候，同样来了经水。现在这女子月经忽然停止，这叫作避年，不必骇怕，以后经水自会来潮。"

妇人小腹部冷，恶寒已很长时间，年轻得此病，为无子之兆;年龄大的得此病，会绝产。师说："脉象微弱而涩，年轻的见此脉为无子征象，中年见此脉为绝产。'师说："少阴脉浮紧，脉紧，出现疝瘕结块，腹中痛，小产胎堕。脉浮，症见失血、绝产、恶寒。"

师说："肥胖的妇人，脉象细小，主胞宫有寒气，所以生子女少。肤色黄的，表明胸上有寒气。妇人小腹部痉挛样疼痛，过后又自行缓解，发作时间不固定，月经反而停止，膀俄中结硬，拘急疼痛，下牵引阴部和气冲穴，日久会牵引两胁拘急。"

问："年五十岁左右妇人，患下利几十天不止，傍晚发热，小腹拘急疼痛，腹满，掌心热，口唇干燥，这是什么病?"师说："这是带下病。什么原因所致呢?因为曾经小产，小腹里停留瘀血，没除干净。怎样知道呢?其出现唇口干燥的症状，所以知道是小腹里停留瘀血的缘故，应当以温经汤治疗。"问："妇人患泄泻病，经水反而停止，是什么原因呢?"师答："不必感到奇怪只要止住泄泻，月经自当来潮。泄泻不停止而月经停止，是由于泄泻不止，津液衰竭的缘故，所以月经断。泄泻止，津液就会恢复，月经自然会来潮。

" 妇人下血，咽干而口反不渴，其月经必会断绝，这是荣血不足所致，本有微寒，故不想饮水。如果口渴而喜欢饮水的，表明津液得以畅通，荣血卫气自然调和，其月经一定会复来。"师说："寸口脉微而涩，微是说明卫气不足，涩是说明血中之气不足。卫气不足，则多呼吸气息觉短，形体干燥;血中之气不足，则致形体失常:一荣卫二气俱虚，则病人言语受阻常说错话。趺阳脉微而涩，微是说明胃气虚，胃虚则呼吸气短，出现咽干，口苦，胃中热，涩是失去津液。少阴脉微而迟，微是精不足，迟是阴中寒冷，涩是血滞不来，这就是三个月一来的居经。"

师说："脉象微，说明妇人气血俱虚，年轻的，是失血病。如果在哺乳期,或有下利病,而出现脉微,若是其他原因所致,不必担心,不然的话,就是居经。月经三个月才来一次。"问:"怀孕三个月妇人,师切脉后,说此妇人不是怀孕,本月月经当会来潮,脉象属哪一类型?怎样鉴别?"师答:"从寸口脉象来看,气口脉浮而大,人迎脉反而软弱,浮大为气强,软弱为血少,阳气强故独呼出,阴血少故无法吸入,阴阳二气不调,是以卫气下降而荣血衰弱,阴表现为积寒,阳表现为聚热,阳盛则干燥不润,经络不足,阴虚则阳乘阴位,所以血少,常常洒淅恶寒,咽喉干燥,汗出或小波频数,多唾涎沫,此使其虚上加虚,由于津液漏泄,所以知她不是怀孕。经血满溢沟渠,故一个月正常月经一次。三个月才来一次月经,这是有待阴血充盛时则潮的缘故,称为居经。"

问:"妇人年五十岁左右,某一天下血,二三日不止。要怎么治疗?"师答:"这妇人已经没有生育能力,月经没有了。现在反而下血,这是居经的表现,无需治疗,血会自然停止。如果这妇人平常每月月经来五天停止的,到五天的时间痊愈。妇人月经一个月来两次,如果月经来时,脉象应当同于平常。若反见微脉,也没有出现泄泻和汗出的症状,其第二月必定会来月经。"

平郁冒五崩漏下·经闭不利腹中诸病证第五

原文

问曰:妇人经水适下,而发其汗,则郁冒不知人,何也?师曰:经水下,故为里虚,而发其汗,为表复虚,此为表里俱虚,故令部冒也。

问曰:妇人病如癫疾郁冒,一日二十余发。师脉之,反言带下,皆如师言,其脉何类?何以别之?师曰:寸口脉濡而紧,濡则阳气微,紧则荣中寒,阳微卫气虚,血竭凝寒,阴阳不和,邪气舍于荣卫。疾起少年时,经水来以合房室,移时过度,精感命门开,经下血虚,百脉皆张。中极感动阳动,微风激成寒,因虚舍荣卫,冷积于丹田,发动上冲,奔在胸脯,津液掩口入,涎唾涌溢出,眩冒状如厥。气冲髀里热,粗医名为癫,灸之,因大剧。

问曰:妇人病苦气上冲胸,眩冒,吐涎沫,髀里气冲热。师脉之,不名带下,其脉何类?何以别之?师曰:寸口脉沉而微,沉则卫气伏,微则荣气绝,阳伏则为疹,阴绝则亡血。病当小便不利,津液闭塞,今反小便通,微汗出,沉变为寒,咳逆呕沫,其肺成痿,津液竭少,亡血损经络,因寒为血厥,手足苦痹,气从丹田起,上至胸胁。沉寒怫郁于上,胸中窒塞,气历阳部,面易如醉,形体似肥,此乃浮虚。医反下之,长针,复重虚荣卫,久发眩冒,故知为血厥也。

问曰:五崩何等类?师曰:白崩者形如涕,赤崩者形如绛津,黄崩者形如烂瓜,青崩者形如蓝色,黑崩者形如顾血也。师曰:有一妇人来脉,反得做涩,法当吐若下利,而言不,因言夫人年几何?夫人年七七四十九,经水当断,反至今不止,以故致此虚也。

寸口脉弦而大,弦则为减,大则为芤,减则为寒,芤则为虚,寒虚相搏,脉则为革,妇则半产、漏下,旋复花汤主之。妇人陷经漏下,黑不解,胶姜汤主之。妇人经水不利,抵当汤主之。方在《伤寒》中。妇人经水闭不利,脏坚癖不止,中有干血。下白物,矾石丸主之。妇人腹中诸疾病,当归芍药散主之。妇人腹中痛,小建中汤主之。方在《伤寒》中。

译文

问:"妇人得病,正值经水来潮,又发其汗,引起病人昏眩不知人事,这是什么原因?"师答:"经水来潮,里已空虚,又误发其汗,致使表也空虚,这就造成表里气血皆虚,故发生郁冒。"

问:"妇人病好像癫疾和郁冒,一天发作二十多次。师切脉后,却反认为是带下病症状,事实果然如老师所言。请问其脉是哪一类?怎么鉴别?"师答:"寸口脉德而紧,儒表明阳气微,紧表明荣气寒,阳气微则卫气微弱,血虚寒凝,阴阳不和,荣卫之中藏有邪气。少年时生病,经水来潮而行房事,托过一段时间,劳累过度,撼动精气,使命门开张,经水下多,血海空虚,百脉弛张。任脉中极穴的部位,所以有阳气搏动的感觉,这是因微风所激动,寒邪因虚客于荣卫,丹田积聚冷气,邪动上冲,奔腾胸膈,津液时泛,掩口吞之,痰涎唾液常涌溢而出,头目眩晕,状如昏厥。气冲穴与腿股内侧热,一般医生认为是癫病,用艾灸治,因此导致病情恶化。"

问:"妇人病气上冲胸部,导致头部眩晕而重,口吐涎沫,腿般内侧与气冲穴位热。师诊其脉认为不是带下病,其脉是哪一类?怎样鉴别?"师答:"这妇人寸口脉沉而微,沉表明卫气沉伏在下,微表明荣气不续,阳气伏,就会生热病,阴气不续,就会失血。这病当见小便不利,因津液闭塞的缘故,现在小便反而通利,微汗出,脉沉为寒的象征,同时出现咳嗽,气逆,呕吐涎沫,其肺已成疾,津液缺少或竭尽,亡血,损伤经络,由于有寒,出现血厥,手足觉得麻痹,气由脐下丹田上冲到胸胁。上焦郁蓄着沉积的寒气,胸中感到窒塞,气经历阳部,面部红热似酒醉样子,形体好像胖起来,这是浮虚。医生反用下法,用长针针治,使其荣卫更回虚弱,久则发生头目眩冒,所以知道这是血厥病。"

问:"五崩怎样区别?"师答:"白崩的形状,有像鼻涕样的液体流出;赤崩的形状,像绛色津液样的液体流出;黄崩的形状,像烂瓜样的液体流出;赤崩的形状,像蓝草颜色的液体流出;黑崩的形状,像凝血的颜色的液体流出。"师说:有一个妇人来诊,切其脉,却是微涩,照一般判断,应当呕吐,或者下利,她说都没有,因此问她年龄多少,妇人是七七四十九岁,这时月经当断了,可是现在反未断经,因此有微涩的气血俱虚的病脉出现。

"诊得寸口脉象弦而大,这弦大相兼脉象,但比单纯的弦脉,比单纯的大脉,则又中虚,好像芤脉。弦而衰减的脉,为寒,大而中空如芤的脉,为虚,虚和寒的脉象合并起来,称为革脉,在妇女主患小产或漏下症,用旋覆花汤主治。妇人因崩漏经血下而不止,其漏下的血色黑,日久不愈的,用胶姜汤主治。妇人经水不通,用抵当汤主治。方见《伤寒论》中。妇人经水闭塞不利,子宫内有不散的坚积凝结,中有于血,见有白带而下,用矾石丸主治。妇人腹中诸般疼痛,用当归芍药散主治。妇人腹中痛,用建中汤主治药。方见《伤寒论》中。

平咽中如有炙腐喜悲热入血室腹满证第六

原 文

妇人咽中如有炙腐状,半夏厚朴汤主之。妇人脏燥,喜悲伤,欲哭,象如神灵所作,数欠,甘草小麦汤主之。妇人中风,发热恶寒,经水适来,得之七八日,热除,脉迟,身凉,胸隔下满如结胸状,其人谵语,此为热入血室。当刺期门,随其虚实而取之。

妇人中风，七八日续有寒热，发作有时，经水适断者，此为热入血室，其血必结，故使如疟状，发作有时，小柴胡汤主之。方在《伤寒》中。妇人伤寒，发热，经水适来，昼日了了，暮则谵语，如见鬼状，此为热入血室。无犯胃气若上二焦，必当自愈。

阳明病，下血而谵语，此为热入血室。但头汗出者，当刺期门，随其实而泻之，濈然汗出者则愈。妇人小腹满如敦敦状，小便微难而不渴，生后者，此为水与血并结在血室，大黄甘遂汤主之。

译文

妇人咽中梗阻，像有炙肉块样，用半夏厚朴汤主治。妇人患脏躁病，悲伤爱哭，似有神鬼在作祟，频数呵欠，用甘草小麦汤主治。妇人感受风邪，发热恶寒，正值月经来潮，得病已七八天热解，脉迟，身已凉，胸胁胀满，症如结胸，神识不太清楚，谵语，这是热入血室的缘故。当刺期间穴，随其邪气虚实而运用不同的治疗手法。

妇人感受风邪已七八日，继续寒热，发作有一定时间，正值月经停止，此为邪热乘虚入于血室，与血相搏，其血必结而不行，因为寒热往来，其定时发作类似疟疾一样，可用小柴胡汤主治。方见《伤寒论》中。妇人感受寒邪而发热，正值月经来潮，白天神识清楚，傍晚则出现神识迷乱，谵语，如遇鬼神，这是热入血室的缘故。此时不要伤犯胃气和上二焦，必定可以自愈。

阳明病，下血谵语的，这是热入血室的缘故。惟头汗出，当刺期门穴，随其邪实的所在而泄之，周身连续汗出，其病自愈。妇人小腹胀满高起，小便有些困难，而口不渴，若病起于产育之后，是在血室内，水与血结，用大黄甘遂汤主治。

平阴中寒转胞阴吹阴生疮脱下证第七

原文

妇人阴寒，温中坐药，蛇床子散主之。妇人著坐药，强下其经，目眶为痛,足跟难以践地,心中状如悬。问曰:有一妇人病,饮食如故,烦热不得卧,而反倚息者,何也?师曰:得病转胞,不得溺也。何以故?师曰:此人故肌盛,头举身满,今反羸瘦,头举中空感,胞系了戾,故致此病。但利小便则愈,宜服肾气丸,此中有茯苓故也。方在《虚劳》中。

师曰:脉得浮紧,法当身躯疼痛。设不痛者,当射云何?因当射言。若肠中痛,腹中鸣,咳者,因失便,妇人得此脉者,法当阴吹。

师曰:寸口脉浮而弱,浮则为虚,弱则为无血,浮则短气,弱则有热,而自汗出。趺阳脉浮而涩,浮则气满,涩则有寒,喜噫吞酸。其气而下,小腹则寒。少阴脉弱而微,微则少血,弱则生风,微弱相搏,阴中恶寒,胃气下泄,阴吹而正喧。师曰:胃气下泄,吹而正喧,此谷气之实也,膏发煎导之。

少阴脉滑而数者,阴中则生疮。少阴脉数则气淋,阴中生疮。妇人阴中蚀疮烂,狼牙汤洗之。妇人腔肿如瓜,阴中疼引腰痛者,杏仁汤主之。少阴脉弦者,白肠必挺核。少阴脉浮而动,浮为虚,动为痛,妇人则脱下。

译文

妇人阴中受寒,用温中的生药蛇床子散主治。纳入生药于妇人阴中,强行调其月经,导致目眶疼痛,足跟不能踏地,心中感觉很空虚的症状出现。问:有一患病妇人,饮食正常,但感觉烦热不得卧,斜倚其身而呼吸,这为什么?"师答:"这是转胞病,不得小便,又什么缘故呢?"师答:"这是因为妇人原来身体很丰满,也很健康,而今却变为形体羸瘦,头感空虚,而且胞系扭转屈曲,故得这病。应当利其小便则愈,宜服肾气丸,方中有茯苓的缘故。方在《虚劳篇》中。"

师说:"脉呈现出浮紧,身体应当疼痛。假设身体并未疼痛,那么,这病当指向身体何处?病人应该会指出的,如肠中痛,腹中鸣,咳嗽时小便因而失禁,妇人见此这脉,按理当得阴吹病。"

师说:"寸口脉浮而弱,浮主虚,弱主血少,浮则短气,弱则有热,因而自汗出。趺阳脉浮而涩,浮主气满,涩主有寒,常喷气吞酸。其气下趋,就会觉得小腹寒冷。少阴脉弱而微,微主少血,弱主生风,微弱脉象相搏结,则阴中恶寒,胃气下泄,从阴吹出而连续作响。"师说:"胃气下泄,从前阴吹出,连续作响,这是谷气实的缘故,以膏发煎润导。

"少阴脉滑而数,主阴中生疮。少阴脉数,导致小便淋痛,阴中生疮。妇人阴中虫蚀疮烂,用狼牙汤洗之。妇人子宫肿大如瓜,阴中疼牵引腰痛,用杏仁汤主治。少阴脉弦的,子宫会脱垂,状如核。少阴脉浮而动,浮主虚,动主痛,妇人见浮动脉,可能引起子宫脱垂。"

平妇人病生死证第八

原 文

诊妇人漏血,下赤白,日下血数升,脉急疾者,死;迟者,生。诊妇人漏下赤白不止,脉小虚滑者,生;大紧实数者,死。诊妇人新生乳子,脉沉小滑者,生;实大坚弦急者,死。诊妇人疝、瘕、积、聚,脉弦急者,生;虚弱小者,死。

诊妇人新生乳子,因得热病,其脉悬小,四肢温者,生;寒清者,死;诊妇人生产,因中风,伤寒,热病,喘鸣面肩息,脉实大浮缓者,生;小急者,死;诊妇人生产之后,寸口脉炎疾不调者,死;沉微附骨不绝者,生;金疮在阴处,出血不绝,阴脉不能至阳者,死;接阳而复出者,生。

译 文

诊察妇人患漏血,脸色赤白相间,有的一天下血达数升之多,脉象急疾的,主死;脉象迟的,主生。诊察妇人患漏下不止,脸色赤白相间,脉象小虚兼滑的,主生;脉象大紧实数的,主死。诊察妇人新产乳哺时,脉象沉小滑的,主生;脉象实大坚弦急的,主死。诊察妇人疝、瘕、积、聚病,脉象弦急的,主生;脉象虚弱小的,主死。

诊察妇人新产哺乳,所患热病时,脉象弦小,四肢温暖的,主生;四肢寒冷的,主死。诊察妇人分娩后,因受了风寒,或患了热病,气喘,喉鸣,呼吸时肩膀随着耸动,脉象实大浮缓的,主生;脉象小急的,主死。诊察妇人分娩后,寸口脉浮疾不齐,主死;如果沉微,虽深伏到骨上,但仍连续不断的,主生;阴道被金属所伤,流血不止,尺部脉无法到寸部的,主死;如果尺部脉能接到寸部并且逐渐增强的,主生。

平·小儿杂病证第九

原文

　　小儿脉,呼吸八至者平,九至者伤,十至者困。诊小儿脉,多雀斗,要以三部脉为主。若紧为风痫,沉者乳不消,弦急者客,许气。小儿是其日数应变蒸之时,身热而脉乱,汗不出,不欲食,食辄吐乳者,脉乱无苦也。小儿脉沉而数者,骨间有热,欲以腹按冷清也。

　　小儿大便赤,青瓣,飧泻,脉小,手足寒,难已;脉小,手足温,易已。小儿病因,汗出如珠,著身不流者,死。小儿病,其头毛皆上逆者,必死。耳间青脉起者,瘈痛。小儿病而囟陷入,其口唇干,目皮反,口中出气冷,足与头相抵,卧不单身,手足四肢垂,其卧正直如得缚,其掌中冷,皆死。至十日,不可复治之。

译文

　　小儿脉,正常的为一息八至,一息九至,身体就有所损伤,一息十至,病较重。诊察小儿脉搏,多呈现雀啄脉,主要总按寸口三部。如果出现紧脉,多为风痫病所伤,沉脉表明乳食不消化,弦急脉,多为小儿客忤病所伤。小儿按生理发育规律,依一定日数而变蒸,变蒸之时身热,脉乱,汗不出,不思吮乳,食后即吐乳,脉乱,但无其他痛苦。小儿脉沉而数,表明骨间有热,喜欢腹部压按冻冷之物。

　　小儿大便呈赤色,和含有青绿色不消化东西,如果脉小,手足冷,不易治愈;脉小,手足温,尚容易治愈。小儿病况较重,汗出如珠,黏腻不流的,主死。小儿病,如果头发上翘的,属死候。如果耳后发现青筋暴露,多伴有肢体瘈痛症状。小儿病,如果出现囟门下陷,口后干,眼皮翻,口中呼出冷气,角弓反张,躺卧无法翻身,四肢下垂,如同绳子缚住般僵卧不动,手足掌心冷等症状,皆属死候。如果病延至十天,则治疗起来更加不易。

第十卷

手检图三十一部

原 文

经言:肺者,人之五脏华盖也,上以应天,解理万物,主行精气,法五行、四时,知五味。寸口之中,阴阳交会,中有五部。前、后、左、右,各有所主,上、下、中央,分为九道。浮、沉、结、散,知邪所在,其道奈何?

歧伯曰:脉大而弱者,气实而血虚也;脉大而长者,病在下候;浮直上下交通者,阳脉也。坚在肾,急在肝,实在肺。前如外者足太阳也;中央如外者,足阳明也;后如外者,足阳明也;后如外者,足少阳也;中央直前者,手少阴也;中央直中者,手心主也,中央直后者,手太阴也。

前如内者,足厥阴也;中央如水者,足太阴也;后如内者,足少明也。前部左右弹者,阳跷也;中央左右弹者,带脉也;后部左右弹者,阴跷也。从少阳之厥阴者,阴维也;从少阴之太阳者,阳维也。来大时小者,阴络也;来小时大者,阳络也。

前如外者,足太阳也。动,苦头、项、腰痛。浮为风,涩为寒热,紧为宿食。前如外者,足太阳也。动,苦目眩,头、颈、项、腰、背强痛也。男子阴下湿,女子月水不利,小腹痛,引命门、阴中痛,子脏闭。浮为风,涩为寒血,滑为劳热,紧为宿食。针入九分,却至六分。

中央如外者,足阳明也。动,苦头痛,面赤。微滑,苦大便不利,肠鸣,不能食,足胫痹。中央如外者,足阳明也。动,苦头痛,面赤热。浮微滑,苦大便不利,喜气满。滑者为饮,涩为嗜卧,肠鸣不能食,足所痹。针入九分,却至六分。后如外者,足少阳也。动,苦腰、背、胻、股、肢节源。

后如外者,足少阳也。浮为气涩,涩为风血,急为转筋,弦为劳。针入九分,却至六分。右足三阳脉前如内者,足厥阴也。动,苦小腹痛,月经不利,子脏闭。前如内者,足厥阴也。动,苦小腹痛,与腰相连,大便不利,小便难,茎中痛,女子月水不利,阴中寒,子门雍绝内,小腹急;男子疝气,两丸上人,淋也。针入六分,却至三分。

中央如内者,足太阴也。动,苦胃中痛,食不下,咳唾有血,足腔寒,少气身重，从腰上状如居水中。中央如内者，足太阴也。动，苦腹满，上管有寒，食不下，病以饮食得之。沉涩者，苦身重，四肢不动，食不化，烦满不能卧，足腹痛，苦寒，时咳血，泄利黄。针入六分，却至三分。

后如内者，足少阴也。动，苦小腹痛，与心相引背痛，淋。从高堕下，伤于内、小便血。后如内者，足少阴也。动，苦小腹痛，与心相引背痛，淋。从高堕下，伤于忧内，便血里急，月水来，上抢心，胸协满拘急，股里急也。针入六分，却至三分。右足三阴脉。

前部左右弹者，阳跷也。动，苦腰背痛，微涩为风痹。取阳跷。前部左右弹者，阳跷也。动，苦腰痛，癫痫，恶风，偏枯，僵仆羊鸣，痹，皮肤身体强痹。直取阳跷，在外踝上三寸，直绝骨是也。

中部左右弹者，带脉也。动，苦小腹痛引命门，女子月水不来，绝继复下止，阴辟寒，令人无子，男子苦小腹拘急或失精也。后部左右弹者，阴跷也。动，苦癫痫，寒热，皮肤强痹。后部左右弹者，阴跷也。动，苦小腹痛，里急，腰及髓额下相连阴中痛，男子阴疝，女子漏下不止。

右阳跷、阴跷、带脉。中央直前者，手少阴也。动，苦心痛，微坚，腹胁急。实坚者，为感忤；纯虚者，为下利，肠鸣；滑者，为有娠，女子阴中痒痛，痛出玉门上一分前。

中央直中者，手心主也。动，苦心痛，面赤，食苦，咽多，喜怒。微浮者，苦悲伤，恍惚不乐也。涩为心下寒。沉为恐怖，如人捕之状也。时寒热，有血气。中央直后者，手太阴也。动，苦咳逆，气不得息。浮为内风。紧涩者，胸中有积热，时咳血也，有沉热。右手三阴脉。

从少阴斜至太阳，是阳维也。动，苦肌肉痹痒。从少阴斜至太阳，是阳维也。动，苦颠，僵仆羊鸣，手足相引，甚者失音不能言，癫疾。直取客主人，两阳维脉，在外踝绝骨下二寸。

从少阳斜至厥阴，是阴维也。动，苦癫痫，僵仆羊鸣。

从少阳斜至厥阴，是阴维也。动，苦僵仆，失音，肌肉淫痒痹，汗出恶风。脉来暂大暂小，是阴络也。动，苦肉痹，应时自发，身洗洗也。脉来暂小暂大者，是阳络也。动，苦皮肤痛，下部不仁，汗出而寒也。

肺脉之来也，如循榆叶，曰平。如风吹毛，曰病。状如连珠者死。期丙丁日，禹中、日中。心脉之来也，如反笋莞大，曰平。如连珠，曰病。前曲后居如带钩者，死。期壬癸日，人定、夜半。

肝脉之来也，搏而弱，曰平。如张新弓弦，曰病。如鸡践地者，死。期庚辛日，晡时、日人。脾脉之来也，阿阿如缓，曰平。来如鸡举足，曰病。如马之啄，如水之漏者，死。期甲乙日，平旦、日出。肾脉之来也，微细以长，曰平。来如弹石，曰病。去如解索者，死。期戊巳日，食时、日映、黄昏、鸡鸣。

寸口中脉躁竟尺关中无脉应，阳干阴也。动，苦腰、背、腹痛，阴中若伤，足寒刺足太阳，少阴直绝骨，入九分，灸太阴五壮。尺中脉坚实党关，寸口无脉，应阴干阳也。动，苦两胫腰重，小腹痛，癫疾。刺足太阴踝上三寸，针人五分，又灸太阳、阳跷，在足外踝上三寸直绝骨是也。

寸口脉紧，直至鱼际下，小按之如持维干状，其病肠鸣，足痹痛酸，腹满，不能食，得之寒湿。刺阳维，在外踝上三寸间也，人五分，此脉出鱼际。寸口脉沉著骨，反仰其手乃得之，此肾脉也。动，苦小腹痛，腰体酸，癫疾。刺肾俞，人七分，又刺阴维，入五分。

初持寸口中脉，如细坚状，久按之大而深。动，苦心下有寒，胸胁苦痛，阴中痛，不欲近丈夫也，此阴逆。刺期门，人六分，又刺肾俞，入五分，可灸胃管七壮。

初持寸口中脉，如躁状洪大，久按之，细而牢坚。动，苦腰性相引痛，以下至足所重也，不能食。刺肾俞，入四分至五分，亦可灸胃管七壮。尺寸俱沉，但有关上脉，苦寒，心下痛。

尺寸俱沉，关上无有者，苦心下喘。尺寸俱数，有热；俱迟，有寒。尺寸俱微，厥，血气不足，其人少气。尺寸俱濡弱，发热，恶寒，汗出。

寸口沉，胸中病引背。关上沉，心痛，上吞酸。尺中沉，引背痛。寸口伏，胸中有逆气。关上伏，有水气，泄据。尺中伏，水谷不消。寸口弦，胸中拘急。关上弦，胃中有寒，心下拘急。尺中弦，小腹、脐下拘急。寸口紧，头痛，逆气。关上紧，心下痛。尺中紧，脐下小腹痛。寸口涩，无阳，少气。关上涩，无血，厥冷。尺中涩，无阴，厥冷。寸口微，无阳，外寒。关上微，中实能食，故里急。尺中微，无阴，厥冷，腹中拘急。寸口滑，胸满逆。关上滑，中实逆。尺中滑，下利，少气。寸口数，即吐。关上数，胃中有热。尺中数，恶寒，小便赤黄。寸口实，即生热；虚，即生寒。关上实，即痛；虚，即胀满。

尺中实，即小便难，小腹牢痛；虚，即闭。寸口芤，吐血；微芤，衄血。关上芤，胃中虚。尺中托，下血；微芤，小便血。寸口浮，其人中风。发热、头痛。关上浮，腹痛，心下满。尺中浮，小便难。寸口迟，上焦有寒。关上迟，胃有寒。尺中迟,下焦有寒,背痛。寸口德,阳弱,自汗出。关上濡,下重。尺中濡,少血,发热,恶寒。寸弱,阳气少。关弱,无胃气。尺弱,少血。

译文

问:医经说:在人体五脏中,肺居于最高位置,可比作大伞,覆盖着下面的脏腑。上应天气,治理万物,主司人体功能治节,运行人身的精气,效法五行四时的生长收藏规律,识五味,并滋养五脏。寸口部位是阴阳交会的地方,其间有前、后、左、右、中五个部分,这五个部分各有所主,再和上、下、中三部相乘,共合前外、中外、后外、中前、中中、中后、前内、中内、后内九个脉络。'从脉络的浮脉、沉脉、结脉、散脉可以判断出发病部位是在经、在络、在脏、在腑,这道理是怎么样呢?"

歧伯答:脉大而弱,是气实血虚;脉大而长,是下部发病;切脉,轻手候之,觉得脉的上下部,往来流利通畅,这是阳脉。如果这阳脉坚重按较硬,是肾生病,中按较弦急,是肝生病,轻按较实,是肺生病。寸口脉上浮者,可以反映出足太阳经疾病情况;关脉向上浮者,可以反映出足阳明经的疾病情况;尺脉向上浮者,可以反映出足少阳经的疾病情况;关脉与寸口脉俱是一样的形象,是反映手少阴的疾病;关脉与寸口、尺脉不俱是一样的形象,是反映手心主经的疾病;关脉与尺脉俱是一样形象,是反映手太阴经的疾病。"

寸口脉向下沉取而得者,可以反映出足厥阴经的疾病情况;寸口关脉向下沉取而得者,可以反映出足太阴经的疾病情况;尺脉向下沉取而得者,可以反映出足少阴经的疾病情况。寸口脉按之左右两手俱搏击手指的,可以反映出阳跷脉的疾病情况;关脉按之左右两手俱持指的,可以反映出带脉的疾病情况;尺脉按之左右两手俱搏指的,可以反映出阴跷脉的疾病情况。由左手右手的尺部外侧,即上面所说 后如外者"的足少阳脉,斜向到寸部内侧,即上面所说 前如内者"的足厥阴脉,这是反映阴维脉疾病的脉象;由左手右手的尺部内侧,即上面所说 后如内者"的足少阴脉,斜向到寸部外侧,即上面所说 前如外者"的足太阳脉,这是反映阳维脉疾病的脉象。脉来时大,忽而变小,是反映阴络疾病的脉象;脉来时小,是反映阳络疾病的脉象。

寸口脉向上浮者,是反映足太阳膀胱经疾病的脉象。此经脉受病邪侵袭，引起患头、项及腰部疼痛。出现浮脉主风疾；涩脉主寒热；紧脉主消化不良。寸口脉向上浮者，是反映足太阳膀胱经疾病的脉象。此经脉受风邪侵袭，引起目眩，头部、颈部、项部、腰背部都感强硬疼痛。男人阴囊潮湿，女人月经不调，小腹痛，牵引到背部的命门穴和阴道疼痛，脉络不通。出现浮脉主风疾，涩脉主寒凝，血滞，出现浮脉主劳热，紧脉上消化不良。针治这些症候的方法，是进到至九分，退针至六分。

关脉向上浮者，是反映足阳明胃经疾病的脉象。此经脉受病邪侵袭，引起头痛，面红。如果脉象作滑，是患大便秘结所致，引起肠鸣，厌食，足胶痹痛。关脉向上浮者，是反映足阳明胃经疾病。此经脉受病邪侵袭，引起头痛，面红而热。如果脉象出现浮而微滑，是患大便秘结所致，引起腹满。见滑脉是疾饮病的征象，涩脉是四肢懒，爱躺在床上，肠鸣，厌食东西，足防痹痛。针治这些症候方法，是进针丸分，退针至六分。尺脉上浮者，是反映足少阳胆经疾病的脉象。此经脉受病邪侵袭，患腰部、背部、胫部、股部和四肢关节疼痛。

尺脉上浮者，是反映足少阳胆经疾病的脉象。如果见浮脉，是气不畅通，见涩脉是风病和血病，见急脉是转筋病，弦脉是劳病。针治这种情况方法，是进针到九分，退针至六分。以上论述的是足三阳经脉。寸口脉沉取得者，是反映足厥阴肝经疾病的脉象。此经脉受病邪侵袭，症见小腹痛，月经不调，胞络不通。寸口脉沉取得者，是反映足厥阴肝经疾病的脉象，此经受病邪侵袭，症见小腹部疼痛牵引腰部，大便不通，小便困难，尿管疼痛，女子月经不调，阴道寒冷，阴道内壅塞不通，小腹部拘急；男人疝气病，睾丸向上牵引，小便急淋。针治这些症候方法，是进针至六分，退针至三分。

关脉沉取得者，是反映足太阴脾经疾病的脉象。此经脉受病邪侵袭，症见胃中疼痛，厌食，咳嗽痰涎带血，足股寒冷，短气，身体沉重，腰上如浸在水中。关脉汲取得的，是反映足太阴脾经疾病的脉象。此经脉受病邪侵袭，症见腹满，胃晚觉得寒冷，厌食，病缘于饮食不节。如果见沉涩脉象，病人会感到身体笨重，四肢厌活动，食后有消化不良，烦满不得卧，足胫疼痛，怯寒，常常咳血，大便泄泻色黄。针治这些症候方法，是进针至六分，退针至三分。

尺脉沉取得者，是反映足少阴肾经疾病的脉象。此经脉受病邪侵袭，症见小腹痛，牵弓倒心窝反射背部，小便淋痛。如果病人有从高处堕下的病史,可能导致腹内受伤,小便出血。尺脉沉取得者,是反映足少阴肾经疾病的脉象。此经脉受病邪侵袭,症见小腹痛,牵引到心窝,反射背部,小便淋痛。如果病人有从高处堕下的病史可能引起屁内受伤,大便也会出血,并有里急后重感,妇女月经来潮时,气上冲心区,胸胁部既胀满又拘急,股部内侧筋脉也呈拘急。针治这些症候方法,是进针至六分,退针至三分。以上论述的是,足三阴经脉。

寸口脉出现左右两手搏击应指的,是阳跷经脉疾病的脉象。此经脉受病邪侵袭,患腰背部痛。如果见微涩脉象,是患风病的征象,取阳跷经脉治疗。寸口脉出现左右两手搏击应指的,是阳跷经脉疾病的脉象。此经脉受病邪侵袭,症见腰痛,癫痫,怕风,半身不遂,僵仆作羊鸣声音,身体麻痹,皮肤或浑身强硬痹感。取阳跷经脉的附阳穴治疗,即在外踝上三寸处和绝骨穴平行的刺激点。

关脉出现左右两手搏击应指的,是带脉疾病的表现。此经脉受病邪侵袭,出现小腹疼痛,牵引到命门,女子月经不来,几乎断绝了,又来经水,来后忽而又停止,阴部寒冷,使人失去生育能力,在男人则小腹部拘急,或遗精。尺脉出现左右两手搏击应指的,是阴跷脉疾病的表现。此经脉受病邪侵袭,出现癫痫,发寒热,皮肤强硬痹感。尺脉出现左右两手搏击应指的,是阴跷脉疾病的表现。此经脉受病邪侵袭,症见小腹疼痛,有拘急感,腰部和筋骨凹陷地方有相牵连于阴器的痛感,男人为疝气,在女子为漏血不止。

以上论述的是,阴跷阳跷带脉。关脉直上寸口,是反映手少阴心经疾病的脉象。此经脉受病邪侵袭,症见心前痛,按之微坚,腹胁外有拘急感。如果脉象硬而有力,是心中有不顺的事情所致;如果见虚象脉象,就会引起大便泄泻,肠鸣;如果脉象滑,是怀孕的表现,出现女子阴痒阴痛,而且延及阴户上一分左右的地方。

关脉不与尺寸上下直者,是反映手厥阴心包经疾病的脉象。此经脉受病邪侵袭,出现心前区痛,面红,吃东西都感到苦味,常咽口水,心情易喜易怒。如果脉象微浮,则表现情绪悲伤,心神不定,郁郁不乐。如果涩脉出现,表现心寒冷。如果沉脉出现,表现心情恐怖,好像有人要捕他一样。若有时发寒热者,表明气血还未衰弱。关脉直向尺部,是反映手太阴肺经疾病的脉象。此经脉受病邪侵袭,症见咳嗽,喘息。如果出现浮脉,是受风所致。如果紧涩脉出现,是胸中有热气蕴积,有时咳血,说明里有热邪。以上论述的是,右手三阴脉。

寸口脉从后部内侧的足少阴,斜向至前部外侧的足太阳,是反映阳维脉疾病的脉象。此经脉受病邪侵袭,出现肌肉痹痛发痒。寸口脉从后部内侧的足少阴,斜向至前部外侧的足太阳,是反映阳维疾病的脉象。此经脉受病邪侵袭,患颠簸不定,或身体僵直,或仆地,声如羊声,手足掣引,严重者失音,无法言语,是为癫疾。治疗时,取客主人穴,或两边的阳维脉穴位,在两边外踝绝骨下二寸。

寸口脉从后部外侧的足少阳,斜向至前部内侧的足厥阴,是反映阴维脉疾病的脉象。此经脉受病邪侵袭,出现癫病,或僵直,或仆地,声如羊声。

寸口脉从后部外侧的足少阳,斜向至前部内侧的足厥阴,是反映阴维脉疾病的脉象。此经脉受病邪侵袭,出现身体僵硬,或仆地,或失音,肌肉作痒且痹痛,汗出恶风。寸口脉来乍大乍小,是反映阴络疾病的脉象。阴络受病邪侵袭,出现肌肉痹痛,每逢阴天就会发作痹痛,而且身上像浇了冷水一样感觉寒冷。寸口脉来乍小乍大,是反映阳络疾病的脉象。阳络受病邪侵袭,出现皮肤疼痛,身体下部麻木不仁,汗出恶寒。

正常的肺脉,脉来轻浮虚软,不疾不徐,如抚摩榆叶一样。如果脉来如风吹动羽毛,飘忽不定,散动无根,为肺的病脉。如果脉来时,像一颗颗珠子,连续不断地流过,为肺的死脉。见死脉,每逢丙丁之日的己时与午时可能发生变症。正常的心脉,轻取大而软。如果脉来时,像一颗颗珠子,连续不断地流过,为心的病脉。如果脉来轻取则坚而不柔,重取则实牢而不动,如带钩一般全无冲和之气,为心的死脉。见死脉,每逢壬癸之日的亥时与子时可以发生变症。

正常的肝脉,弦搏而软。如果脉来一着新张弓弦,急而有力,为肝的病脉。如果脉来如鸡足踏地一样缓而无力,为肝的死脉。见死脉,每逢庚辛之日的申时与酉时可能发生变症。正常的脾脉,是柔软,如果脉来如鸡举足轻疾不缓,为脾的病脉。如果脉来如鸟雀啄食,止而又作,又如屋漏水,点滴五次,为脾的死脉。见死脉,每逢甲乙之日的寅时与卯时可能发生变症。正常的肾脉,表现出微细而长。如果脉来坚实如弹石一样,为肾的病脉。如果脉来动数而散乱,如解索一样,为肾的死脉。见死脉,每逢戊已之日的辰时、未时、戌时和丑时可能发生变症。

寸口脉躁动及关,尺脉不易按到,这是阳气干犯阴气的脉象。出现腰

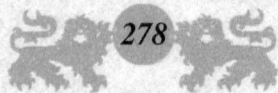

背痛,腹痛,或阴中伤痛,下肢寒冷等症状。治疗方法,可取足太阳、足少阴经与绝骨的骨骼相联续(如泌阳伏溜等穴位),针九分,同时灸太阴经三阴交的穴位五壮。尺中脉躁动及关,寸脉不明显,为阴气胜阳气的脉象。出现两下肢及腰部笨重,小腹部痛,或发作癫疾。治疗方法,可取足太阴经踝上三寸的三阴交,针入五分,同时灸太阳、阳跷经脉,在足外踝上三寸与绝骨的骨骼相联续的(如附阳穴位)。

寸口部脉紧,直至鱼际下,轻按,如持鸡毛状,症见肠鸣,足部酸楚疼痛,腹部胀满食减,是感受寒湿之邪而病。治疗方法,可取阳维,在外踝上三寸,针五分,这脉由鱼际而来。寸口部脉沉,按之至骨,稍松其指乃得,这是肾病的脉象。出现小腹痛,腰和四肢酸楚,或发作癫疾。治疗方法,取肾俞穴,针七分,又取阴维经脉,针五分。

初按寸口部,脉细坚,久按寸口部,脉大而深。出现心窝部寒冷,胸胁疼痛,阴中痛,不愿意接近丈夫,这是阴气上边所致。治疗方法,取期门穴,针六分,肾俞穴,针五分,同时灸胃俄七壮。

初按寸口部,脉躁动而洪大,久按寸口部脉细而牢坚。出现腰腹相引疼痛,腰以下至足胫沉重,不能食等症状。治疗方法,取肾俞穴,针四分至五分,也可灸胃脘七壮。沉按才可触到寸脉与尺脉,而关脉一触即现,出现怕冷,心窝部瘠症状。

寸脉与尺脉沉按才可触到,而关脉即使沉按仍触不到,出现气从心窝部上道而气喘的症状。寸脉与尺脉都现数,是有热象;寸脉与尺脉都现迟,是有寒象。寸脉与尺脉都现微,表现为厥冷,气血不足,病人短气。寸脉与尺脉都现濡弱,表现为发热,恶寒,汗出。

寸脉沉,表现为胸中痛,牵引背部。关脉沉,表现为心窝部痛,嗳气吞酸。尺脉沉,表现为背痛。寸脉伏,胸中有积气上逆。关脉伏,中焦有水气,大便溏泄。尺脉伏,表现为内伤饮食,宿滞不化。寸脉弦,表现为心窝部气郁不舒。关脉弦,表明胃中有寒疾,心窝部气郁不舒。尺脉弦,表现为小腹、脐下急痛不爽。寸脉紧,表现为头痛,风寒之气上逆。关脉紧,表现为心窝部痛。尺脉紧,表现为脐下小腹部痛。寸脉涩,为阳虚,气短。关脉涩,表现为血虚,四肢冷。

尺脉涩,表现为阴中火衰,四肢冷。寸脉微,为阳虚,党外寒。关脉微,为中脘胀满,但仍能食,所以出现党有里急。尺脉微,阴中火衰,四肢冷,腹中感到拘急。寸脉滑,表现为胸中壅满作过。关脉滑,表明中脘滞食,呕逆。尺脉滑,表现为泄泻,短气。寸脉数,就出现吐。关脉数,是胃中有热气。尺脉数,表现为恶寒,小便黄赤。寸脉实,实即生热;虚即生寒。关脉实,实即痛;虚即胀满。

尺脉实,小便难解,小腹部坚痛;虚即小便闻。寸脉乳,吐血;微芤,可见鼻子出血。关脉芤,为胃中虚。尺脉艺,见大便下血;微芤,见小便出血。寸脉浮,可致中风、发热、头痛的病。关脉浮,见腹痛,心窝部胀满。尺脉浮,见小便难。寸脉迟,表明上焦有寒。关脉迟,为胃中有寒。尺脉迟,表明下焦有寒,症见背部痛。寸脉濡,阳气虚弱,汗自出。关脉儒,出现大便下重。尺脉儒,见血虚,兼见发热、恶寒。寸脉弱,为阳气虚。关脉弱,为无胃气。尺脉弱,为阴血虚。